手指鍼의 비만관리학

高麗手指鍼療法學會長
手指鍼創始者・名譽東洋醫學博士
東洋醫學博士・名譽醫學博士

柳泰佑 編著

高麗手指鍼學會

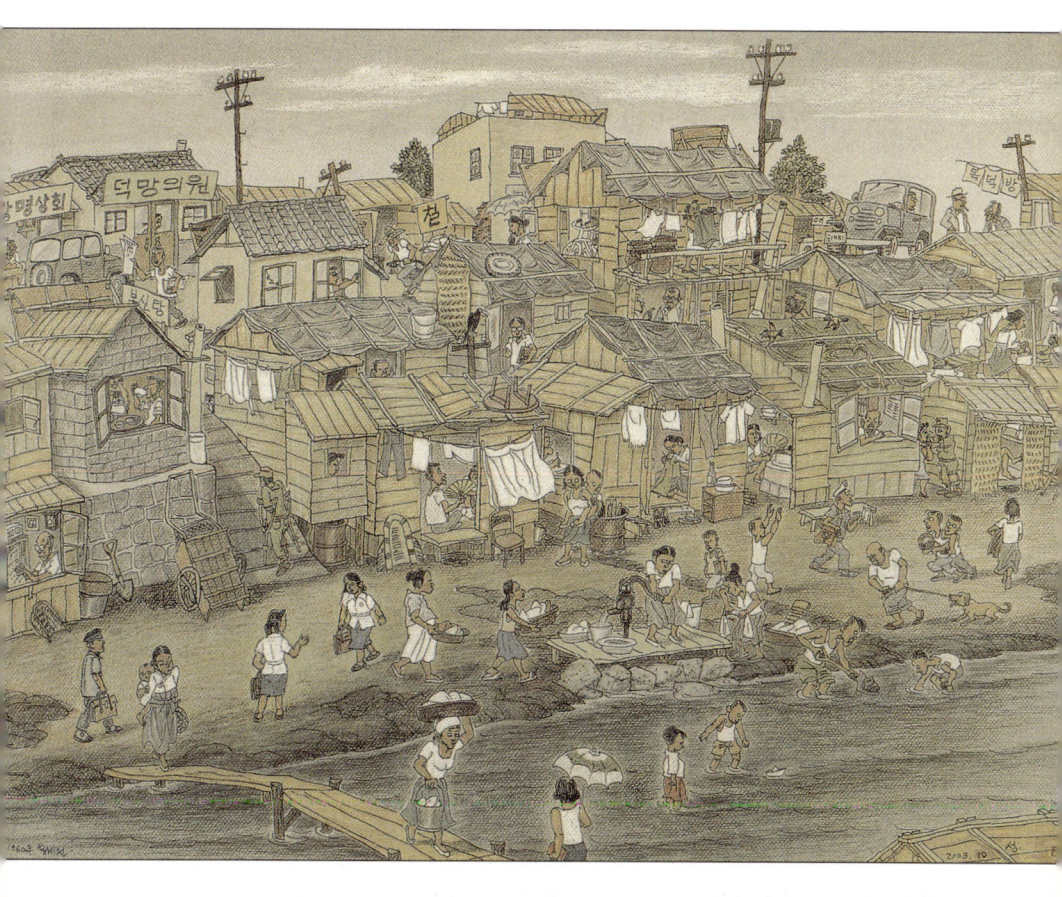

1960년대 동대문밖 청계천(2004년 6월 7일~12일, 서울갤러리에서 전시)

김성환 화백이 2003년에 그린 1960년대의 청계천 판자촌 모습이다.
6.25전쟁(1950~53년) 이후였으므로, 당시에는 의식주 해결이 매우 어려웠을 때였다.
비만인은 거의 보이지 않는다.

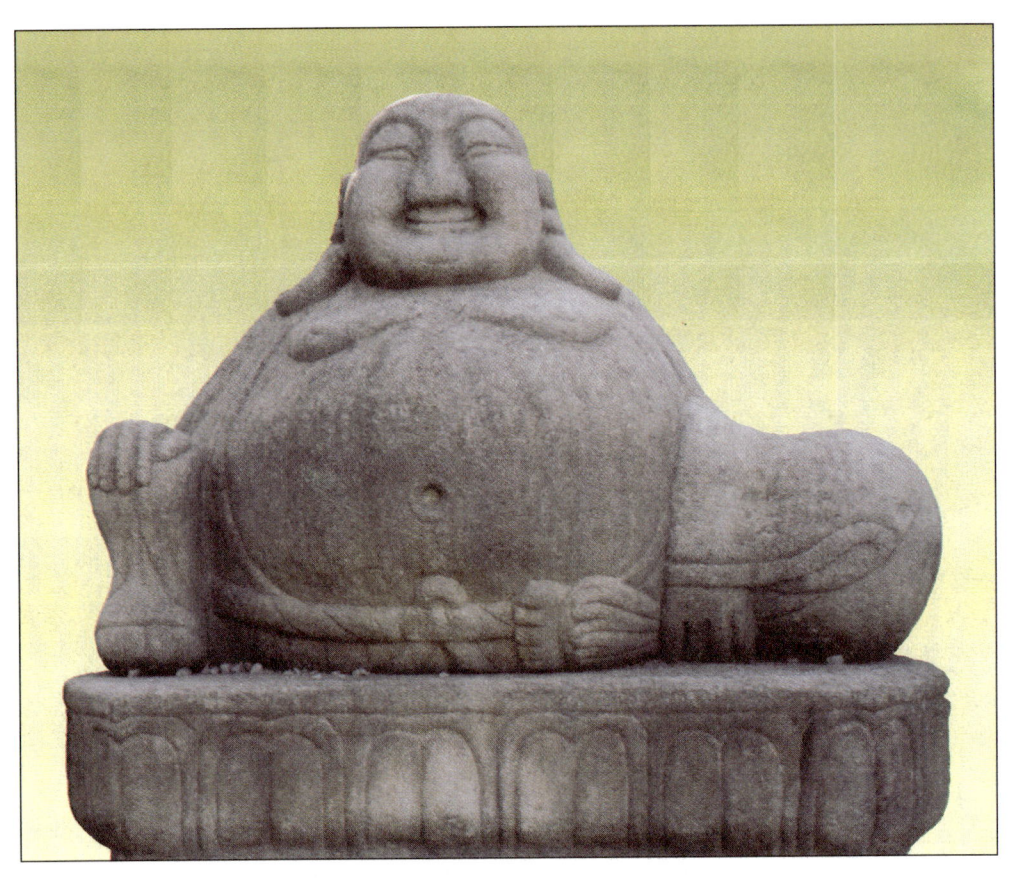

약 500~600년된 달마대사 석상

　한국·중국의 왕조시대에는 지나치게 빈한한 사람들과 마른 사람들이 많았다.
　불교의 달마대사를 비대인으로 석상을 만들어 모두가 배불리 먹고, 비대인처럼 살찌기를 기원했었다. 기원 덕분에 요즘에는 비만인이 많아졌다. 살찌는 것이 행복일까?
　달마대사(達磨大師(?~528?), 범 Bodhidharma)는 중국 선종(禪宗)의 시조(始祖)이며, 남인도 향지국(香至國)의 셋째 왕자이다. 반야다라(般若多羅)에게 불법을 배워 크게 대승선(大乘禪)을 제창하고, 양(梁)의 무제(武帝) 때에 중국에 건너와 왕의 존숭을 받고, 숭산(嵩山)의 소림사(少林寺)에서 9년간 면벽(面壁) 참선(參禪)하여 오도(悟道)하였다 한다. 시호(諡號)는 원각(圓覺)대사·보리달마(菩提達磨)·달마대사.

온열요법(수지뜸요법)

기초대사량을 높이고 원기 저항력 증진과 배고픔을 이기는 방법으로 수지뜸요법이 좋다.

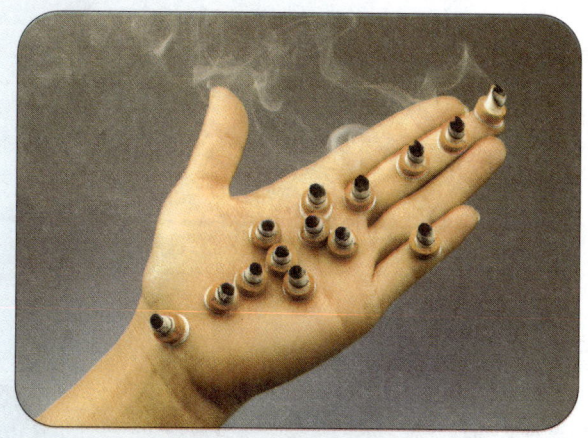

서암뜸 뜨는 모습
A1 · 3 · 6 · 8 · 12 · 16 · 20 · 26 · 30, E22, N18, F5, G10

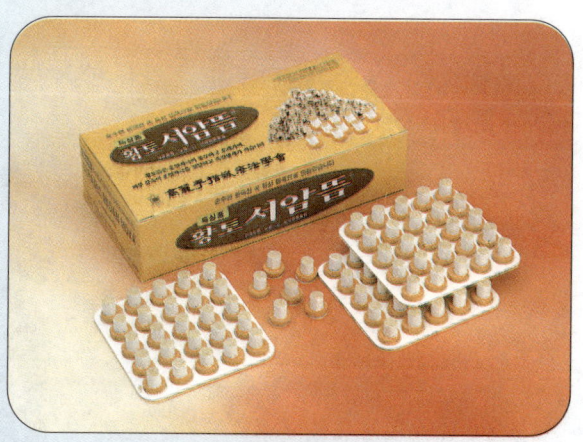

황토서암뜸

기능성 음식

모든 음식을 먹은 후에 기능성 음식을 먹으면 뱃속이 편해진다.

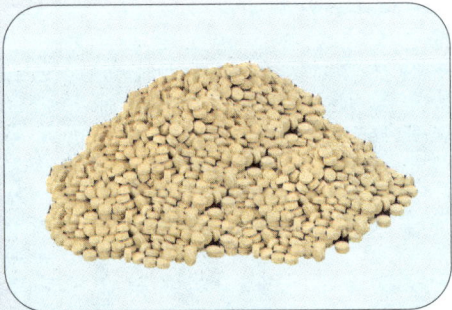

운동요법

가장 좋은 운동은 걷는 운동과 발지압판운동이다.
건강을 위해 매일 30~60분씩 걸어야 한다.
체중감량을 원한다면 지속적으로 걸어야 한다.

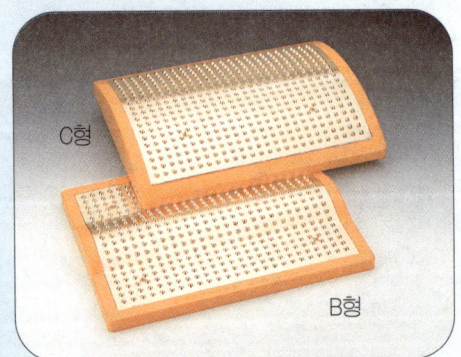

발지압판 B형 · C형(황금색)

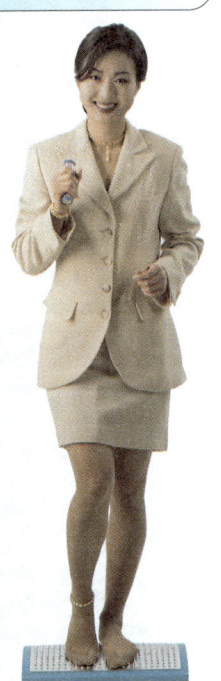

※ 잠자기 전 매일 30~60분간씩 밟는 운동을 한다.

신수지침 자동침관

이제 신수지침으로 시술할 때 정확하고 덜 아프게, 쉽고 위생적이며 편리하게 자입할 수 있다.

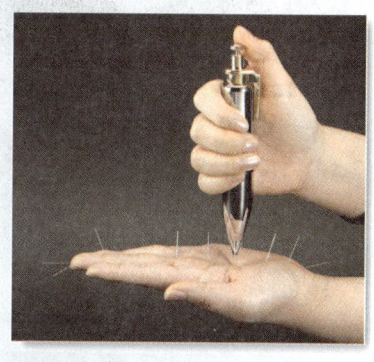

① **신수지침 삽입관**
반드시 한 번만 누른다.

② **신수지침 자입 스위치**
누르면 신수지침이 피부에 자입된다.

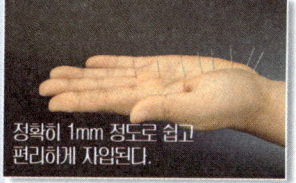
정확히 1mm 정도로 쉽고 편리하게 자입된다.

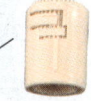
카트리지에는 35개의 신수지침이 들어 있다.

신수지침은 침체(길이가 약 3mm)가 짧아서 얕게 들어가며 한결 덜 아프고 뺄 때도 덜 아프고 반응이 좋다.

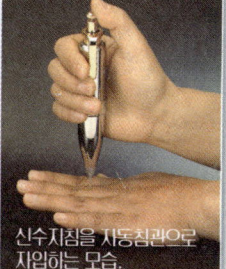
신수지침을 자동침관으로 자입하는 모습.

※주의 : 너무 세게 잠그지 말 것

③ **수지침관 캡**
환자마다 캡을 바꿔서 사용한다.

①번을 누르면 신수지침이 나온다.

②번을 누르면 신수지침이 '탁' 하고 피부에 1mm 자입된다.

다양한 서암봉류들

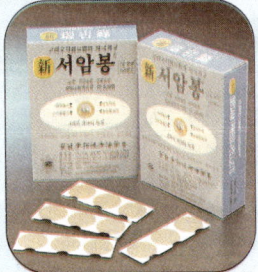
6호 신서암봉

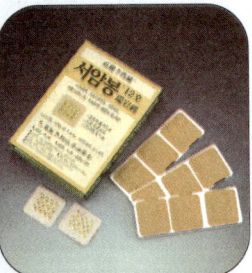
12호 서암봉

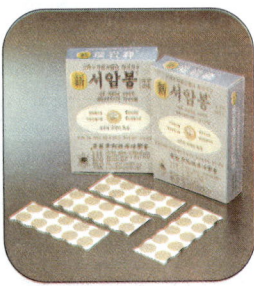
신서암봉

수지전자빔의 사용법

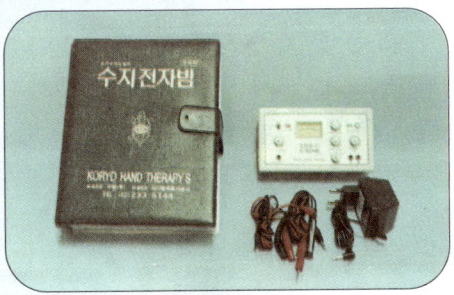
수지전자빔

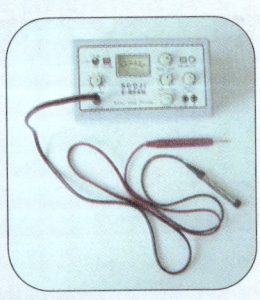
① 전자빔에 진찰도자를 꽂은 모습

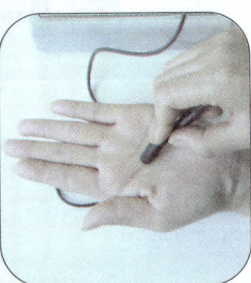
② 진찰도자로 3기요혈 중 A8을 진단하는 모습

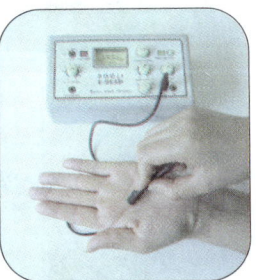
③ 전자빔 ⊖도자로 시술하는 모습

부항요법과 부항마사지

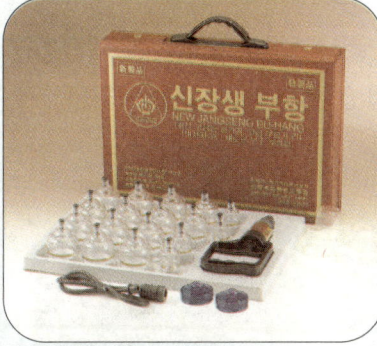
부항기

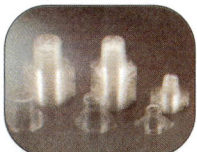
대형 고급부항컵과 마사지봉

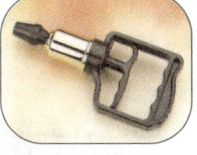
고성능 부항기 펌프

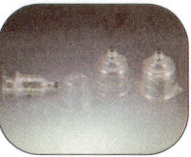
보조단지와 부항컵

부항요법

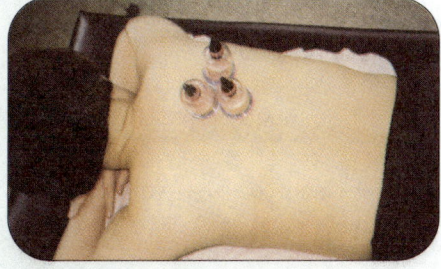
환자의 우측 어깨에 건부항을 하는 모습

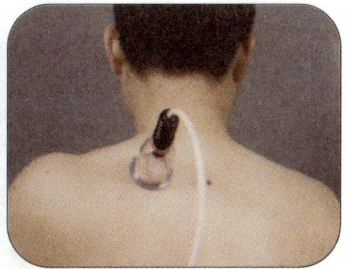
흡착기를 부착한 모습

부항마사지

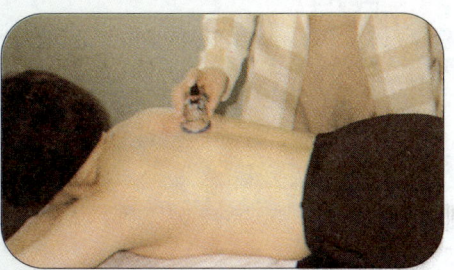
등줄기에 부항마사지를 한다.

사이버 수지침 – 휴대전화 속으로 들어가다

사이버 수지침으로 비만관리, 이상증상 처치에 이용, 휴대전화만 있으면 응급처치에서 고통해소, 다이어트 조절까지 할 수 있다.

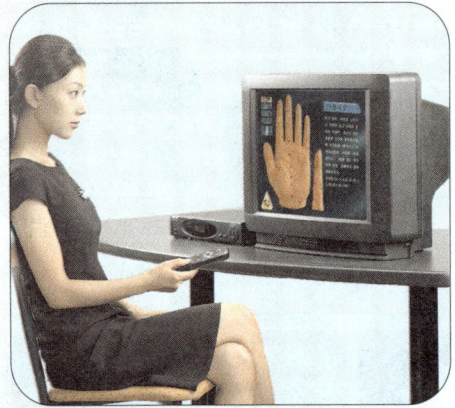

사이버 수지침을 시술하는 모습

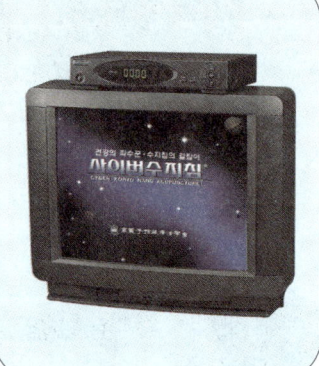

사이버 수지침 영상기

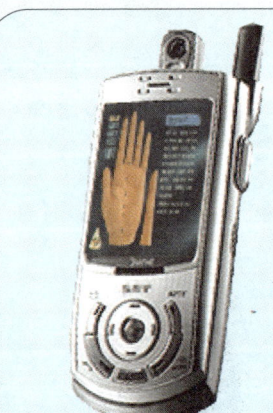

휴대전화에 넣은 사이버 수지침

비만감량시 배고픔, 먹고 싶은 생각을 줄이고, 자신의 장부기능을 강화시키면 체중감량에 성공할 수 있다.

서 언(緒言)

비만시대 - 비만관리가 건강장수의 핵심

　인류의 문명이 급속하게 바뀌어 가고 있다.
　농경사회에서 산업사회로 바뀔 때 엄청난 변화가 일어났고, 산업사회에서 정보화 시대로 변화되는 금세기는 격세지감을 느낄 정도로 시대가 급변하였으며, 사람의 질병양상도 대변혁을 일으키고 있다.
　농경사회에서는 가뭄, 홍수, 병충해, 농지부족 등으로 식량부족을 숙명처럼 생각했었다. 산업사회 과정에서 수많은 전쟁이 일어나 많은 산업이 황폐화되고 식량은 크게 모자라서 유럽·아메리카 대륙, 일본·동남 아시아는 물론, 전세계가 심각한 기근에 시달리었다.
　인간이 살아감에 있어서 의식주 해결이 최우선 과제로 대두되었다. 그 중에서도 식량해결과 양질의 식량공급을 위해 수많은 노력의 결과가 오늘날의 비만시대를 가져오게 되었다.
　오래 전부터 비만이 증가하기는 하였어도 비만이 사회문제·건강문제화된 것은 1980년경부터이다.
　이제 비만은 극빈국인 아프리카 등, 몇 개국을 제외하고는 전세계적인 추세이다.
　2004년 5월 8일 국제비만태스크포스(IOTF)는 '전세계 인구 중 25%인 17억명이 비만'이라고 경고하고, 이 중에서 '3억1천2백만명이 비만허용한도보다도 최고 13.5kg이나 체중이 초과하는 심각한 상태'라고 한다.

특히 IOTF의 보고서에서는 "청소년의 비만이 위험한 상태이며, 어린 시절의 비만은 수명을 5~10년 단축시킬 가능성이 높다"고 하였다.

비만으로 인한 당뇨병으로 연간 300만명이 사망하고 있으며, 현재 1억5천4백만명이 당뇨병 환자이나, 향후 25년 후에는 2배 이상 늘 것으로 분석되었다.

비만의 제1원인은 값싸고 풍부한 음식이며, 멕시코는 인구의 40%가 가난하지만, 인구의 2/3가 비만이며, 그것은 기름과 지방의 소비가 30년간 2배가 늘었기 때문이라고 했다.

이처럼 비만은 특정계층, 민족을 떠나서 전세계적인 현상이다.

2004년 4월 17~22일에 개최된 세계보건기구(WHO) 제57차 총회에서 '다이어트에 대한 초안'을 발표했다.

18개월 동안 유엔 회원국과 기업, 비정부기구들이 참여하여 연구해 낸 것이다.

세계보건기구가 국제간 협약을 통해 '가이드라인(guideline)'을 제정한 것은 금연협약에 이어 두번째이다.

이처럼 세계보건기구가 비만 다이어트에 대한 가이드라인을 제정한 이유는 2001년에 뇌졸중·심장병·당뇨병 등 성인병을 앓고 있는 환자가 전체 질환의 46%이며, 이 중에서 사망환자가 59%로, 성인병의 원인과 사망원인의 주범이 비만으로 밝혀졌기 때문이다.

2006년에는 각종 질병 중에서 비만으로 인한 사망자는 성인병의 60%를 차지하고, 전체 사망자는 73%로 늘어날 전망이다.

세계보건기구는 이러한 비만의 원인을 식탁(食卓)에서의 지방·설탕·소금이라고 보고(報告)하고, 이들 식품이 비만을 조성하고 성인병을 유발하는 주범이라고 지적했다.

식탁에서 단백질과 탄수화물은 그램(g)당 4kcal의 열량을 내는 반면, 지방은 그램(g)당 9kcal의 열량을 낸다. 같은 무게라면 지방이 두 배 이상의 열량을 내고 있다.

세계보건기구는 설탕을 통해 얻는 하루 에너지 섭취량을 10% 이내로 줄일 것을 요구하고 있다.

설탕은 위장에서 바로 흡수되는 단당류(單糖類)이며, 단당류는 혈당(血糖)을 급격하게 상승시킨다. 그 결과 췌장에 많은 부담을 주며, 당뇨 등과 성인병을 유발한다.

문제는 사탕·초콜릿·과자·청량음료 등에 설탕이 다량 함유되어 있다. 입에 단 것은 설탕이 많이 들어가 있다.

무가당(無加糖) 주스라도 과일 주스는 과일 특유의 단당류가 포함되어 있어 안심할 수가 없으므로, 다당류(多糖類)인 야채·곡식을 권장하고 있다.

세계보건기구는 하루의 소금 섭취량을 5g 이하로 섭취하도록 권장하고 있는데, 한국인의 소금 섭취량을 조사한 바에 의하면, 매일 15g 내외를 섭취하고 있다.

비만인 경우는 혈관내에 기름기가 쌓여 동맥경화가 심해지는데, 소금까지 많이 먹어 혈압까지 상승하면 매우 위험하다.

세계보건기구가 정한 지방은 전체 열량의 15~30% 내에서 섭취할 것을 권장하고 있다.

그러나 연세대학교 의과대학 예방의학교실 서일 교수팀은 한 조사에서, "한국인의 지방섭취 비율이 25%만 되어도, 15% 비만인 경우보다 심장병 발생률이 3배나 높다"고 밝혔다.

이와 같이 비만시대를 맞이하여 세계보건기구에서까지 국제간 협약을 통해 가이드라인을 정할 정도가 되었다.

그러나 비만감량은 위와 같이 지방·설탕·소금을 조절하면 어느 정도 도움이 되고, 질병발생률을 어느 정도 줄일 수는 있어도, 체중을 감량하는 데는 한계가 있고, 또한 질병발생률을 줄이는 데도 한계가 있다.

이와 같은 비만이 심각한 상태에서 비만관리를 가장 효율적으로 할 수 있는 방법은 거의 없다.

그러나 수지침요법 비만관리는 부작용·위험·후유증 없이 가장 성공적으로 체중감량을 할 수가 있다.

이제 수지침요법 비만관리는 인류의 질병원인인 비만을 해결하고, 인류의 질병을 구원(救援)하는 큰 복음(福音)이 될 수 있게 되었다.

본 수지침요법 비만관리는 향후 장수시대·고령시대에서 건강관리의 핵심이자, 예방법이고 관리이며 치료법이다.

현 비만세기의 구원은 바로 수지침요법 비만관리에 있는 만큼 본서『수지침의 비만관리학』을 연구하여 적극적인 관리와 노력으로 정상체중을 회복하여 모두가 건강하기를 바란다.

『수지침의 비만관리학』을 연구하고 원고를 쓸 당시는 필자의 일생에서 참으로 어려운 시기로, 참을 수 없는 고통과 고뇌를 겪는 시기였다.

  필자의 비만관리에 협조를 하여 주신 '수지침 비만건강관리' 프로그램에 참석한 여러 회원들, 체중감량에 성공하고 사례를 발표한 여러분, 장광자·문정희 학술위원에게도 감사한다.

  항상 고려수지침요법의 학술지도와 과학적 연구를 하여 주시는 부산대학교 의과대학 박규현 교수께 감사하고, 교열에 힘쓰신 정태린 편집국장과 김순진·원희욱 학술위원과 편집을 맡은 김정숙 대리와 민현경 양에게 감사하며, 기타 여러 학술위원·지회장·회원들에게도 감사한다.

2004년   6월

高麗手指鍼療法學會 會長

高麗手指鍼創始者
東洋醫學博士
名譽東洋醫學博士   瑞岩 柳泰佑 識
名譽醫學博士

차 례

- 화 보 ·· 3
- 서 언 ·· 11

제1장 과체중과 비만증의 심각성

1. 과체중과 비만증의 심각성 ······································ 27
   1) 1970년대까지만 하여도 비만인이 거의 없었다 ············ 27
   2) 1980년대에 들어서면서 비만자가 늘었다 ···················· 27
   3) 2004년, 50대의 80% 이상이 과체중이나 비만증 ·········· 28
   4) 상류층일수록 마르고, 중상층 이하일수록 비만·
      과체중자가 많다 ·· 30

2. 비만자의 질병위험성 ·· 31

3. 과체중과 비만증의 구별과 유형 ···························· 34
   1) 비만의 구별 ·· 34
      (1) 체질량지수에 의한 비만기준 ·································· 35
      (2) 체지방량을 측정하는 방법 ······································ 35
   2) 비만의 유형 ·· 38
      (1) 비만의 원인에 의한 분류 ·· 38

(2) 환경적인 요인에 의한 분류·················· 41
　　(3) 지방세포에 따른 유형 ······················ 41
　　(4) 체지방 분포에 따른 유형 ·················· 43
　　(5) 연령에 따른 비만························ 44
　　(6) 체형에 따른 비만유형······················ 45

4. 체중감량의 문제점과 허실(虛實) ·················· 47
　1) 모든 다이어트의 문제점 ······················ 48
　2) 운동에 의한 체중감량의 문제점 ·················· 50
　3) 비만치료의 문제점 ························ 52
　　(1) 약물요법의 문제점······················ 53
　　(2) 식이요법의 문제점 ······················ 53
　　(3) 지방흡입술의 문제점 ···················· 56
　　(4) 위장 절제수술의 문제점·················· 56

5. 수지침 비만건강관리 - 성공사례 ·················· 58
　1) 수지침으로 살빼면 주름 거의 없고, 부작용 없다 ········ 58
　2) 고려수지침요법사 제2차년도 보수교육 과제로 선정········ 58
　3) 수지침 비만관리 - 주름없고, 탄력·혈색유지,
　　 후유증 없음이 입증되었다························ 60
　4) 이권호 회원 108kg → 88kg 체중감량 성공············ 70
　5) 수지침 다이어트 프로그램으로 82.5kg에서 54kg으로 변신 73

17

제2장 수지침요법 비만관리

1. 비만의 원인·· 77
    1) 유전적인 비만 ·· 78
    2) 환경적인 비만 ·· 79
        (1) 과식과 편식에 의한 비만증 ······················ 79
        (2) 육류의 지나친 섭취 ································ 82
        (3) 스트레스 - 엔도르핀 분비 위해, 식욕·성욕이 늘어난다 ··· 82
        (4) 운동부족 ··· 84
        (5) 현대문명의 사회생활 ······························ 84
        (6) 약물에 의한 비만증 ································ 85
2. 일반적인 비만이론과 수지침요법 시술의 필요성 ········· 86
3. 질병과 비만과의 관계와 수지침요법 시술 ················ 87
4. 음식의 조절 ·· 88
    1) 체중감량을 하려면 저녁을 될수록 적게 먹는다 ········ 89
        (1) 아침을 많이 먹는 이유····························· 90
        (2) 저녁을 적게 먹을수록 좋은 이유 ················ 91
    2) 육식을 줄여서 먹는다 ·································· 94
    3) 쇠고기·육식은 지구와 인류를 황폐화 시킨다········ 95
    4) 음식먹는 습관을 개선한다 ···························· 98
        (1) 음식을 많이 씹어서 먹는 습관을 들인다 ········ 98
        (2) 숟가락은 가급적 작은 것을 쓴다 ················ 99

(3) 간식을 하지 말라 ·· 102
(4) 술도 주의한다 ··· 104
(5) 식사는 반드시 규칙적으로 한다 ······································· 107
(6) 식사는 즐거운 마음으로 한다 ··· 107
(7) 비만관리는 곧 물관리이다 ·· 108
(8) 저지방 음식을 주로 먹고, 고단백 식품은 줄인다 ············· 110
(9) 부족한 영양을 보충한다 ·· 113
(10) 기능성 음식을 최대한 많이 먹는다 ······························ 114
(11) 수지음식을 먹어서 체중감량을 한다 ···························· 118
(12) 음식조절의 강도를 높이는 방법 ··································· 119

제3장 음식조절의 강도를 높이는 수지침요법들 (1)

1) 저녁을 굶는 대신에 서암뜸을 뜬다 ·· 120
2) 굶어 배고플 때 수지침으로 A12, F19나 비보법·위사법을
   사용한다 ·· 126
3) 배고플 때마다 수지크림요법용 크림을 바르면 배고픔이
   덜해지고 차츰 잊어진다 ··· 128
4) 전자빔의 3기(三氣)요법과 12호 서암봉을 이용한다 ············ 130
5) 식욕억제의 방법과 이상증상 처치 ··· 138
   (1) 섭취·만복중추를 서암봉으로 자극한다 ···························· 139
   (2) A12, F19도 만복감은 쉽게 느낄 수 있다 ························· 141

19

(3) 신서암봉을 이용한다 - 순금 접촉작용이 우수하다 ············ 142
6) 다이어트시 이상증상 처치 ·· 143
　　(1) 남성들의 다이어트시 이상증상 처방 ······················· 144
　　(2) 여성들의 다이어트시 이상증상 처방 ······················· 145
7) 팔찌·반지를 이용한 다이어트ㆍㆍㆍㆍㆍㆍㆍㆍㆍㆍㆍㆍㆍㆍㆍㆍㆍㆍㆍㆍㆍㆍㆍㆍㆍㆍㆍㆍㆍㆍㆍㆍㆍㆍㆍ 146
　　(1) 양손에 수지침 팔찌를 차면 다이어트에 도움된다 ············ 147
　　(2) 여성은 제4·5지에 다이어트 반지를 이용한다 ············· 148
　　(3) 남성은 좌수 제2지, 우수 제3지에 끼운다 ······················ 153
8) 수지음식 다이어트 ··· 154
　　(1) 기능성 음식(먹고 싶은 생각 줄이는 음식) ··················· 154
　　(2) 허약한 장부에 영양보충하는 음식 ··························· 155
9) 2식(二食)에 습관을 들인다 ··· 156
10) 오감만족(五感滿足)을 개발하여 식욕을 억제한다 ············· 157

제4장 음식조절의 강도를 높이는 수지침요법들 (2)

1. 다이어트 할 때의 이상증상 처치법 ································ 161
　　1) 허기지고, 먹고 싶고, 배고픔이 심할 때 ······················ 162
　　2) 어지러움, 무기력, 손발 냉증 ································· 172
　　3) 두통·빈혈증이 일어날 때 ······································· 174
　　4) 원기부족·저혈당·손발떨림 현상·졸도 ······················· 177

5) 구토 · 구역질 · 변비 · 설사가 일어난다 ·················· *179*
  6) 우울증 현상 처치법 ······································· *188*
  7) 피부주름 ··· *189*
  8) 피부탄력과 혈색 ·· *190*
  9) 이명증과 귀막힘 ·· *192*
  10) 눈의 시력부족과 눈병 ···································· *194*
  11) 위장병의 악화 ·· *197*
  12) 간장병의 악화와 발병 ···································· *201*
  13) 당뇨병 ·· *204*
  14) 심장병 ·· *204*

2. 뱃속을 편하게 하는 방법 ································· *207*
  1) A12에 12호 서암봉을 붙이고 식사한다 ··············· *208*
  2) 만성 위장질환에 서암뜸을 뜬다 ························ *209*
  3) 기능성 음식을 식후 15분 후에 15알씩 먹는다 ········ *210*
  4) 갑자기 복부 긴장통증이 있을 때 ······················· *211*

제5장 에너지 소비의 방법들

1. 기초대사를 상승시키는 방법들 ··························· *213*
  1) 목욕의 허실(虛實) ··· *214*
  2) 사우나 · 찜질방 · 찜질핫백 · 온돌침대 등의 온열자극도
     불완전하다 ··· *218*

3) 복부의 뜸은 복부 표피만 온열자극을 줄 뿐이다 ·················· 219
　(1) 첫째는 장벽(腸壁)이 두꺼워 피부의 온열이 내장 깊숙이
　　　 전달되지 못한다 ··· 220
　(2) 복부에 뜸을 뜰수록 복랭증에 걸린다 ························· 220
　(3) 복부의 온열자극은 심장에 온열전달 하기가 어렵다 ········ 221
　(4) 상복부에 뜸을 뜨면 상기·긴장상태가 된다 ··················· 221
4) 하지(下肢)의 뜸도 심장에 열 전달이 잘 안 된다 ················ 222
5) 등줄기의 뜸도 내장에 온열전달이 잘 안 되고, 심장에도
　 온열전달이 잘 안 된다 ··· 223
6) 심장과 전신에 온열을 보호·상승시키는 데는 서암뜸을
　 수지침 요혈에 뜰 때 가장 우수하다 ································· 224
　(1) 모세혈관이 확장되어 심장·대뇌압력을 분산시킨다 ········· 225
　(2) 서암뜸의 온열이 심장과 전신에 전달된다 ···················· 226
　(3) 손등에 서암뜸을 뜨면 온열효과가 더욱 좋다 ················ 227
　(4) 수지침 요혈에 뜨면 상응부위에 온열이 전달된다 ·········· 228
　(5) 서암뜸을 많이 뜰수록 전신온도를 상승시킨다 ··············· 232

2. 운동에너지 대사를 높이는 방법 ·· 233
　1) 운동은 적당한 운동이어야 한다 ·· 234
　　(1) 운동의 부작용에 주의해야 한다 ································· 235
　　(2) 가장 좋은 운동은 걷는 운동과 발지압판 운동이다 ·········· 240
　　(3) 가장 이상적인 운동은 발지압판 위에서 걷는 운동이다
　　　　 30분 이상 60분 이내로 한다 ································· 241
　　(4) 발지압판 위에서의 운동방법 ······································ 243

3. 에너지 소비를 위한 행동요법들 ················· 250
  1) 행동수정요법(행동요법) ······················ 251
    (1) 제1단계 : 잘못된 생활습관과 개선되어야 할 사항 ········· 252
    (2) 각종 활동에 의해 소모되는 칼로리 ················ 258
4. 상체운동의 중요성 ···························· 260
  1) 팔 굽혀펴기 운동 ·························· 261
  2) 테니스 · 골프 · 탁구 · 배구 ····················· 262
  3) 수영 ································ 263
  4) 아령 · 곤봉 · 철봉운동 ······················· 264
  5) 서암추자 운동 ··························· 264

제6장 비만과 질병과의 관련성과 수지침요법

1) 세계적인 비만연구 시작 ······················· 266
2) 비만의 증가와 대사장애증후군과 관련 ················ 267
  (1) 정상체중이면서 허리 · 엉덩이 비율이 0.8(여자 0.7 이하) 이하일 때(BMI 22.9 이하) ····················· 269
  (2) 과체중일 때(BMI 23 이상일 때) ················· 269
  (3) 제1단계 비만이면서 위험요인이 없을 때와 있을 때 ········ 270
  (4) 허리 굵기를 줄이는 방법 ····················· 270
1. 비만과 당뇨병의 수지침처방 ······················ 272

2. 비만과 고혈압 · 심장질환의 수지침처방 279
  1) 뒷목이 뻐근하고 고통스러울 때 283
  2) 두통이 오고 눈의 시력이 크게 떨어지고 약간 어지러울 때 ... 284
  3) 무기력할 때, 심장이 두근거릴 때, 뻐근하고 아플 때 286
  4) 심장 이상증상을 많이 느낄 때(남성) 287
  5) 고혈압의 수지침처방 287

3. 비만과 고지혈증의 수지침처방 289
  1) 발지압판 위에서의 운동 290
  2) 서암뜸을 손부위에 뜬다 291
  3) 전자빔의 시술을 한다 292

4. 비만과 내분비 기능이상과 수지침처방 295

5. 비만증과 관절 · 근육통의 수지침처방 296
  1) 고관절의 통증 298
  2) 무릎관절 외측이 아플 때 298
  3) 무릎관절 내측이 아플 때 299
  4) 발목관절통 300

6. 폐기능과 수면 무호흡증후군의 수지침처방 302

7. 비만과 여성질환의 수지침처방 307
  1) 비만과 월경장애 308
  2) 여성질환의 수지침처방 310
    (1) 여성질환에 도움되는 방법들 313

(2) 여성질환의 수지침처방 해설 ················· 314
(3) 상응요법 ················· 315
(4) 여성의 각종 질환의 통치방 - 소장승방 + 상응요법 ········ 315

제7장 부항마사지와 비만관리

1. 국소 비만 해소방법 ················· 317
2. 부항마사지의 방법 ················· 318
   1) 부항마사지의 장점 ················· 318
   2) 부항마사지는 제3의 부항요법 ················· 319
   3) 부항마사지할 때의 준비기구 ················· 320
   4) 부항마사지의 시술준비 ················· 321
   5) 부항마사지 부위 ················· 323
   6) 부항마사지의 주의사항 ················· 326
   7) 부항마사지의 위치 ················· 327
   8) 기타 증상의 부항마사지 ················· 328

제8장 사이버 수지침과 비만관리

1. 인체의 마지막 신비는 대뇌에 있다 ················· 333
2. 대뇌를 통솔하려면 손을 통해야 한다 ················· 334
3. 수지침 염파요법이 개발되다 ················· 337

4. 진동자 진단 연구하다, 염파요법 발견하다 ·················· 341
5. 사이버 수지침 - 효과성 우수································ 347
6. 사이버 수지침 - 공간에 관계없이 자극이 전달된다 ·········· 348
7. 사이버 수지침 쳐다보되 질병만을 생각하고,
   염파를 보내면서 사이버 수지침 자극을 준다 ··············· 349
8. 사이버 수지침 - 휴대전화 속으로 들어가다················· 350
9. 사이버 수지침 - 비만관리에도 효과적이다 ·················· 352
   1) 수지침 대신 사이버 수지침 자극 - 배고플 때 A12, F19에
      자극 ··· 353
   2) 머리 아플 때(두통 상응부) - 사이버 수지침 자극 ········· 354
   3) 배가 아플 때 ·· 354
   4) 식욕을 줄이는 처방 ·· 355
10. 환자 시술 - 효과 우수하다 ··································· 357
11. 사이버 수지침 효과의 증진방법 ······························ 358

◆ 부록

1. 수지뜸요법의 설명과 종류들 ···································· 361
2. 수지침요법의 설명 ·· 363
3. 수지봉요법의 사용법 ··· 366
4. 수지반지요법의 설명 ··· 367
5. 대체요법(대체의학)의 연구시 주의사항 ······················ 368
   • 맺음말 ··· 376
   • 참고문헌 ··· 380

제1장
과체중과 비만증의 심각성

1. 과체중과 비만증의 심각성

1) 1970년대까지만 하여도 비만인이 거의 없었다

1970년대까지도 경제사정이 좋지 않아 직장을 구하지 못해 닥치는 대로 많은 일들을 하였다. 당시는 영양상태가 좋지 않아 살이 찔 수 없었고, 밤낮으로 일을 하였기 때문에, 에너지 소비가 자연히 이루어져 비만증이 될 수가 없었다.

다만, 경제적 여유가 있는 일부 계층에서만 과체중 내지 비만증이었다. 이때 잘 사는 사람은 살이 찌고 배가 나오며, 가난한 사람은 영양부족으로 살이 찔 수 없었다.

2) 1980년대에 들어서면서 비만자가 늘었다

1980년대에 들어서 경제사정이 좋아지고, 쌀 생산량이 증가되고, 육류의 섭취량이 크게 늘게 되었다. 자연히 영양상태는 좋아지고 경제사정이 나아지면서 사람들의 활동량과 운동량이 크게 줄어들면서 비만자가 늘어났다.

비만증이란 영양을 과잉섭취하면서 섭취한 에너지를 소비하지 않을 때 잉여 에너지가 체지방(體脂肪)으로 쌓이는 것이다.

3) 2004년, 50대의 80% 이상이 과체중이나 비만증

노사간의 갈등과 IMF를 거치면서 경제사정이 나쁘다고 하여도, 절대적인 의식주가 해결되고, 개인적인 의식구조와 경제사정이 향상됨에 따라서 육류 섭취량과 식사량은 크게 늘어났으나, 활동·운동량이 줄어들면서 과체중이나 비만증이 크게 늘어나게 되었다.

2004년 2월 14일자 「한국일보」에 소개된 비만관련 기사를 보자.

50대 절반이 '뚱뚱보' - 10명 중 8명이나 정상체중 초과
25년 사이 허리둘레 10cm 이상 늘어

■기술표준원 조사

우리 나라 50대 남녀 10명 중 8명이 정상체중을 초과하는 것으로 나타났다.

산업자원부 기술표준원은 지난해 하반기 전국에서 8,500명을 대상으로 몸무게·키·허리둘레 등 359개 신체항목을 측정한 결과, 50대 남녀의 비만비율이 다른 연령대에 비해 훨씬 높은 것으로 나타났다고 13일 밝혔다.

키와 몸무게를 비교해 선정한 체질량지수에서 50대 남성은 과체중(체질량지수 23~24.9)이 23.5%, 중·고도비만(체질량지수 25 이상)이 52.3%로 전체의 75.8%가 정상체중을 넘었다. 같은 연령의 여성은 과체중 25.5%, 중·고도비만 53.9% 등 모두 79.4%가 정상치를 웃돌았다.

50대 남성의 평균체형은 키 165.2cm, 허리둘레 86.6cm, 몸무게 67.7kg이고, 50대 여성은 키 153.6cm, 허리둘레 83.7cm, 몸무게 60.1kg으로 1979년 1차 조사 때보다 키는 각각 1.7cm, 2.3cm 커진 반면, 허리둘레는 10.3cm, 10.7cm 굵어지고, 몸무게는 7kg, 11kg 늘어났다.

직업군별 조사에서는 남성 사무직 종사자가 생산직과 키는 비슷하지만, 근무 환경과 운동부족으로 몸무게는 2kg, 허리둘레 및 엉덩이둘레는 1~1.4cm 더 컸다. 반대로 여성은 사무직이 생산직에 비해 키는 0.4cm 큰 반면, 몸무게는 4.1kg, 가슴·허리·엉덩이 둘레는 4.6~4.8cm 작아, 사무직 여성이 몸매관리에 많은 노력을 기울이고 있음을 보여줬다.

전체적으로 키는 대부분 연령층에서 1차 조사 때보다 3~6cm 가량 신장됐으며, 가장 큰 변화를 보인 연령대는 20대 남성(평균 173.3cm)으로 92년보다 4cm, 79년보다 6cm 가량 커졌다. 몸무게는 30·40대 남성이 92년보다 각각 4.2kg, 3.6kg 늘어나 증가세가 가장 뚜렷했다.

■ 한국인의 체형

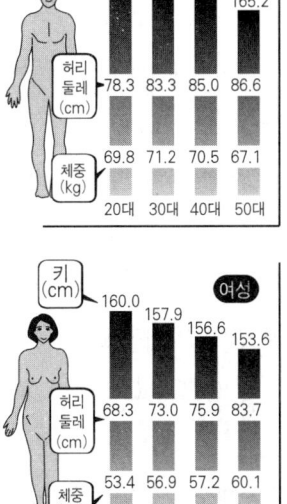

■ 남성 체질량지수 분포

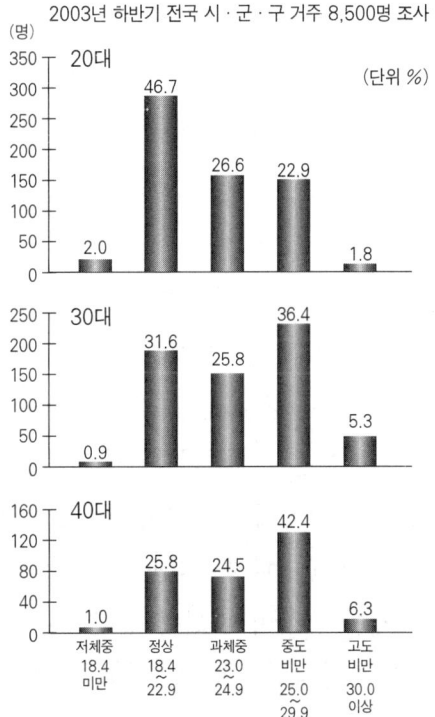

〈자료 : 산업자원부 기술표준원〉

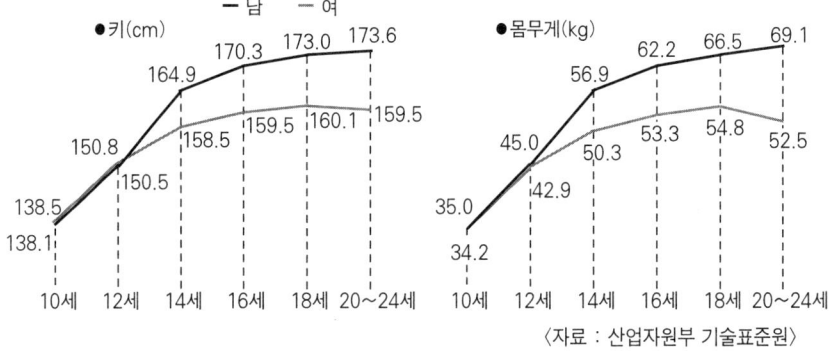

〈자료 : 산업자원부 기술표준원〉

4) 상류층일수록 마르고, 중산층 이하일수록 비만·과체중자가 많다

경제사정이 크게 향상되고 운동량·활동량이 줄어들면서 과체중자와 비만자가 많아졌다. 경제적 여유가 있는 사람이나 지각이 있는 사람들은 다이어트를 하고, 지속적인 운동과 비만관리를 함으로써 정상체중이나 과체중에 머물고 있다.

반면에 중산층 이하나 건강에 관심이 없는 사람들은 과식·과음과 운동량·활동량이 줄어들면서 과체중이나 비만이 되어가고 있다.

과거 선진국에서도 과체중자와 비만자가 많았고, 저소득 국가의 경우는 체중미달자가 대단히 많았다.

이제는 양상이 바뀌어 선진국일수록 정상체중이거나 과체중이 많고, 후진국일수록 부유층은 비만자가 많고 빈곤한 계층에 마른 사람이 많다.

미국의 경우도 사례는 비슷하다. 현재 미국의 저소득층·중산층일수록 과체중·비만자가 많고, 고소득층일수록 비만자가 적다.

비만증이나 정상체중을 소득기준으로만 판단할 수는 없으나, 체중의 양상이 두드러지게 변하고 있다. 이것은 건강관리를 잘 하느냐 또는 못하느냐에 따라서 나타난 현상이다.

2. 비만자의 질병위험성

비만은 에너지 소모보다 영양섭취가 증가하여 발생하는 에너지 대사(代射)의 만성적인 불균형에서 초래한다.

비만은 질병적으로 드물게는 쿠싱 증후군(Cushing 症候群)이나 시상하부(視床下部) 질환 등에 의하여 2차적으로 발생하기도 하나, 대부분의 비만원인은 밝혀져 있지 않다. 다만, 비만은 유전적·환경적·문화적·사회적·경제적 요인이 관여하여 발생하는 복잡한 증후군이다.

비만은 단순히 미용문제 뿐만이 아니라 신체적·정신적 건강에 심각한 장애를 초래하므로 세계보건기구(WHO)의 비만자문위원회에서는 비만을 주요 보건문제로 제안(提案)하였다.

미국에서는 성인의 반 이상과 소아의 1/4이 과체중이나 비만으로 보고되고 있으며, 머지 않아 미국인 대부분이 비만이 될 것이라고 예상하고 있다. 우리 나라도 역시 마찬가지 현상이 나타나고 있다.

미국은 2000년을 시작으로 하여 과체중의 질병발생률을 20%로 낮추기 위하여 보건계획을 수립하고 있을 정도이다. 그리고 청소년 비만자 중에서 36~40%가 성인(成人)비만으로 이어지고 있다는 점에서 관심이 집중되고 있다.

미국에서 과체중이나 비만으로 체중을 감량할 대상은 성인 남자 20~24%, 성인 여자 33~40%에 이르고 있으나, 아직 효율적인 예방이나 방법들이 정립(定立)되어 있지 않은 까닭에 공중보건상에 큰 문제점을 가지고 있다.

비만은 체내의 총지방량(總脂肪量) 뿐만이 아니라, 지방의 분포(分布) 양상에 따라서 비만관련 질병의 발생위험도가 증가하고 있다.

하체 비만보다도 복부 비만, 피하지방보다도 복강내(腹腔內) 내장(內臟)지방 분포가 더 위험한 것으로 밝혀지고 있다.

과체중이나 비만의 경우, 고지혈증(高脂血症)·제2형 당뇨병·고혈압·관상동맥질환·퇴행성 관절염·전립선·유방·대장 및 자궁내막암·수면 무호흡·호흡기 장애·담석증·우울증 등, 여러 가지의 질병위험도가 증가하여, 결과적으로 일찍 사망하는 비율이 높아진다.

현재 미국에서는 비만으로 인한 사망자가 제1위라고 보도할 정도이다.

이러한 질병들은 체질량지수(體質量指數: BMI)가 증가할수록 질병발생과 악화가 높아지고, 체질량지수가 감소할수록 질병발생 위험도도 떨어진다.

과체중이나 비만은 반드시 예방하거나 관리할 필요가 있다.

※ 단전호흡 많이 하면 복부 비만증 생긴다.

단전(丹田)호흡은 숨을 최대한 속히 많이 들이마시고 폐를 최대한 확장시키면서, 횡격막을 아래 복부쪽으로 내려서 내장을 압박시킨다. 이때 하복부 단전부위로 최대한 압력이 들어가게 한다. 그러면 하복부가 볼록하게 튀어나오게 하고서 최대한 오래 있게 한다. 10초·20초·30초의 수련시간이 더함에 따라서 50초~60초 이상 멈추었다가 공기를 내보낼 때는 최대한 천천히, 살며시 콧구멍에 깃털을 붙이고 깃털이 움직이지 않을 정도로 숨을 쉰다.

이와 같은 호흡을 단전호흡이라고 하는데, 약간의 단전호흡이나, 간혹 실시하는 단전호흡은 인체에 무리가 없으나, 매일 1~2시간씩 장기간을 계속하면, 하복부와 허리에 살이 붙어서 볼록하게 튀어 나온다. 이것은 단(丹)이나 어떠한 기(氣)가 모인 것이 아니라, 피하(皮下)의 지방이나 내장이 하복부로 밀려와 복부 비만이 된 것이다.

과거 빈곤했을 때 단전호흡의 복부 모양이 건강의 상징이었을지는 몰라도, 영양과잉시대의 복부 비만은 결코 좋은 현상이라고 할 수 없다. 복부 비만은 허리둘레가 굵을수록 고혈압·당뇨·심장병 등의 성인병 발생률과 악화는 심하여진다.

최근 국내에서 단전호흡을 날마다 실시하는 사람들은 특히 유의해야 한다. 단전호흡은 질병을 치료하려는 것이 아니라, 더욱 질병을 악화시키는 것이며, 단전호흡으로 하복부에 지방이 쌓인 것은 잘 해소되지도 않는다.

3. 과체중과 비만증의 구별과 유형

1) 비만의 구별

비만은 단순한 심리적·개인적·육체적 활동, 건강상 문제만이 아니라, 반드시 치료해야 할 질병으로 인식되기 시작하였다.

비만한 사람은 질병에 의해 생존기간이 줄어든다는 명확한 역학적(疫學的) 증거가 보고되기 시작하였다. 체중감량이 질병의 위험도를 줄일 수 있다는 연구결과, 비만치료에 특이적인 약물의 연구와, 비만유전자의 발견이 있었다.

이와 같은 인식에서 출발하여 1996년에 세계 각국은 비만을 치료해야 할 질병으로 인식되기에 이르러 '비만치료지침(指針)'을 제정하여 발표하기 시작하였다.

스페인 바르셀로나에서 개최된 유럽비만학회에서도, '비만은 속히 치료해야 할 질병'으로 규정하였고, 1998년에 세계보건기구에서는 연구팀을 구성하여 '비만의 규정(規定)과 치료지침(治療指針)'을 제정하였다.

이어서 구미 각국도 세계보건기구의 진단기준(診斷基準)을 이용하여, 자국(自國)의 비만치료지침을 개발하였다.

그러나 세계보건기구의 비만진단기준(基準)은 서양인의 중심으로 연구된 것이므로 아시아인이나 우리 나라에 그대로 적용하는 데는 문제가 있었다.

세계보건기구의 서태평양 지역기구가 주관이 되어 '아시아 - 태평양 비만지침'이 새로이 제정·발표되었으며, 우리 나라에서도 이러한 비만지침을 이용하고 있다.

(1) 체질량지수에 의한 비만기준

엄밀한 의미에서 비만은 체지방이 증가되어 있는 상태이다. 지방이 몸 전체에 고르게 분포되어 있는 경우도 있고, 신체 일부분에만 지방분포가 두드러지게 나타나는 경우도 있다.

지방량은 성별에 따라 차이를 보인다. 여자는 지방이 많아 부드러운 체형을 나타내는 반면, 남자는 체중이 같아도 지방이 적어 골격·근육이 더 발달된 모습을 지닌다. 노인층에서는 체중에 큰 변화가 없거나, 오히려 감소하는 양상을 보이나 체지방은 증가한다.

(2) 체지방량을 측정하는 방법

① 간접측정법

피부주름 두께, 생체전기 저항분석법, 이 중 에너지 방사선 흡수 계측기, 신체전기 전도법 등이 있다.

② 직접측정법

수중밀도 측정법, 신체수분 측정법, 신체칼륨 측정법 등이 있다.

보편적으로 가장 많이 사용하는 체질량지수(體質量指數: BMI)를 측정하는 방법의 공식은 다음과 같다.

신장 173cm, 체중 70kg일 때

$$BMI = 체중(kg)/신장(m^2) = 70kg \div 1.73 \div 1.73$$
$$= 23.4(체질량지수)$$

과체중에 속한다.

● 체질량지수

	세계비만학회	우리 나라 비만기준 〈아시아 동양인〉	비만관련질환
저체중	〈 18.5	〈 18.5	낮음
정상체중	18.5~24.9	18.5~22.9	보통
과체중	25.0~29.9	〉23	위험 증가

● 비만분류

비만도	세계비만협회	우리 나라 비만기준	
1단계 비만	30.0~34.9	24~24.9	중등도 위험
2단계 비만	35.0~39.9	25~29.9	심한 위험
3단계 비만	≥ 40.0	≥ 30.00	극심한 위험

체질량지수를 측정하는 목적은 질병의 위험도를 판단하기 위함이다.

③ 지방분포측정

지방의 분포에 따라서 비만질환의 발생위험도가 다르게 나타난다. 지방의 분포는 남녀에 따라 달라, 일반적으로 여자는 둔부나 대퇴부에 지방이 많이 축적되는 둔부형(臀部型) 비만이 많은 반면, 남자는 복부에 많은 지방이 축적되어 있는 복부형(腹部型) 비만이 많다.

복부 비만을 중심성(中心性) 비만, 상체형(上體型) 비만, 남성형 비만, 사과형 비만이라고 한다.

둔부 비만을 하체형(下體型) 비만, 말초성(末梢性) 비만, 여성형 비만, 서양배형 비만이라고 한다.

복부 비만 중에서도 내장지방(內臟脂肪)과 피하지방(皮下脂肪)의 분포에 따르며, 내장형 비만에서는 심혈관(心血管) 질환의 발생위험이 높으며, 특히 고혈압·당뇨병·고지혈증 등, 대사증후군(代謝症候群)의 위험이 높다.

여성은 폐경 후에 복부형 비만이 급격하게 발생한다.

㉮ 허리둘레

허리둘레는 측정이 간단하면서도 내장지방 및 심혈관 질환의 위험을 가장 잘 반영하는 지표(指標)로 삼는다.

체질량지수가 25kg/cm 미만이라도, 허리둘레가 많이 나가는 복부 비만에서는 심혈관 질환의 위험이 높다.

측정부위는 단체(團體)마다 약간의 차이가 있다.

세계보건기구(WHO)에서는 직립(直立)자세에서 최하위 늑골(肋骨) 하부와 골반 장골릉(腸骨稜)과의 중간부위의 측정을 권고하고, 미국의 국립보건원(NIH)에서는 양쪽 장골릉의 가장 높은 부분 바로 위쪽에 줄자를 대어, 바닥과 수평으로 측정하는 것을 권고하고 있다. 일관성 있게 측정한다.

대사합병증(代謝合併症)의 위험이 증가하는 허리둘레의 참고치

구분	증가	극도로 증가
남자	≥ 95cm(37inches)	≥ 120cm(40inches)
여자	≥ 80cm(32inches)	≥ 88cm(35inches)

㉴ 허리·엉덩이 둘레비(比)

허리의 길이를 엉덩이 길이로 나눌 때의 비율이다.

남자는 1.0, 여자는 0.85를 초과할 때 심혈관 질환이 증가된다.

구분	복부 비만	둔부 비만
남자	≥ 1.0	〈 1.0
여자	≥ 0.85	〈 0.85

또, 허리·엉덩이 둘레비(比)에서 남자는 0.9 이하, 여자는 0.8 이하로 줄여야 비만질환의 위험도가 적다고 판단한다.

2) 비만의 유형

비만의 유형은 여러 가지로 분류된다. 과거 비만은 단순한 영양 과잉에서 발생되는 것으로 생각했었으나, 유전인자·환경인자에 의한 비만으로 분류하고 나아가 제1차성 비만, 제2차성 비만, 지방세포의 크기에 따른 지방세포 크기 비대형, 지방세포 수량 증식형·혼합형으로도 분류하고, 체지방 분포에 따른 유형(類型)과 연령·체형(體型)에 따른 비만 등으로 구분한다.

(1) 비만의 원인에 의한 분류

① 유전인자에 의한 비만

비만은 유전적 요인과 환경적 요인이 관여하는 질환으로서 현재까지 비만을 유발하는 단일 유전자가 밝혀진 바는 없다. 비만이 동반된 질환군에서 유전적 결함이 알려지기도 하였으나, 그 유전적 감수성이 비만의 원인이라기보다는 표현형의 하나로서 나타난 것으로 여겨진다.

유전적 요인이 비만의 중요한 원인으로 작용한다는 것은 비만이 가계(家系)와 연관되어 집중 발생한다는 현상적인 것이다. 가족 구성원은 유전적인 소인(素因) 뿐만이 아니라 식생활 습관, 문화적 배경, 행동 양식이 비슷한 환경에서 생활하므로 유전적인 관련이 있다고 보나, 유전적인 요인(要因)만 분리(分離)하여 비만의 원인이라고 규명하기는 쉽지 않다.

그러나 비만의 유전적 요인을 밝히기 위한 많은 연구들이 있어 왔고, 특히 쌍생아 및 입양한 아동을 대상으로 한 연구결과는 가족들의 환경적 영향이 30~50% 정도 영향을 미친다고 보고되고 있다.

즉, 가족이나 입양아일 경우에도 비슷한 환경에서 함께 생활하고 성장하므로 비만에 영향을 끼친다.

비만에 유전적 요인이 70% 정도가 관여하고, 30%는 환경적 요인이 관여한다는 설(說)도 있다.

또 비만을 유발시키는 유전적 요인이 30~40%, 다자요인이 10~40%, 환경적 요인이 25~50% 정도로 영향을 미치는 복합적(複合的)인 것으로 알려지고 있다.

일설(一說)에는 양친 부모가 모두 비만이면 아이들이 비만일 확률이 80%이고, 어머니만 비만일 때 아이들이 비만일 확률은 60%, 아버지가 비만일 때 아이들의 비만일 확률은 40%라고 한다.

② 환경적인 요인에 의한 비만

식생활 습관이나 문화·사회·경제적 상태와 연관된 다양한 환경적 요인이 비만에 중요한 역할을 한다.

이들 요인은 음식섭취 형태나 신체활동에 영향을 미쳐 비만을 유발하는 데 중요한 역할을 한다.

문화적 배경에 따른 식생활 습관과 좌식생활, 현대 문화적인 생활이 비만에 영향을 미친다.

그리고 저개발 국가에서는 사회적 지위가 높을수록 열량 섭취가 많아 비만의 발생률이 높게 나타나고, 또 식사할 때에 지방의 함량에 따라서 비만도에 차이가 난다.

③ 심리적인 요인에 의한 비만

스트레스를 많이 받거나 각종 축제·기념일이 많을 때는 대체로 음식을 대접하고 즐기려는 현상 때문에 과식을 하려는 습관이 생긴다.

스트레스를 많이 받는 가족 구성원간의 심리적 요인이 음식섭취에 영향을 미친다.

④ 에너지 대사의 불균형

에너지의 균형은 에너지의 섭취와 에너지 소비의 관계로 이루어지는데, 체중이 일정하다면 에너지 섭취와 에너지 소비는 항상 같다는 수학적 등식(等式)이 성립된다.

그러나 최근에는 섭취에너지와 소비에너지의 불균형에 의해서만 비만이 되는 것이 아니라, 신체의 에너지 축적은 생활에 따라서 항상 변할 수 있다. 물론 적은 분량의 에너지를 섭취하면 체중 증가를 일으키지 않는다.

적은 분량의 에너지를 섭취하면 이와 상응하는 에너지가 소비되어 균형이 유지되기 때문이다.

그러므로 비만이란 에너지 섭취와 에너지 소비의 차이에서 발생하는 것보다, 양자간에 장기간의 활동적인 불균형에서 초래된다고 본다.

에너지의 소비는 기초대사(基礎代謝)에서 57%, 운동에서 20%, 음식물 섭취에서 23% 소비된다.

(2) 환경적인 요인에 의한 분류

① 단순성 비만(제1차성 비만)

일반적인 비만이론으로서 영양의 과잉섭취와 운동부족으로 일어난 비만이 제일 많다. 즉, 환경적인 요인에서 발생한 경우이다. 과잉 영양을 소비하지 않을 때 지방세포가 비만화 된다.

② 증후성(症候性) 비만(제2차성 비만)

주로 내분비계의 이상으로 전체 비만의 1%를 차지하고 있다. 갑상선 기능저하증이나 부신피질 호르몬의 이상, 뇌하수체 호르몬의 이상이 있을 때 나타난다.

(3) 지방세포에 따른 유형

① 지방세포 크기 비대형

청·장년층에서 발생되는 비만으로서 지방세포의 크기가 커지는 비만증상이다.

비만증의 지방세포는 정상인보다 약 35~45%가 더 큰 것으로 알려지고 있다.

지방세포의 크기는 트리글리세리드(tree-glyceride)가 과잉 지방의 형태로 계속해서 축적되어 발생한다. 지방세포가 커지는 것은 긴장력 부족과 혈액순환 부족, 체온부족에서 나타난다.

수지침요법으로 시술하면 세포나 근육을 수축·조절하고, 혈액순환을 개선하고 체온을 상승시키면 지방세포의 비대가 해소될 수 있다.

② 지방세포 수량 증식형

스모(씨름) 선수들과 임신 말기의 임산부들은 탄수화물과 지방을 과다 섭취함으로써 급속한 체중증가를 일으키는 것이 지방세포 수량 증식형이다.

스모 선수들은 대부분 고도비만(高度肥滿)이다. 식사를 대량으로 과식·폭식하고 곧바로 누워서 가만히 있으면 고도비만이 된다.

과거 조선시대에도 사회적 지위가 높은 양반들과 거지들은 비만이었다. 양반들은 식사를 하고 활동을 극히 적게 하므로 비만이 되었고, 거지들도 배고프면 얻어 먹고 배부르면 누워서 주로 잠만 자기 때문이다. 즉, 에너지 소비를 하지 않았기 때문이다.

정상적인 체중의 지방세포수는 257억 개로 구성되어 있고, 비만증인 사람의 지방세포수는 400억 개에서 많게는 1,100억 개까지 증가한다.

지방세포 증식형과 비대형은 혼합되어 나타나는 경우가 있다.

(4) 체지방 분포에 따른 유형

① 복부 비만(남성형)

복부에 지방이 대량 축적된 비만으로서 남성형 비만이라고 한다. 일명 '사과형 비만', 또는 '올챙이·개구리형 비만'이라고 한다. 복부는 볼록 살이 찌고, 손발은 가늘다는 표시이다.

여성들의 경우, 폐경이 되면 거의 대부분 복부 비만이 된다.

복부 비만은 피하지방 비만, 또는 장간막 내장형(腸間膜 內臟型) 비만이 있다. 이 중에서 장간막 내장형 비만이 제일 나쁘다고 한다.

성인병의 가장 큰 원인이 된다. 복부 비만은 주로 복부와 허리를 중심으로 지방세포가 축적·분포된다.

② 둔부형 비만(여성형 비만)

하반신 비만·하체 비만·둔부형(臀部型) 비만·말초형(末梢型) 비만이라고도 한다.

하체 부위인 대퇴부·엉덩이에 지방이 축적된 경우이다. 또는 사지(四肢)에 지방이 축적된 경우이다.

여성도 임신 중에 체중의 증가는 정상적일 때는 10~12kg이 증가한다. 태아가 산모의 자궁 안에서 정상적인 생리적 기능을 할 수 있는 데는 약 7kg의 체중증가가 필요하다.

③ 상체형 비만

주로 여성형 비만으로서 어깨·견배부·견관절·상완골·가슴 부분에 국소적으로 비만이 된 경우이다.

④ 국소형 비만

신체 한 부분에 특히 비만이 된 경우이다. 종아리·대퇴부·둔부·가슴·어깨·얼굴·목·등줄기·상지 부분 등이다.

(5) 연령에 따른 비만

① 증식형 비만(소아형 비만)

지방세포의 수는 일생 동안 변함없다. 소아들은 두 번에 걸쳐서 지방세포의 수가 변한다. 첫번째는 출생 후 1년 정도에서 지방세포의 크기가 신생아 때보다 2배에 이르게 되며, 때에 따라서는 지방세포의 수도 증가한다.

두번째는 5~12세 사이로 신장에 비하여 체중이 정상보다 높게 증가할 때이다. 이때도 역시 지방세포가 커지며, 때로는 지방세포의 수도 많아져 '진행성 비만(進行性 肥滿)'이라고도 한다.

유아 때에는 피하조직에 있는 지방세포가 전신에 축적되지만 나이를 먹으면 주로 하지 부분에 축적된다.

사춘기에 이른 청소년 중에서 남자들은 주로 몸통에 지방이 쌓이고, 여자는 주로 둔부에 축적된다. 지방량이 증가함에 따라서 사지 방향으로 지방이 축적되어진다.

소아 비만이 가장 많이 발생하는 시기는 젖먹이 때와 5~6세 사이, 성호르몬이 분비되기 시작하는 사춘기 때이다.

이때는 영양의 섭취를 반드시 조절해야 한다.

② 비대형 비만(성인형 비만)

성인이 되면 지방세포의 수는 변함이 없고, 지방세포의 크기만 증가하며, 지방세포의 수는 줄일 수 없다. 지방세포의 크기는 비만관리에 의하여 조절할 수 있다.

성인은 65~75%가 비만이 된다. 성인 비만에서 35~40세에 발생하는 비만이 가장 나쁘고 건강에 위험하다.

(6) 체형에 따른 비만유형

① 서구형 비만

주로 둔부를 중심으로 지방이 축적되면서 발생되는 비만으로 대부분 서양 사람들에게 많다.

그러나 최근 우리 나라에서도 서구형 식생활로 바뀌면서 둔부형 비만이 늘어나는 추세이다.

하체 중에서도 대퇴부 상부 지점에 지방이 축적되어 발생하는 하체형 비만이다.

② 남방형 비만

몸 전체에 지방이 축적되어 발생하는 비만이다. 따뜻한 기후에 사는 원주민과 같은 체형의 타입이다.

〈체지방의 분포에 따른 비만형태〉

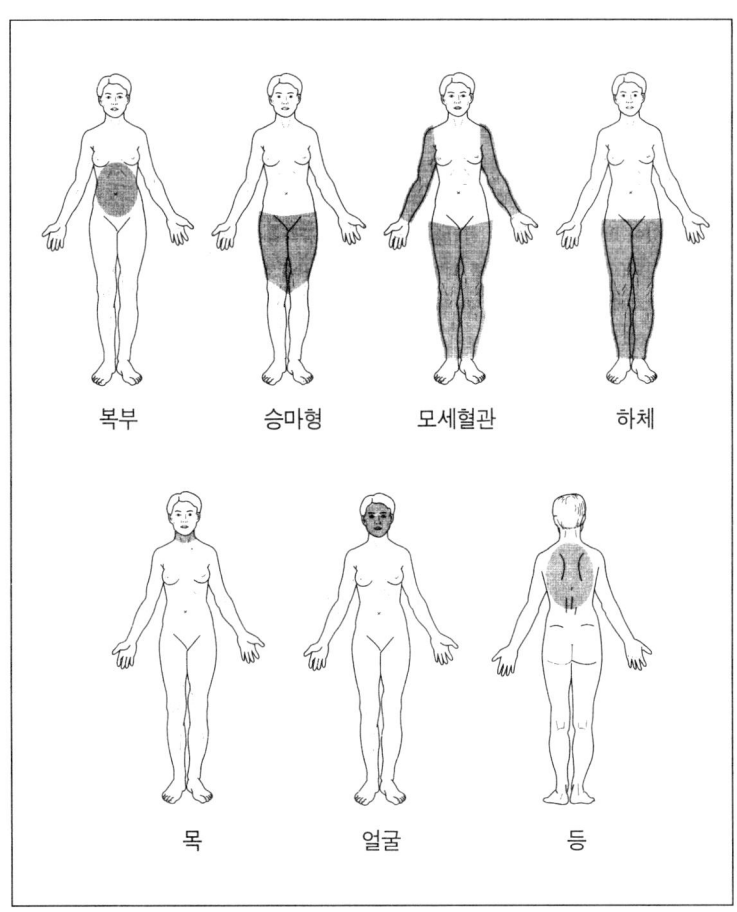

4. 체중감량의 문제점과 허실(虛實)

◆ 황제 다이어트의 우울증과 부작용
　세로토닌 이완(弛緩)물질 분비 막아

　그동안 다이어트의 한 방법으로서 널리 애용되던 '황제 다이어트'가 오히려 우울증을 일으키고, 뚱보를 만드는 결과를 가져왔다. 황제 다이어트의 창시자인 앳킨스 박사는 몸무게가 무려 116kg까지 나갔고, 얼마 전에 사망했다고 한다.
　다음은 『조선일보』 2004년 3월 3일자에 소개되었던 내용이다.

「전세계적으로 선풍적인 인기를 얻고 있는 앳킨스 다이어트(일명 황제 다이어트)가 우울증을 유발한다는 연구결과가 발표됐다고 영국의 일간지 『이브닝 스탠더드』가 1일 보도했다.
　주디스 워트먼 박사가 이끄는 미국 매사추세츠 공과대학(MIT) 연구팀은 단백질 섭취를 늘리고 탄수화물의 섭취를 줄이라고 권하는 앳킨스 다이어트가, 뇌에서 세로토닌(serotonin) 분비를 막아 우울증과 조울증을 유발할 수 있다고 경고했다.
　세로토닌은 긴장을 풀어주고 긍정적인 기분이 들게 하는 화학물질로, 인간이 차분하게 일을 집중할 수 있게 도와준다.
　워트먼 박사는 세로토닌을 충분히 생산하기 위해선 앳킨스 다이어트와 반대로, 탄수화물을 많이 섭취하고 단백질을 적게 섭취하는 것이 핵심이라며 "체내에서 탄수화물을 앗아가는 것은 사막을 여행하는 사람에게서 물을 빼앗는 것과 마찬가지"라고 지적했다.
　박사는 100명을 대상으로 12주(週)에 걸쳐 조사한 결과 이 같은 사실을 알아냈다고 밝혔다.」

비만증이 사회적인 문제가 되므로 의학계나 대체요법계에서는 수많은 다이어트 방법이나, 비만체중 감량법과 비만치료에 대한 방법들을 연구하여 발표하고 있다. 다이어트(diet)란 용어 자체는 '음식조절'을 말하는데, 다이어트가 '비만체중 감소'로 잘못 이용되고 있는 것 같다.

인터넷상에 나온 것을 보아도 목욕 다이어트, 한방 다이어트, 풍선 다이어트, 허벅지 다이어트, 황제 다이어트, 단식요법, 아이테이프 다이어트, 음식요법 다이어트(사과·분유·해바라기씨·두부·토마토·콩·포도·다시마·벌꿀·요구르트·감자), 기타 식이요법 등이다.

줄넘기 다이어트, 스즈키식 다이어트, 혈액형별 다이어트, 별자리 다이어트, 사상체질별 다이어트, 유산소 운동(다이어트 운동), 태보 다이어트(태권도·권투·에어로빅을 접목한 것임) 등과 각종 약초·식품 등을 이용하고 있다.

그리고 비만치료법으로는 지방제거수술, 전기침·침술 체중감량, 마사지 체중감량법, 크림을 발라서 체중감량하는 법, 부항마사지, 설사제·이뇨제·식욕 억제제 등이다.

이처럼 다이어트를 체중감량법, 비만해소하는 방법으로 이해를 하고 있는 것 같다. 비만을 해소하기 위해서 사용되는 방법들을 '체중감량법', 또는 '비만관리법' 등의 용어로 정리해서 사용하여야 한다.

1) 모든 다이어트의 문제점

음식조절 방법들이 대단히 많은 이유는 체중감량이 어렵기 때문이다. 체중감량이 어렵기 때문에 각종 방법들을 소개하여 이용할 때 일시적인 효과는 나타날지라도, 대부분 실패하거나, 설사 체중감량이 된다 하여도, 부작용과 후유증이 나타나고 있어서 큰 문제점으로 대두된다.

음식조절법으로는 황제 다이어트, 단식요법, 사과·분유·해바라기씨·두부·토마토·콩·포도·다시마·벌꿀·요구르트·감자를 이용한 방법이다.

그리고 식단(食單)을 짜서 먹는 방법들과, 한약을 이용한 한방 다이어트나, 민간요법들도 여기에 해당된다. 또는 아침·점심·저녁의 식사량 조절이나, 탄수화물 중심의 식사를 권장하고, 육식을 줄인다고 하나, 모두가 영양의 조절이므로 반드시 후유증들이 나타난다.

후유증이라 하면 메스꺼움, 배고픔, 먹고 싶은 생각, 빈혈·두통·무기력·손발냉증·요통·위장통증·심계(心悸)항진·혈압항진, 당뇨의 악화, 또는 경련·피로감·지구력 감퇴 등이 나타난다.

아울러 살을 뺐다고 하여도 살 빠진 부위에서 주름이 많이 생기고, 탄력과 윤기가 감퇴되고, 심장병 등의 심한 부작용이 나타나고 다시 재발된다.

또 특정음식을 먹어서 '체중감량이 된다, 살을 뺀다'는 것은 지나친 비약이고 있을 수 없는 일이다.

예를 들어, 메주를 말려서 가루를 만들어 먹으면 살이 빠진다, 고기만 먹으면 살이 빠진다 등등은 신빙성이 없다.

그리고 다시마는 변비에 좋다고 하나, 많이 먹을수록 심장병이나 동맥경화증을 일으킬 수가 있는 요주의(要注意) 식품이다. 단식(斷食)은 허약자·노인들에게는 위험하며, 갑자기 영양의 리듬을 변화시키면 생체리듬에 이상이 생겨서 부작용이 나타날 수 있다.

  비만의 피해가 점점 커지면서도 비만감량이 되지 않자, 최근에는 비만약술·비만약까지 개발하고 있다.

  비만감량을 할 때 음식조절, 에너지 소비방법인 운동·수지침 시술을 하지 아니하고 단순히 먹는 것만으로 비만감량을 할 때는 부작용이 나타난다.

  운동을 하지 아니하고 비만감량을 약술이나 지방분해 물질을 먹어서 체중감량을 하는 경우에는 운동부족으로 인한 골다공증, 관절·근육에 무력증이 나타난다.

  수지침요법을 병행하지 않을 때는 주름·탄력·혈색부족, 무기력증과 아울러 심장병·고혈압·당뇨병·알코올성 간질환·고지혈증이 나타날 수 있고, 약술이나 약을 먹지 않으면 재발될 수 있다.

  그러므로 비만관리에 있어서는 단편적인 방법, 특히 먹는 것만으로 비만감량을 하려는 것은 위험하다.

2) 운동에 의한 체중감량의 문제점

  체중감량에 있어서 다이어트만 실시하면 체지방(體脂肪)과 함께 제지방(除脂肪)까지 빠져서 골다공증 등이 나타나고 질병에 대한 저항력이 약해져서, 질병이 발생되어 위험한 것으로 알려지고 있다.

  운동요법이 체중감량에 도움이 된다 하여 각가지 체중감량 운동법을 소개하고, 많은 운동들을 권장하고 있으며, 날마다 운동들을 하고 있다.

  줄넘기·등산·골프·에어로빅·자전거 타기·조깅·수영·계단 오르내리기·태권도·권투·산책·걷기·테니스·헬스(러닝

머신 등) 등을 권장하고 있다.

 운동이 좋다고 하니까 하루 일과를 운동으로 보내는 사람들이 허다하다. 심지어는 매일 등산을 여러 시간씩 하거나, 헬스장에 가서 운동을 매일 오랜 시간을 하고 있다. 운동이 좋다고 하나 적당한 운동을 해야 하며, 적당하지 않은 운동이나 지나친 운동은 오히려 인체에 위험을 주며, 부작용을 초래한다.

 운동을 많이 할수록 운동부작용에 주의를 해야 한다. 운동을 많이 할수록 간장(肝臟)에 무리를 주어서 오히려 피곤증을 많이 느끼고, 근육통·관절통에 시달리고 간질환이 발생할 수 있으며, 운동 후에는 신체가 냉해져서 저온증(低溫症), 신체냉증(身體冷症)으로 고생을 하고 있다. 땀을 많이 흘릴 경우는 원기 부족증이나 탈수증이 일어나고, 심장병·고혈압·동맥경화증을 유발시키거나 악화시키고 있다.

 특히, 심한 운동이나 숨찬 운동을 많이 할수록 뇌동맥 경화증을 모두 일으키고 있다.

 대표적인 운동이 수영이다. 수영을 몇 개월 동안 지속할 때 대부분 대뇌의 한쪽 방향에서 총경(總頸)동맥에 죽상경화(粥狀硬化)를 일으켜, 총경동맥의 촉지(觸知)가 잘 안 되는 경향이 있고, 심장병을 발생시킬 수 있어 매우 위험하다.

 수영도 가볍게 조금씩 하는 것은 큰 도움이 될 수 있으나, 매일 지속적으로 할 때는 위험하다. 에어로빅이나 요가·체조·스트레칭 등을 오래 많이 하면, 거의 모두 만성 위장병·과민성 대장병·간질환·심장병·빈혈·두통 등을 일으키고 있다.

운동을 지나치게 했을 때의 스포츠병(운동을 지나치게 해서 발생되는 질병)도 유의를 해야 한다.

운동이 좋다고 해서 아무때나 운동을 하는 것은 체중감량에 도움이 되지 않고, 운동으로 살을 빼면 피부에 주름이 많이 생기고, 피부가 거칠어지는 경향이 있고, 심장병이나 부정맥(不整脈)이 나타나고 있어서 주의가 요망된다.

다만, 걷는 운동, 발지압판 운동이 건강증진과 질병치료와 체중감량에 도움이 되나, 효과적인 운동방법을 알고서 운동을 해야 한다.

최근에 운동요법을 권장하는 것까지는 좋으나, 방법을 모르고 운동을 하는 것은 오히려 부작용만 나타나고 위험할 수 있으므로 특히 조심을 해야 하고, 모든 운동은 스스로 해야 운동효과가 있다.

현재 수많은 운동들을 하고 있는데, 좋은 점도 있으나, 자신도 모르는 사이에 중병이 발생되고 있음도 알아야 한다. 전동기로 운동하는 모든 사람들도 무작정 운동하지 말고, 반드시 음양맥진·삼일체질 등의 진단을 받고, 수지침 시술을 하면서 운동해야 한다.

3) 비만치료의 문제점

고도비만의 경우에는 적극적인 비만감량치료를 권장하여 실시하고 있다. 이러한 비만감량치료는 주로 의사들이 하는 것으로 약물요법·지방흡입술·위장 절제수술·소장 연결수술 등, 강력한 다이어트요법과 운동요법들을 권장하고 있다.

이들의 강제적인 치료법들은 효과가 있는 경우도 있으나, 효과가 전혀 없고, 심각한 부작용이 나타나고, 완전한 체중감량은 안 되며, 일시적인 효과가 있거나 재발할 수 있고, 심한 경우는 사망하는 사례까지 나타나고 있다.

(1) 약물요법의 문제점

식욕억제제로 교감신경 흥분제인 엠페타민(amphetamine)을 이용하고 있다. 어떤 약물이든 지속적으로 남용할 때에는 부작용이 생긴다.

일시적인 효과를 보기 위해서 이뇨제를 사용하는데, 부작용으로는 청각기능을 소실하고, 신장기능이 허약해져서 신부전증을 일으킬 수도 있고, 심한 경우는 탈수증을 유발할 수도 있다.

열대사(熱代謝)촉진제 · 소화억제제 · 호르몬제제도 모두 문제점이 있다.

항(抗)우울제로 쓰이는 리덕틸, 제니칼이 체중을 줄일 수 있다는 사실이 발견되면서 비만치료제로 개발되었다.

리덕틸을 먹으면 포만중추를 자극하여 식사할 때 즉시 배부르게 하고, 전체 흡수 칼로리의 감소를 유도하나, 임상결과 식욕감소 · 두통 · 변비 등의 부작용이 나타나고, 제니칼은 섭취한 음식물 중에서 지방의 체내흡수를 약 30% 억제하는 약으로 여성들이 많이 복용한다.

이들 약품의 효과는 일시적이며, 약효는 4시간 정도이고 장기간 복용시 내성(耐性)이 나타나고, 복용하다가 중단하면 금단(禁斷)현상에 의하여 두통 · 흥분 · 불면 · 허탈 등의 증상이 나타난다.

(2) 식이요법의 문제점

체중감량을 위하여 많은 방법과 다이어트 방법들을 개발하여 이용하고 있다. 식이요법을 과신하고 집착 · 과용할 때는 부작용이 나타난다.

①　저지방식(低脂肪食)과 적당한 운동을 결합한 다이어트가 체중을 줄여 줄 수는 있으나, 골반과 요추를 약화시켜 골다공증을 초래할 수 있다.(미국 피츠버그대학 셀러몬 박사팀이 임상영양학회지에 발표한 논문)

②　칼슘 보충물을 섭취했는데도 불구하고, 뼈의 상당부분이 퇴화되어 있었다고 한다.

저지방만을 계속 섭취하면 지용성(脂溶性) 비타민 D가 부족하여 칼슘 섭취가 방해된다.

③　황제 다이어트는 고기를 많이 먹고, 탄수화물 섭취를 제한하면 에너지 소비가 늘어나 체중감량이 된다는 이론으로, 체내 수분은 급격히 줄어들지만 체지방은 줄지 않는다. 주연료(主燃料)인 탄수화물이 모자라면 피로의 증가, 저혈압, 입냄새의 부작용이 있고, 수분보충이 안 되면 탈수(脫水)현상이 나타나고, 수분을 보충하면 원래대로 비만이 된다.

다이어트는 총섭취량을 줄이는 것이지, 특정영양소를 빼는 것은 아니다.(강북 성심병원 가정의학과 박용우 교수)

●황제 다이어트 창시자는 비만(2004. 2.11. 문화일보 게재 내용임)
- 미(美) 언론 "사망전 116kg … 고혈압 시달렸다" -

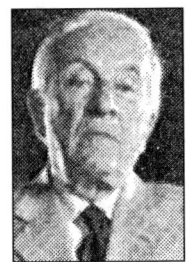

『'황제 다이어트'로 불리는 고단백 저탄수화물 다이어트법을 창안해 선풍적인 반응을 불러일으켰던 미국의 로버트 애트킨스(사진) 박사가 정작 자신은 사망 전 비만과 심장병·고혈압 등을 앓아왔던 것으로 드러났다.

미국 언론들은 뉴욕시 법의의 보고서를 인용해, 지난해 4월 72세로 숨진 애트킨스 박사가 심장발작과

출혈성 심장부전·고혈압 등에 시달렸던 사실이 밝혀졌다면서, 이를 계기로 황제 다이어트의 문제점을 둘러싼 논란이 더욱 가열될 것으로 10일 보도했다.

보고서에 따르면 사망 당시 애트킨스 박사는 180㎝의 키에 몸무게가 116㎏에 달했다. 그러나 박사가 길을 걷다가 넘어지는 사고로 머리에 충격을 입었던 것이 직접적인 사인(死因)이 됐다고 보고서는 지적했다.

황제 다이어트법을 지지하는 '애트킨스 의사협의회' 측은 보도내용을 즉각 반박하고 나섰다. 스튜어트 트레이저 회장은 "애트킨스 박사의 진료기록에 따르면, 그의 심장문제는 바이러스에 의한 것일 가능성이 큰 심장근육 질환인 심근증과 관련되어 있으며, 식생활이 초래하는 심혈관 질환과는 관계가 없다"고 말했다.

또 "애트킨스 박사의 몸무게는 약 88㎏에 불과했으며, 사고 후 8일간의 혼수상태에서 각종 약물치료를 받아 일시적으로 체중이 증가했던 것일 뿐"이라고 반박했다. 유족들도 "말년에 그가 겪었던 건강문제는 식이요법과 아무 연관이 없다"면서, 남편의 개인적인 의료기록이 공개된 데 대해 격분했다.』

④ 과도한 다이어트는 다식증(多食症)을 유발한다.

지나친 다이어트를 시도한 여성의 상당수가 다식증에 빠져 체중이 다시 늘어나거나, 오히려 더욱 늘어나서 실패하였다는 보고가 발표되었고, 미국 사우스 캐롤라이나 의대 티모시 D. 브루워튼 박사에 의하면, "과도한 다이어트를 시도한 상당수가 다식증이 된다"고 발표하였다.

칼로리 공급을 지나치게 차단할 경우, 인체가 배고픔을 심하게 느끼고 칼로리 부족을 공급하기 위해 음식에 집착하기 때문이다. 다식증 환자들은 우울증에 시달리고, 알코올을 남용하게 되며, 비만이 되었다는 보고가 있다.

(3) 지방흡입술의 문제점

짧은 시간내에 살을 빼고 싶은 사람들이 지방흡입술을 한다.

지방흡입술은 피부 밑에 쌓인 지방을 인위적으로 제거하는 수술이다. 대부분 전신마취를 하므로 부담과 부작용도 간단치 않다.

지방흡입 수술의 부작용으로는 장기간 초음파에 노출할 경우, 수술부위에 체액(體液)이 고이는 장액종(漿液腫)을 유발할 수 있고, 가장 위험한 부작용은, 시술 중에 손상된 혈관으로 지방이 섞여 들어가, 정맥을 타고 폐로 들어가서 폐의 혈액순환을 차단하는 지방색전증(脂肪塞栓症)이 수술 후 72시간 이내에 발생할 수 있다.

지방흡입술을 하여도 과식·폭식·편식과 생활습관 개선, 운동과 수지침요법 시술을 하지 않으면 얼마 지나지 않아서 다시 비만이 된다.

(4) 위장 절제수술(베리아트릭 수술)의 문제점

최근에는 미국에서 고도비만자에게 위장(胃腸)을 절제(切除)하는 수술로, 최근 우리 나라에서도 실시했다가 부작용으로 사망한 사례가 있었다.

2004년 5월 15일 오후 10시 SBS TV의 '그것이 알고 싶다'에서 비만치료가 방영된 바 있다.

이때는 위장 절제수술, 소장 연결수술의 효과와 문제점, 부작용에 대하여 집중 취재하여 방영하였다.

위장 절제수술(베리아트릭 수술)은 위장의 분문(噴門)과 유문(幽門)까지에서 한쪽 부분만 남기고, 대만(大彎)부위를 모두 수술하여 위장을 축소시키는 방법이다.

이 수술을 해서 효과를 본 경우도 있으나, 어느 정도까지는 체중감량이 돼도 더 이상은 체중감량이 안 되었으며, 어느 경우는 체중감량 효과가 없었다.

특히 많은 사람에게서 수술 후의 부작용이 심각하게 나타나고 있었다. 수술 접합부위에서 음식물이 새어 나와 2~3번 수술을 해야 하거나 구토, 잦은 대변, 울렁거림, 어지러움 등의 후유증도 나타나고 있었다.

최근(2004년 4월 말경) 우리 나라에서도 고도비만자가 위장 절제수술 부위에서 음식물 등이 터져나와 복부에 고이는 등의 부작용으로 사망에 이른 경우가 있다.

소장(小腸)을 위장의 분문(噴門)부위에 연결시켜서 위장의 흡수를 억제하고, 위장과 십이지장의 소화효소를 소장으로 내려오게 하는 수술도 효과보다는 부작용이 더 심각한 것으로 보도되었다.

기타 마사지 방법도 있으나, 체지방을 마사지하여 지방을 풀어 흡수시켜 살을 뺀다는 원리이나, 마사지를 중지하면 다시 살이 찐다. 전기침(電氣鍼) 치료나 비만마사지 크림도 역시 마찬가지이다.

이와 같이 많은 체중감량법과 운동요법·치료요법들이 다양하게 연구되고 있으나, 성공적이지 못하고 부작용과 위험성이 높고, 재발이 된다는 점에서 주의를 해야 한다.

비만감량을 위한 식이요법·운동요법·치료법·약물요법 등을 함부로 실시할 때, 오히려 부작용이 더욱 크다는 사실을 알아야 한다.

5. 수지침 비만건강관리 - 성공사례

1) 수지침으로 살빼면 주름 거의 없고, 부작용 없다

그동안 고려수지침(수지침요법)은 질병의 예방적 차원보다는 질병의 관리·치료·회복에 비중을 두고 이용하여 왔다.

특히 1985년경부터 서울 강남일대에서 수지침요법은 "살빼는 침"으로 대단히 유행을 했었다. 당시에는 수지침으로 살을 뺀 사례들이 많았었고, 필자도 수지침요법으로 살을 뺀 사람들을 직접 만나서 상담도 여러 번 한 바가 있었다.

당시에 필자는 비만에 대하여 별관심을 두지 않았지만(당시에는 비만이 오늘날처럼 큰 문제가 되지 않았었다), 수지침요법으로 살을 뺀 사람들의 특징은 '주름이 거의 안 생기고, 피부에 탄력'이 있다는 것을 특히 기억하고 있었다.

그 후 서울 아현동에 사는 배 선생이 수지침요법과 약간의 식사조절로 체중감량을 실시하여 좋은 효과가 있었다는 소문이 났다. 배 선생은 필자를 보고서 "수지침요법으로 살을 빼면 부작용이 없다"는 말 한마디를 남겨 주었었다.

2) 고려수지침요법사 제2차년도 보수교육 과제로 선정

필자는 여러 가지 업무와 연구를 하였으나, 비만감량에 대해서 집중적인 연구를 하지 않았었다.

그러다가 고려수지침요법사 제2차년도 보수교육의 제목과제를 무엇으로 정할까 고심하다가 '비만관리'로 결정을 하였다.

최근에 비만이 급속히 늘어나 세계는 비만과의 전쟁중이고, 사회적·의학적으로도 큰 문제가 되고 있다. 나아가 세계보건기구(WHO)에서도 큰 과제로 연구하고 있기 때문이다.

비만을 연구하기 전에 필자부터 실험과 체험을 하기로 하고, 비만감량에 대한 문헌조사를 하였다. 독자들도 잘 알겠지만 현재 비만감량에 대한 문헌이 그리 많지 않다. 비만자는 대단히 많으나 효과의 한계성 때문에 연구문헌이 별로 없다. 그리고 비만은 약 10여 년 전부터 갑자기 증가하였기 때문이다.

비만에 대한 연구서로는 대한비만학회에서 펴낸 『임상비만학』과, 사람과 책에서 낸 『다이어트의 혁명』과, 대학서림에서 펴낸 『임상비만관리학Ⅰ·Ⅱ』정도이다.

이러한 비만관리서를 연구하면서 필자 자신을 먼저 실험대상으로 실시하였다.

2003년초에 필자의 체중은 78.8kg에 신장은 173cm로서 체질량지수(BMI)로는 26.32로서 제2단계 비만이었다.

특히 남성들은 복부 비만이 심하듯이, 필자도 복부 비만이 심했었다. 일반적인 방법으로 살을 빼려고 했으나 살은 빠지지 않았다. 우선 저녁 잠자기 전에 발지압판 운동을 매일 30~60분간 열심히 밟았다. 발지압판 운동에서 얻어지는 효과는 참으로 많았다.

발지압판 밟는 운동을 하면서 복부 비만이 해소되기 시작하였다. 78.8kg에서 6개월 만에 74kg으로 빠졌다.

더 이상은 빠질 생각을 하지 않았다. 소위 계단층(階段層)에 걸린 것이다. 여기에서 수지침 다이어트와 수지음식·기능성 음식·서암뜸을 더욱 열심히 하면서 72kg으로 빠졌다. 현재는 70kg을 유지하고 있다.

필자 자신이 이제는 8.8kg이 빠진 상태에서 신체가 가볍고 머리와 복부도 편하고 모든 활동에 자신감이 생겨 좋다.

체중감량에 성공하고 비만감량을 연구하면서 『수지침 다이어트』와 『비만질환의 수지침처방 연구』도 저술하였다.

위의 학술을 연구하는 것으로는 모자라는 것 같아서 '비만건강교실' 프로그램을 만들어 비만 회원들을 위해서 이론을 지도하고, 실제로 비만의 체중감량을 실시하기로 하였다. 그리고 교재(教材)로 『수지침 비만건강교실』을 저술하여 이론과 실기를 중심으로 지도를 하였다.

제1코스는 3개월로 하되, 1주일에 1회씩 실기(實技)와 이론을 지도하였다.

처음에는 과체중이나 비만에 해당하는 회원들만을 대상으로 30명으로 제한하였다.

생년월일을 알아서 운기체질을 판단하고, 음양맥진을 1~2주마다 진단해서 처방하고, 신장(身長)을 재고 매주 체중과 체질량지수(BMI), 허리 둘레와 엉덩이 둘레, 홍채(虹彩)를 진단하였다.

처음 1개월까지는 체중감량에 차이가 없었다.

2개월부터 조금씩 체중감량의 반응이 나타나면서 3개월째 들어서 확실한 반응이 나타나, 최하 1kg에서 10kg 이상까지 체중감량이 되었다.

3) 수지침 비만관리 - 주름없고, 탄력·혈색유지, 후유증 없음이 입증되었다

당시에는 제1기생 중에서 8~10kg 체중감량이 최고로 나타났다. 3개월이 지난 다음에는 매월 마지막 주(週)에 함께 모여서 체중감량의 소감과 효과성을 발표하고, 특강을 하였다.

'수지침 비만건강관리'에 참석한 회원들의 약 90% 이상이 최하

1kg 이상은 살이 다 빠졌다. 적게 빠진 경우는 예외로 하고, 5~10kg 이상 빠진 사람들을 대상으로 정리하면 몇 가지의 특징이 있었다.

첫째는 10kg 정도 체중감량이 되면 흔히 얼굴에 주름이 생기고 피부가 늘어지고 혈색이 없고, 피곤·무기력 증상과 심장병 증상이 나타나지만, 수지침 비만건강관리를 한 경우에는 주름이 없고 탄력이 생겨서 얼굴이 더욱 젊어진 모습이다. 복부나 신체는 보지 못했으나, 얼굴을 보면 복부 상태를 미루어 짐작할 수 있다. 얼굴에 주름이 있으면 복부도 거의 대부분 주름이 생기고, 얼굴에 주름이 없으면 복부도 주름이 거의 없다.

얼굴 피부의 늘어짐도 없고 혈색도 맑고 매우 좋았다. 일반적인 비만관리시에는 체중감량이 되는 과정에서 항상 피곤·무기력 증상이 나타나서 활동하기에 힘이 든다.

그러나 수지침 비만건강관리를 한 경우에는 약간의 피곤증상이 올 수는 있겠으나, 건강상태는 매우 양호했다. 음양맥진 상태도 매우 좋았다.

특기할 만한 사항은, 비만증인 사람들은 작고 큰 질병을 모두 가지고 있었다. 이 질병들이 나아져야 체중감량이 일어나기 시작했다.

질병이 치료되지 않으면 체중감량이 생기지 않을 뿐더러, 체중감량을 억지로 실시하면, 부작용으로 심장병·고혈압·동맥경화증·위장병 등이 나타난다.

체중감량은 질병치료와 병행되어야 한다. 일반 비만인들의 건강진단으로 일반적인 진단도 중요하나, 반드시 수지침술적인 진단이 필요하다.

비만은 건강이 회복되었을 때 스스로 체중감량이 되면서 부작용이 없었다. 그러므로 비만체중감량은 수지침요법을 반드시 실천해야 성공할 수 있으며, 일반적인 비만관리나 체중감량은 반드시 부작용이 나타나므로 매우 위험하다는 사실을 알아야 한다.

필자는 '수지침 비만건강교실'에 참여해서 체중감량을 5kg 이상 감량한 회원, 약 20명을 상대로 체험좌담회를 주선하였는데, 바쁜 관계로 약 10여 명밖에 나오지 못했다.

10여 명과 함께 한 좌담회를 요약·정리하여 소개한다.

좌담회는 '보건신문의 수지침란'의 기사를 맡고 있는 서일상 차장이 주재하고, 각자의 소감과 체중감량한 현재의 모습까지를 소개하였다. 많은 참고가 되기 바란다.

"평균 5kg, 최고 13kg까지 비만감량 성공"

수지침 다이어트반 제1·2기 수료생 놀라운 성과
2004년 5월 6일 10여 명 모여 새로운 입증 체험담

- 참석자 : 이보옥, 김준덕(남), 김명숙, 손명종(남), 이영숙, 원유손, 최진, 최영신, 김찬아, 강문자, 김강례, 장광자
- 사회·기록 : 서일상 차장

21세기의 핫키워드(hot key word : 새로운 열쇠가 되는 낱말)는 '건강'이다. 최근 웰빙(well being : 복지·안녕·행복) 붐을 타고 비만(obesity) 해결사로 수지침요법이 크게 주목을 받고 있다.

고려수지침요법학회 '수지침 다이어트 프로그램' 과정에서 열심히 연구한 회원들은 평균적으로 5kg의 체중을 줄였고, 그 중에는 10kg 이상 감량한 회원들도 속출하고 있으며, 최고 13kg까지 조절한 회원도 있다.

계절의 여왕 5월의 화창한 오후, 햇살이 내리쬐는 지난 5월 6일, 본 학회 소강당에서 '수지침 다이어트반' 제1·2기 과정을 수료한 뒤 체중조절에

성공한 회원 10여 명이 모여서 특별좌담회를 열었다.

참석한 회원들은 모두가 "감량에 성공한 방법을 널리 알려야 된다"고 입을 모았다. 좌담회를 통해서 밝혀진 회원들의 실제 체험담(體驗談)을 공개한다.

• 사회자 : 이렇게 귀중한 시간을 내어 주셔서 정말 감사합니다. 회원님들 모두 건강하시고 자신감 넘치는 밝은 표정을 보니 '수지침 다이어트 프로그램'이 체중조절에 많은 도움이 되었다는 것을 알 수 있을 것 같습니다. 우선 자기소개와 더불어 수지침 다이어트 프로그램에서 연구한 비법(秘法)을 공개해 주시기를 부탁드립니다.

• 이영숙 : 저는 2003년 10월 수지침에 입문하였고, 기초강좌가 끝날 무렵 개설된 제1기 수지침 다이어트반에 바로 등록하였습니다. 유태우 박사님의 가르침을 따라 하면서 수지음식을 먹고 발지압판을 열심히 밟았습니다. 그 결과 13kg 감량에 성공하였습니다.(회원 모두 크게 박수) 제가 가장 많이 체중조절을 하였습니다. 요즈음 발걸음이 가볍고 몸이 편하고 기분이 너무 좋습니다.

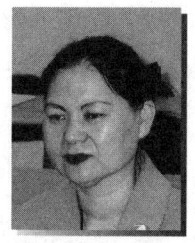
13kg 감량한 상태의 건강한 모습

• 최 진 : 제가 수지침 다이어트 과정에 등록하기 전에는 67.3kg이었는데, 현재는 63kg입니다. 이 과정에서 연구한 것을 정말 자랑스럽게 생각합니다. 수지침용 뜸(서암뜸)을 매일 뜨고, 수지음식(서암식)을 식사 대신으로 먹었으며, 수지크림요법을 실시했습니다. 체중조절은 '도(道)를 수련하는 과정이다'라고 생각했습니다. 그리고 프로그램 내용을 열심히 실천했습니다. 특히 배고픔을 참을 때 뜸을 뜨니 참을성도 생기고 참 좋

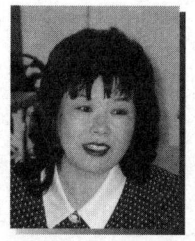
수지침 비만관리로 4kg을 감량한 현재의 모습

았습니다.

〈다이어트 과정을 수료한 뒤 최진 회원은 얼굴이 20대 여성처럼 예뻐졌다. 만면에 웃음이 가득하고 엔도르핀이 온몸에 넘치는 활기찬 모습이라고 참석한 회원들 모두가 칭찬을 했다.〉

• 최영신 : 저는 익산(益山)에서 왔습니다.『월간 수지침』을 통해서 다이어트 과정을 알았고, 제2기 과정을 수료했습니다. 처음에는 79.3kg이었는데 74.5kg으로 5kg 정도 감량에 성공했습니다. 유 박사님 강의대로 하루 식사량을 3 : 2 : 1(아침·점심·저녁)로 지켰습니다. 처음 1주일이 지나서 저녁을 굶었는데, 그 다음날 점심을 많이 먹게 되는 등

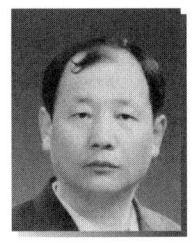

5kg 감량에 성공한 현재의 모습

처음에는 힘들었습니다. 식사할 때 수지음식(서암식)을 먹으면서 두부를 김치와 함께 싸서 먹기도 했습니다. 수지침용 뜸(서암뜸)과 발지압판 밟는 운동도 빠지지 않고 했습니다. '수지침 다이어트 과정'은 평생을 두고 건강을 관리할 수 있는 방향과 목표를 제시해 준 좋은 프로그램이라고 확신합니다.

• 손명종 : 다이어트는 여자들만 하는 줄 알았습니다. 70kg에서 59kg으로 11kg 감량에 성공했습니다. 유 박사님의 가르침에 따라서 먹는 음식량을 줄였습니다. 수지음식(서암식)을 먹었고, 수지침용 뜸(서암뜸)을 뜨고 수지침을 맞았습니다. 몸무게가 줄고 나니 지하철 계단을 오르내리는 것이 너무 편하고 좋습니다.

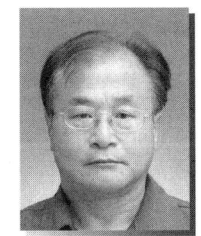

수지침 비만관리로 11kg을 감량한 현재의 건강한 모습

• 김강례 : 남편과 함께 저도 등록했습니다. 음식을 오래 씹어서 먹고, 국물을 마시는 양을 줄였습니다. 식사 2시간 후에 생수를 2컵 마셨습니

다. 수지침용 뜸(서암뜸)을 하루에 3장씩 뜨고, 발지압판을 30분 이상 밟았습니다. 체중도 줄어들었고, 목 주위의 쥐젖 같은 것이 없어졌습니다. 허리 사이즈가 34에서 32로 줄었는데 이것도 헐렁합니다. 부녀회에 나가면 어떻게 날씬해졌느냐고 비법을 알려 달라는 질문이 쏟아져서 귀찮을 정도입니다. '수지침 다이어트 과정'에 등록하여 연구하면 모두 감량에 성공할 수 있다고 말해 줍니다.

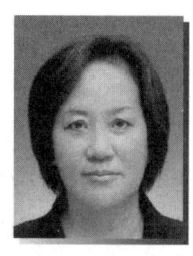
수지침 비만관리로 감량에 성공한 모습

• 김준덕 : 저는 선교사로서 러시아에서 왔습니다. 71kg에서 65kg으로 6kg이 빠졌습니다. 올해 57세인데 친구들이 주로 전립선 질환으로 고민하는 것을 많이 보았는데, 저 역시 전립선 비대증이 있었습니다만, 이번 프로그램을 수료하자 증상이 해소되었습니다. 수지침용 뜸(서암뜸)을 매일 떴고, 수지침을 자침하고 발지압판 운동을 꾸준히 했습니다. 수지음식

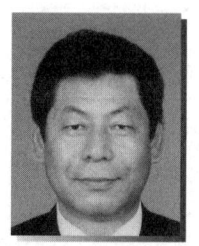
6kg 감량으로 전립선 질환도 해소된 건강한 모습

(서암식)과 기능성 음식(군왕식)을 먹으면서, 주당 100g~1kg 정도 감량목표를 세워 실천했는데 성공했습니다. 유 박사님께 감사의 마음을 전하고 싶습니다. 건강관리에 참 좋은 프로그램이라고 생각합니다.

• 강문자 : 저는 원주(原州)에서 왔습니다. 2001년경 무릎통증을 해소하고자 수지침에 입문했습니다. 친구들과 같이 '수지침 다이어트반'에 등록하고, 프로그램을 충실히 실천했습니다. 저는 한 번 한다면 꼭 실천하는 성격입니다. 수지음식을 먹고 서암뜸을 떴고 신수지침을 맞았습니다. 3kg 정도가 감량되어 61kg으로 조절되었습니다.

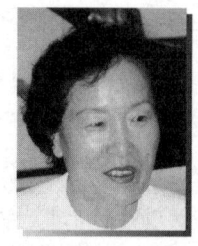
수지침요법으로 3kg 감량에 성공한 모습

• 원유손 : 저도 57kg에서 54kg으로 줄었습니다. 2002년 5월에 수지침 연구를 시작했습니다. '수지침 다이어트 프로그램'을 꾸준히 실천하면서 꼭 살을 빼야겠다는 다짐을 하였습니다. 유 박사님이 직접 진단을 하시고 강의를 해 주셔서 더욱 큰 도움이 되었습니다. 하루도 빠지지 않고 수지침용 뜸(서암뜸)을 떴고, 수지음식(서암식)과 기능성 음식(군왕식)도 먹었습니다. 발지압판 운동도 꾸준히 하였습니다.

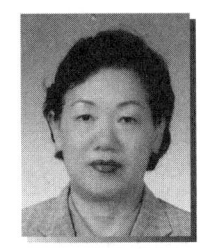
수지침 비만관리로 3kg 감량한 건강한 모습

• 이보옥 : 1985년도에 수지침에 입문하고 나서 등산하는 대신 발지압판 운동을 열심히 하였고, 수지음식도 꾸준히 먹었습니다. 저녁 식사량을 줄였고 수지침을 맞으면서 '수지침 다이어트 프로그램' 내용을 꾸준히 실천했습니다. 기능성 음식(군왕식)은 뱃속을 편안히 해 주었습니다.

저는 약 2kg 이상 체중을 감량하였습니다.

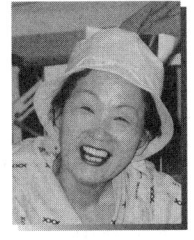
수지침 비만관리로 2kg 이상 체중감량으로 활기를 되찾은 건강한 모습

• 김찬아 : 저는 6년 전에 10개월에 걸쳐 약 8kg을 줄인 적이 있는데, 주로 운동장을 40분씩 뛰는 운동을 했습니다. 72.6kg에서 더 이상 빠지지 않았습니다. 그런데 '수지침 다이어트 프로그램'을 통해서 67.3kg으로 빠졌고, 허리둘레는 14.2cm로 줄었습니다. 매일 서암뜸을 뜨고 수지음식과 기능성 음식을 먹고 발지압판을 50분씩 밟았습니다. 1주일에 5일 이상 수지침을 맞았습니다. '수지침 다이어트반'에 등록한 지 7주 후부터는 운동장에서 25분 정도 걷는 운동도 병행하였습니다.

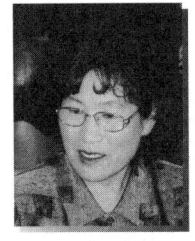
수지침 비만관리 프로그램으로 5kg을 감량한 건강한 모습

올해 59세인데, 1주일 전에 병원에 가서 종합체력검사를 받았더니, 50세 정도의 체력상태라는 검사결과가 나왔습니다. 너무 기뻤고, '수지침 다이어트 프로그램' 덕분이라고 생각합니다.

• 김명숙 : 저는 1년 전에 키 155cm에 체중이 68kg으로 건강상태가 최악이었습니다. 병원에서 비만으로 인한 간(肝)지방이 심하다는 진단을 받고 약물치료를 받았으나, 부작용이 심하여 고민하다가 수지침에 입문하게 되었습니다.

'수지침 다이어트 과정'에 등록하여 수지침용 침(금수지침)을 간승방+폐정방으로 매일 맞고, 수지

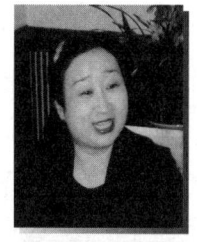
현재 10kg이 빠진 상태의 건강한 모습

침용 뜸(황토서암뜸)을 하루에 200개씩 떴습니다. 수지침용 반지(골무지압구)를 중지와 1지에 끼웠고, 저녁 9시부터 한 시간 동안 발지압판 2개를 이용하여 음악을 들으면서, 양손에는 지압봉을 쥐고 신나게 밟았습니다. 하루 2끼는 기능성 음식(폐와 비장을 보하는 수지음식)을 반씩 섞어서 먹었고, 수지전자빔으로 기모혈(氣募穴)에 시술했습니다. 잠잘 때는 수지침용 봉(서암봉)을 붙였습니다. 점점 몸이 좋아지는 것을 느낄 수 있었고, 한 달에 한 번 병원에서 검사를 받으면, 의사 선생님이 "건강관리를 잘 하고 있는데 비결이 뭐냐"고 칭찬을 해 주셨습니다. 현재 58kg으로 감량됐는데, 50kg으로 되는 것이 다음 목표입니다.

얼마 전에 병원에서 검사를 받았더니 "지방간도 해소되었고, 건강하게 정상으로 회복되었다"는 결과가 나왔습니다. 비만에서 해방되니 살아가는 기쁨이 더욱 커지는 것 같습니다. 이 모든 것은 '수지침 다이어트 프로그램' 덕분이라고 생각합니다.

• 장광자 : 수지침 다이어트 프로그램 과정에서 열심히 연구한 결과, 체중감량에 성공한 회원분들에게 축하를 드립니다. 저도 수지침요법을 활용하여 8kg이나 감량하여 체중조절에 많은 덕을 보았습니다. 수지침요법과 더불어 더욱 건강한 생활이 되기를 바랍니다.

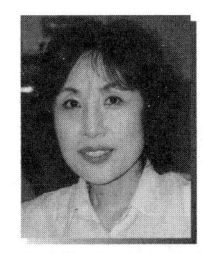

수지침 비만관리로 약 8kg을 감량한 건강한 장광자 학술위원

• 사회자 : 장시간 동안 자신의 경험과 비결을 자세하게 공개 해 주셔서 대단히 감사합니다. 수지침요법과 더불어 더욱 건강하고 행복하시기를 기원합니다. 감사합니다.

〈참석자 모두는 서암뜸을 매일 뜨고, 수지음식을 항상 먹고, 수지크림요법을 실시했고, 특히 발지압판 운동을 꾸준히 하면서 과학적이고 체계적인 '수지침 다이어트 프로그램'의 교육내용이 체중조절에 크게 도움이 되었다고 모두 입을 모았다. 참석자들은 "수지침 다이어트 프로그램은 평생 건강관리에 너무 좋다"고 큰 박수를 치면서 좌담회를 마쳤다〉

● 수지침 비만관리 과정 수료생 신체변화 지수 ●

번호	성명/신체항목	과정수료 전					과정수료 후				
	신체항목	신장 (cm)	체중 (kg)	허리둘레 (cm)	엉덩이둘레 (cm)	체질량지수 (BMI)	신장 (cm)	체중 (kg)	허리둘레 (cm)	엉덩이둘레 (cm)	체질량지수 (BMI)
1	이영숙	163	83	104	110	31.2	163	70	94	106	26.3
2	최진	155.5	67.3	89	104	27.3	155.5	61.5	83	101	25.4
3	최영신	161	79.3	93	103.5	30.6	161	74.5	85	96	28.7
4	손명종	163	70	89	101	25.6	163	59	79	98	22.8
5	김강배	159	61	100	102	24.1	159	58	90	94	22.9
6	김준덕	167	71	90	101.5	25.45	167	65	80.5	94	23.3
7	강문자	158	62.5	85	105	25	158	61	80	99	24.4
8	원유순	158	56.5	81	94	22.6	158	54.7	74	87	21.9
9	이보옥	146	54.9	83	99	25.8	146	52.7	76	94	24.7
10	김찬아	163	72.6	94	108	27.3	163	67.5	82	102.4	25.4
11	김명숙	155	65	89	99	27	155	58	77.5	94.5	24.1

4) 이권호 회원 108kg → 88kg 체중감량 성공

수지침요법 비만관리로 20kg 체중감량 - 서암뜸 가장 큰 도움됐다

최근 수지침 다이어트가 화제가 되고 있는 가운데, 이권호(청주지회·제3회 고려수지침요법사) 회원이 무려 20kg의 체중을 감량하는 데 성공하여, 또 한번 수지침용 뜸(황토서암뜸)·침(신수지침)을 이용한 수지침 다이어트의 과학적인 효과성이 입증되고 있다.

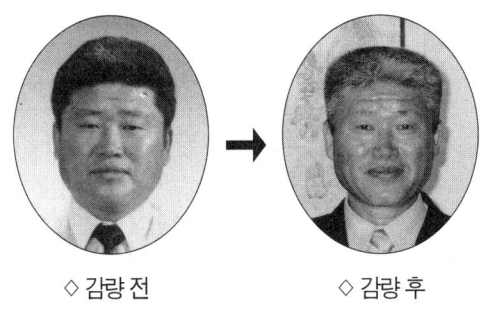

◇ 감량 전　　　　　◇ 감량 후

(1) 2003년 10월 수지침 비만관리반 제1기 등록

이권호 회원은 수지침을 10년 전부터 알고 있었는데, 그동안 청주지회에서 수지침을 계속 연구해 오다가 제3회 고려수지침요법사 시험에 합격했다. 청주에서 통학을 하면서 지난 6월 22일 본 학회 음양맥진과정 제431기(야간반)를 수료했다. 이 회원은 무엇보다 2003년 10월경 수지침 비만관리반 제1기로 등록한 후 프로그램 내용을 충실히 실천하여 20kg 감량에 성공했다.

(2) 시중의 각종 다이어트 모두 해 보았으나 효과 없었다

수지침 다이어트를 실천하기 전에는 178cm의 신장에, 체중이 108kg였는데, 수지침 다이어트를 실천한 후 20kg이 빠져 현재 88kg을 유지하고 있다.

그동안 효소 다이어트, 한방차 다이어트, 포도요법 등등, 수많은 다이어트과정을 연구해 보았지만, 크게 도움이 되지 않았다.

처음에는 몸무게가 줄어들다가 금방 원상태로 돌아갔고, 살이 빠지는 것 같았으나 무릎관절이 아프는 등, 여러 가지 부작용이 나타나기도 했다. 다이어트를 억지로 하다 보면 나중에는 보상심리(補償心理)가 생겨서, 음식을 더 많이 먹어 오히려 살이 찌는 경우가 생기므로 108kg까지 늘었다.

살이 찌자 기운이 없고, 조금만 움직여도 숨이 차서 잘 걷지도 못했다. 다리에 힘을 주면 굳어지면서 마비가 되고 저리고 경련이 일어나 힘을 줄 수가 없었다고 한다. 항상 가슴·복부가 답답하여 정상활동을 할 수가 없을 정도였다.

섣부른 다이어트 방법으로는 더욱 살이 찌는 것과 동시에, 여러 가지 질병들이 더욱 악화되어 날이 갈수록 허약해진다. 일반적인 다이어트를 할수록 체중이 늘어나고 질병증상들은 더욱 심해진다.

(3) 수지침요법 시술, 서암뜸 많이 떠 감량효과 최고

운기체질·음양맥진 처방에 따라서 수지침요법 시술을 하였다. 이 회원은 여러 가지 방법 중에서 서암뜸을 많이 떴을 때 체중 감량효과를 제일 크게 보았다고 한다. 수지침 비만관리법으로 체중감량이 시작될 때에도 약간의 피곤한 증상, 어지럼증, 하체가 허약한 증상이 있었으나, 지속적으로 실시한 후 20kg 이상이 빠져도 피곤함, 어지럼증, 하체허약 등의 후유증상이 일체 없었다.

살을 빼자 오히려 얼굴에는 주름이 없어졌고, 피부는 더욱 탄력이 생겨 보는 사람마다 모두 젊어졌다고 칭찬하고 있다. 혈색도 좋고 이제는 걸음을 걷고 등산하고 근무하는 데 전혀 이상이 없다. 신체가 가벼워 컨디션이 매우 좋다고 한다. 살을 뺀 후 다시 태어난 기분으로 새로운 인생을 출발하는 계기가 되었다.

이 회원 주위에는 고도비만자들이 대단히 많으며, 어떻게 살을 뺐느냐고 물어보면 서슴없이 "수지침요법 비만관리법을 실천하라"고 조언하고 있으며, "그 효과는 자신이 산증인이므로 두말할 필요가 없다"고 한다. 그래서 주위에서도 주로 서암뜸을 떠서 비만관리를 하여 성공하는 사람들이 늘어가고 있다.

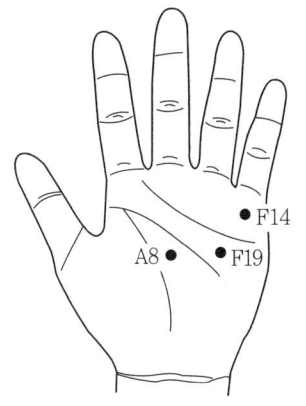

이 회원은 음실증으로 비습방 처방을 하면서, A8의 복부 상응부위, F14·19에 다침(多鍼)하고, 집중적으로 수지침용 뜸(황토서암뜸)을 떴다. 또 수지부항기를 활용하여 자극을 주었다. 그리고 매일 발지압판 운동을 40~60분간 하였다.

그러자 뱃살이 차츰 얇아지면서 피부가 고와지는 것을 느끼게 되었다. 살이 빠지니 관절통을 느끼지 못했고, 부작용이 없어 너무 좋다고 한다.

신장을 보하는 수지음식과 군왕식을 먹었는데, 뱃속이 편안해지면서 허기진 증상이 없었다. 체중이 줄어들면서 온몸의 컨디션이 더 좋아지고, 모든 것을 긍정적으로 생각하게 되었다. 요즘은 주위 사람들이 "무슨 좋은 일이 있냐", "어떻게 살을 뺐는지 방법을 좀 알려달라"고 아우성이라고 한다.

(4) 서암뜸을 뜨면 왜 체중감량 효과가 우수한가

과거에도 고도비만자들은 서암뜸을 떠서 체중감량 효과를 많이 보았고, 이번 경우에도 이권호 회원이 "서암뜸을 많이 뜬 것이 체중감량 효과가 가장 컸다"고 밝히고 있다.

그렇다면 서암뜸이 체중감량과 어떤 관계인가를 알아볼 필요가 있다.

이 회원은 섭취(攝取)에너지를 줄였다. 특히 저녁에는 수지음식을 먹어서 식사량을 줄이고 장부기능을 조절하였고, 소비(消費)에너지를 늘리는 최고의 방법으로 발지압판 위에서 걷는 운동을 한 것이다.

이러한 운동을 하여도 소비하는 에너지는 전체 에너지의 약 20% 정도이다. 기초대사를 통하여 소비되는 에너지는 약 57%로 알려지고 있다. 체중감량법에서 주목할 것은 기초대사(基礎代謝)를 높여서 57% 이상을 소비해야 한다. 기초대사를 높이는 방법으로는 체온상승방법이 있다. 목욕이나 뜸질, 사우나의 방법으로는 불완전하다.

신체의 복부, 등줄기, 하지에 뜸을 뜨면 효과가 불완전하다. 수지침 요혈 부위는 모세혈관이 풍부하고 피하지방이 적고, 심장과 가장 가깝고 직결되기 때문에 서암뜸을 5~10장 이상 뜰 때 전신적인 체온상승으로 좋다.

그러므로 기초대사가 증가하여 체중감량 효과가 컸던 것이다.

고도비만일수록 신체가 냉하므로 살이 빠지지 않으나, 서암뜸을 뜨면 신체를 따뜻하게 보온·상승시키므로 기초대사량이 크게 증가하여 체지방(體脂肪)이 분해되기 때문에 체중감량이 된다. 아울러 서암뜸을 수지침요혈에 뜨면 원기 증진효과도 있어서 여러 가지 후유증, 부작용이 없어진다. 〈월간수지침, 2004년 7월호에서 발췌〉

5) 수지침 다이어트 프로그램으로 82.5kg에서 54kg으로 변신

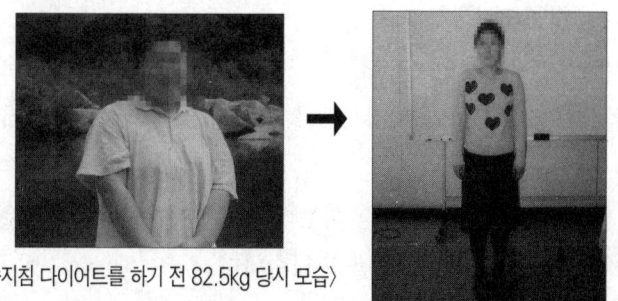

〈수지침 다이어트를 하기 전 82.5kg 당시 모습〉

〈수지침 다이어트를 하고 난 후 54kg 현재 모습〉

서울북부지회 L모 회원의 딸인 P모씨(27세 · 여 · 대학원생)는 수지침 다이어트 프로그램으로 약 30kg 감량에 성공했다. 그녀는 그동안 시중에서 유행하고 있는 여러 가지 다이어트 방법은 거의 다 써보았으나 큰 효과가 없었다. 조금 감량되다가 금방 '요요(yoyo)현상'이 나타났다. 오히려 체중이 더 늘어나고 부작용이 생기는 등 악순환의 연속이었다.

그런데 2004년 9월부터 12회 과정의 서울북부지회 수지침 다이어트 프로그램을 수료하자, 82.5kg였던 체중이 54kg으로, 허리 사이즈는 34인치에서 24인치로, 날씬한 미인형으로 변했다.

감량에 성공하자 눈물이 나왔다고 한다. 살빼기 전에는 500m조차도 숨이 차서 뛰지 못했는데, 수지침 다이어트 프로그램을 수료한 후에는 마라톤의 풀코스인 42.195km를 완주했다. 그녀는 만나는 사람마다 수지침 다이어트를 알리고 있고, 인터넷 사이트에 자신의 경험을 알리는 카페를 개설할 예정이라고 한다.

건강하고 날씬한 몸매로 변신하여 만면에 미소가 떠나지 않았다. 또 오는 4월에는 사랑하는 사람과 결혼할 계획이라고 함박웃음을 지었다. 지난 2월 2일 오후 3시 아름다워진 그녀를 만나 인터뷰 시간을 가졌다.

(질문 1) 먼저 감량에 성공한 것을 축하드립니다. 언제 수지침에 입문하였습니까?

저는 어머니와 동생이 수지침요법사입니다. 현재 유아교육을 전공하는 대학원생이고, 그동안 학업관계로 수지침을 본격적으로 연구하지는 못했습니다.

어느 날 '오르간' 연주 실기를 하는데 교수님이 무릎이 붙지 않는다고 포기하라는 말을 듣고 큰 충격을 받았습니다.

2003년 당시 저의 체중은 무려 82.5kg이었습니다. 저의 사진을 보면 짐작하시겠지만, 완전히 비만 그 자체였습니다.

솔직히 그동안 온갖 다이어트 방법을 다 시도해 보았으나, 조금 줄다가 금방 '요요현상'이 나타나는 등 큰 효과가 없었습니다. 저는 이상하게 10kg 정도는 쉽게 줄었다가 늘어나곤 하였습니다. 이렇게 고민하고 있는 저에게 고려수지침요법사인 어머니와 동생이 적극적으로 도움을 주었습니다. 마침 지난 2004년 9월부터 서울북부지회에서 비만다이어트 과정이 개설되자 등록하게 되었습니다.

(질문 2) 어떻게 다이어트에 성공하였다고 생각합니까?

저는 수지크림요법을 많이 활용하였고, 높은 효과성을 경험했습니다. 수지침을 잘 모르기 때문에 어머니와 동생의 도움과 지회장님의 강의를 듣고, 수지크림을 팔뚝과 배 상응부위에 마사지하듯이 사용하였습니다. 점점 지방질이 줄어드는 것을 느꼈습니다. 피부 탄력성이 그대로 유지되는 것을 체험하자 너무 기뻤습니다.

작년 9월에 등록할 당시 체중이 65~67kg 정도였는데, 한 달이 지나자 5kg 정도 줄었습니다. 지회장님의 강의를 열심히 듣고 그대로 실천했습니다. 발지압판을 5개 구입하여 화장대, 거실, 책상 밑, 욕실, 베란다에 놓아두고 시간이 날 때마다 하루도 빠지지 않고 30분 정도 무조건 밟았습니다.

또 배·팔뚝 상응부위에 어머니와 동생의 도움으로 다침(多鍼)을 했습니다. 수지침용 뜸(황토서암뜸)을 어머니와 지회장님이 가르쳐 준 상응부위에 매일 떴습니다. 뭔가 먹고 싶을 때는 수지음식(군왕식·토신왕)을 먹었습니다.

수지크림을 상응부위에 바르고 문지르면 배고픈 생각이 없어져서 기쁜 생각이 들 때가 한두 번이 아니었습니다. 또한 수지침용 봉(T봉·서암봉)을 입 상응부위에 붙여서 식욕을 억제하였습니다.

저는 신체의 다른 통증에도 서암봉을 잘 이용하는데 효과가 무척 좋았습니다. 이렇게 3개월 과정을 수료했고, 현재 체중은 54kg, 허리 사이즈는 24인치로 줄어 너무 기뻐서 눈물이 나왔습니다. 또한 살빼기 전에는 500m도 뛰지 못했는데, 수지침 다이어트 프로그램을 수료한 후에는 마라톤의 풀코스 42.195km를 완주하게 되었습니다.

(질문 3) 앞으로 꿈이나 희망이 있으면 마지막으로 한 마디 부탁드립니다.

오는 4월에 사랑하는 사람과 결혼할 예정입니다. 만나는 사람마다 미인이라는 말을 들을 때, 하늘로 날아오를 것 같은 기분이 듭니다.(솔직히 P씨는 80kg의 비만이었다는 사실이 믿어지지 않을 만큼, 갸름한 얼굴의 미인형이었고 말도 아주 잘 했다)

지금부터 본격적으로 수지침을 연구할 계획입니다. 그리고 인터넷에 저의 카페를 만들어서 수지침 다이어트를 알리고 싶고, 비만으로 고통받는 모든 사람들에게 수지침 다이어트 프로그램의 우수성을 알리는 전도사가 되고 싶습니다.

수지침 창시자 유태우 회장님, 고려수지침요법사인 어머니·동생, 장정윤 지회장님께 감사드립니다. 수지침 다이어트는 부작용이 전혀 없고, 피부 탄력성이 그대로 유지되고 '요요현상'이 전혀 생기지 않았습니다.

수지침 다이어트 프로그램은 제가 체험한 방법들 중 가장 훌륭한 비만관리방법이라고 확신합니다. 감사합니다.〈월간수지침. 2005년 2월호에서 발췌〉

제2장

수지침요법 비만관리

　수지침요법(手指鍼療法)의 원래 명칭은 고려수지침요법(KORYO HAND THERAPY)이다. 또는 수지요법, 고려수지침(高麗手指鍼)으로 1971~75년에 필자인 유태우가 연구·완성하여 현재 7개국어로 번역되어 국내 약 300만명, 전세계의 의학계·침구계에 널리 알려진 한국 고유의 의술이다.
　한방의학(한약)도 아니고 전래적인 전통침구학도 아니다. 새로운 과학적인 대체요법으로 위험·부작용·습관성·내성이 없는 요법이다.
　수지침요법은 수지침 뿐만이 아니라 서암뜸, 서암봉, 전자빔, 부항, 사이버 수지침, 수지크림, 수지음식 등의 방법을 말한다.

1. 비만의 원인

　비만은 섭취한 영양만큼 에너지를 소비하지 못할 때 발생한다. 영양을 적게 또는 적당히 섭취하고, 에너지를 충분히 소비하면 체중은 감량되나, 음식을 과잉섭취하면서 에너지를 소비하지 않으면 과체중이나 비만이 된다.
　우리 나라에서 비만이 갑자기 늘어나게 된 동기는 운동부족과, 신체적인 활동부족 등에 있으나, 더욱 큰 원인은 영양의 과잉섭취에 있다.
　적게 먹고 활동을 많이 한다면 마땅히 비만이 될 수가 없으나, 영양을 과잉섭취하고 활동을 하지 않으면 비만이 된다.

비만에서 가장 큰 원인은 영양의 과잉섭취라고 볼 때, 왜 갑자기 영양을 많이 섭취하게 되었는가를 연구할 필요가 있다.

비만이 크게 증가하자, 학자들은 비만의 원인을 다각도로 연구하면서 그 원인을 밝혀내고 있다. 비만의 원인을 찾아서 원인을 해소하는 노력을 할 때 비로소 체중감량에 성공할 수 있다.

현재 비만의 가장 큰 원인으로는 환경인자와 유전인자, 약물의 부작용과 질병, 심리적 요인, 에너지 대사의 불균형, 운동부족 등의 원인 때문이라고 밝혀지고 있다.

그러므로 비만이나 과체중자는 자신의 비만 원인이 무엇인가를 정확히 파악하여 개선해야 한다.

1) 유전적인 비만

유전적인 비만이라고는 하나, 반드시 그렇지는 않다. 우리 나라의 경우 30~40년 전에는 비만이나 과체중자가 많지 않았다. 비만은 근래 20여 년 전부터 갑자기 늘어나고 있어서 꼭 유전인자에 의해서 비만이 된 것이라고는 보기 어렵다.

비만에서의 유전은 부모와 같은 환경 속에서 생활하기 때문에 자녀들이나 가족들도 비만이 되기 쉽다고 보아야 한다.

부모의 식생활, 생활환경, 활동, 운동 등을 자녀들이 따라 하기 때문에 부모의 비만이 자녀들에게도 나타난다.

양부모가 비만일 때 그 자녀들은 50~70%가 비만이고, 한쪽 부모가 비만이면 그 자녀는 42% 정도가 비만일 가능성이 높다.

양친 부모가 정상체중이면 그 자녀는 9~10%가 비만으로 발생한다고 보고되고 있다.

부모의 생활습관을 자녀들이 따라 하게 되어 비만 현상이 나타나므로 자녀를 둔 모든 부모들은 건강관리를 반드시 철저히 하여야 한다.

2) 환경적인 비만

위에서 말한 유전적인 원인도 사실은 부모의 환경적 요인에서 자녀들이 비만해지는 경우이다. 부모의 생활습관이 자녀들에게도 전달되기 때문이다.

가족들의 환경적인 인자(因子)에 의하여 비만이 나타나고 있으며, 그 요인들은 대단히 많다.

과식과 편식, 육류의 지나친 섭취, 스트레스, 운동부족, 활동부족, 현대문명의 후유증, 약물·가공식품의 오·남용 등을 들 수 있다.

(1) 과식과 편식에 의한 비만증

과식이나 편식에 의하거나, 식생활이 좋지 않아서 비만이 되는 경우 등이다.

잘못된 식생활, 즉 비만이 되는 식생활은 다음과 같다.

① 폭식할 때 살이 찐다.

소화력이 왕성하거나 식사 때를 놓치거나, 식사를 충분히 하지 못했을 때, 배고프고 먹고 싶을 때, 식사를 하면 대개 폭식을 한다.

폭식이란 빠른 시간내에 많은 음식을 먹는다는 뜻이다. 한꺼번에 많은 음식을 먹으면 근(筋)세포, 간(肝)세포, 지방세포에 작용하여 단백질(蛋白質)·지질(脂質)·당질(糖質)의 합성을 촉진하는 인슐린(insulin)의 분비량을 증가시킨다.

높은 인슐린 혈증이 장시간 유지되면 글루코오스(glucose)가 지방세포로 들어가 글리세린산, 지방산, 중성지방으로 쉽게 합성되어 체중증가로 나타난다.

음식은 같은 양의 칼로리를 먹어도 한꺼번에 많이 먹으면 비만이 되나, 조금씩 여러 번 나누어서 먹으면 비만은 생기지 않는다.

그러므로 모든 음식은 한꺼번에 폭식하는 것보다 천천히 또는 여러 번 나누어서 먹는 것이 좋다.

요즘 다이어트를 한다고 아침을 굶고 점심 때가 되면 배고프다고 점심을 폭식하는 경우가 있다. 이것은 오히려 살을 찌게 하는 방법이다. 또 저녁을 굶고서 아침 식사가 맛있다고 아침에 폭식을 한다면 또한 비만이 된다.

그러므로 식사는 가급적 거르지 말고, 소식(小食)을 해야 하며, 특히 저녁은 더욱더 소식하거나 굶을수록 좋다.

② 야식 증후군도 비만의 원인이다.

농민들은 아침에 일찍 일어나고 저녁에 일찍 자는 습관이 있다.

그러나 도시 생활자들은 거의 대부분이 저녁에 늦게 자고 아침에도 늦게 일어나는 사람들이 많다.

저녁에 늦게까지 있으면 배가 고프고 먹고 싶어서 밤중에 식사를 하는 예가 많다.

낮에는 정신적·육체적인 활동과 교감신경이 활동하기 때문에 많은 에너지를 소비해서 비만이 되는 경우가 적으나, 한밤중에는 교감신경이 활동하지 않고, 정신적·육체적인 활동과 노동을 거의 하지 않으므로 에너지 소비가 거의 안 된다. 영양을 섭취한 만큼 에너지를 소비하지 않으므로 비만이 될 수밖에 없다.

평상시에는 저녁 식사가 비만의 원인인데, 또 다시 한밤중에 식사를 한다면 비만은 더욱 가중된다.

저녁 식사를 많이 하고, 특히 야식을 하면 만병의 근원이 된다.

③ 규칙적이지 못한 식생활이 비만된다.

섭취한 영양분이 부족하면 포도당이 소모되어 에너지 부족현상이 생긴다. 부족한 에너지를 보충하기 위해서 인체의 자동시스템에 의하여 체내에 축적된 지방을 분해시켜 에너지원으로 쓰인다.

식사를 규칙적으로 먹을 때는 공복시에 지방이 분해되어 체중감량을 할 수 있으나, 식사를 불규칙적으로 하거나 간식을 자주 하면 체지방 분해 시스템이 작동하지 않아 지방을 분해시킬 수 없고, 오히려 비만이 증가할 수가 있다.

체중감량을 원하면서도 수시로 아이스크림, 과자, 빵, 음료수 등을 자주 먹고 있다. 이런 간식이 지방분해를 방해하고, 간식의 영양이 지방을 늘리는 현상으로 나타난다.

체중감량을 하려면 식사는 반드시 규칙적으로 먹어야 하고, 간식은 삼가해야 한다.

(2) 육류의 지나친 섭취

육식은 비만의 가장 큰 원인이며, 여러 가지 질병의 원인으로 작용하고 있다.

우리 나라의 경우도, 육식을 많이 하면서부터 과체중이 되어 비만이 되기 시작한 것이다.

동물성 지방을 섭취하면 1~3%만이 에너지로 소비되며, 97~99%는 지방으로 저장되고, 동물성 지방은 지방산(脂肪酸)으로 사용할 수 없으므로 체내에 축적되어 있다가 서서히 분해된다.

최근에는 쇠고기, 햄버거, 불고기, 갈비, 등심 등을 많이 먹는 것이 비만의 원인이므로 육식은 97% 정도 줄이는 것이 좋다.

30~40년 전만 해도 육류가 크게 부족하여 무국에 쇠고기 두서너 점 정도 넣어서 먹었다. 지금 생각하여 보면 30~40년 전의 무 쇠고기국의 육류 식사량이 가장 적당한 것 같다.

육식을 많이 하는 국가, 민족이나 개인은 한결같이 비만자가 크게 증가하고 있어서 불행을 예고한다.

(3) 스트레스 - 엔도르핀 분비 위해, 식욕·성욕이 늘어난다

농경사회에서 산업사회로 발전하면서 정신적 노동이 많아졌으나, 오늘날 정보화 사회에서는 정신적 노동이 더욱 많아졌다. 정신적 노동을 하면 스트레스를 많이 받게 되어 있어서 스트레스를 받지 않는 사람들이 없을 정도이다.

스트레스란 하나의 자극을 말하나, 신체적인 자극은 병으로까지 발전하지는 않는다. 정신적인 자극을 보통 스트레스라고 말한다.

정신적으로 충격을 받거나 어떤 원하는 사항이 이루어지지 않을 때에는 짜증이 나고 긴장을 하며, 지속적으로 신경이 쓰이고 관심을 갖게 된다. 때로는 칠정(七情 : 노함〔怒〕·기쁨〔喜〕·생각〔思〕·슬픔〔悲〕·놀람〔驚〕·근심〔憂〕)이 나타나기도 한다.

이와 같이 정신적으로 불안한 상태, 불리한 자극을 받거나 일으킬 때 등을 스트레스라고 한다.

기분 좋은 자극은 건강증진쪽으로 작용하기 때문에 문제가 되지 않는다.

정신적으로 스트레스를 받으면 대뇌의 호르몬 중에서 엔도르핀이라는 호르몬이 줄어들어 즐거움, 기쁨을 느끼지 못한다. 정신적인 스트레스를 해소하려면 원하는 일들이 잘 이루어져야 엔도르핀이 분비된다.

정신적인 스트레스가 쌓이게 되면 사람들은 스트레스를 해소하려 하고, 엔도르핀 호르몬을 분비하기 위하여 즐거움과 기쁨을 얻으려고 한다.

이때 가장 손쉽게 엔도르핀을 얻을 수 있는 것이 동물의 본능인 식욕과 성욕이다.

그래서 스트레스를 많이 받는 사람일수록 먹는 것과 성욕으로 기쁨을 얻어 엔도르핀을 분비하려는 것이다.

스트레스를 먹는 것으로 해소하는 것은 간단하고 쉽기는 하나, 많이 먹을수록 비만이 된다.

그러므로 스트레스를 받을 때 먹는 것으로 스트레스를 해소하는 것보다는 운동이나 취미생활, 좋아하는 작업이나 봉사활동, 예술·음악감상 등을 하는 것으로 스트레스를 해소하는 것이 좋다.

수지침요법으로는 서암뜸을 많이 뜬다. 서암뜸을 많이 뜨면 뜰수록 스트레스를 덜 받는다.

비만 해소를 원하는 사람은 반드시 좋아하는 운동, 취미, 예술, 작업, 봉사활동, 특기, 종교 등을 가져야 한다. 그래야 스트레스를 해소하여, 지나친 식욕을 이겨낼 수 있다.

(4) 운동부족

운동이나 활동을 할 때는 많은 에너지가 소비된다. 전체 에너지의 약 20~50%까지를 운동이나 활동으로 소비할 수가 있다.

정보화 사회가 되면서 모든 문명의 이기(利器)는 신체적 운동과 활동량 등을 줄였고, 자연히 에너지 소비가 적어서 비만이 되고 있다.

소아들은 한시도 가만히 있지 아니하고 손발을 움직인다. 그만큼 에너지를 소비하므로 비만은 많아지지 않으나, 나이를 먹어 성인이 되면서 운동량은 크게 줄어든다. 운동량이 줄어드는 만큼 비만이 되므로, 대개 40~50대가 되면 배가 나오고 살이 찐다.

(5) 현대문명의 사회생활

과학문명의 발달은 많은 편리함을 가져다 주었지만, 결과적으로 육체적 활동량은 줄고, 많은 기름기 있는 식품(과자, 피자, 빵, 햄버거) 등을 먹게 하여 비만증을 유발시키고 있다.

현대문명의 발달로 가장 대표적인 것이 운동부족증이다.

그 예로, 엘리베이터의 사용으로 운동부족을 일으키게 되었고, TV문화도 운동부족을 초래하고 있다. TV에서는 음식 먹는 장면들이 너무 자주 나와 간식의 유혹을 유발시키고 있고, 그 중에서도 동물성 지방을 재료로 한 패스트푸드 선전이 많이 나와 비만을 제공하고 있다.

또한 경제적 불안이 스트레스를 불러 일으키고 있으며, 기타 인스턴트식품, 과음 등도 비만을 발생시킨다.

(6) 약물에 의한 비만증

약물에 의한 부작용으로도 비만이 된다. 신경안정제를 과용하거나, 강력한 소염(消炎)작용을 일으키는 스테로이드성(steroid性) 부신피질 호르몬제도 과용하면 비만하여진다.

골다공증에 쓰이는 에스트로겐(estrogen)과 피임약을 과다복용하면 비만이 생긴다.

천식이나 알레르기 치료제인 스테로이드계 항히스타민제(抗histamin劑)를 과용하여도 비만하여진다.

기타 한약·보약을 많이 먹어도 비만해지는 경우도 있다. 특히 소아들이 보약을 많이 먹으면 식욕이 왕성해져 살이 찌는 예가 있다.

위와 같이 비만이 되는 원인을 파악해서 제거시키면 비만을 해소하는 데 큰 도움이 된다.

약물에 의한 부작용이 있을 때는 약을 중지해야 하고, 수지침이나 서암뜸을 뜨면 부작용을 줄이는 데 도움이 된다.

2. 일반적인 비만이론과 수지침요법 시술의 필요성

비만은 영양의 과잉섭취와 에너지 소비부족에서 발생하므로 영양의 조절과 에너지 소비를 증가시켜야 체중감량이 되는데, 일부에서 여러 가지 단편적인 방법으로 '살을 뺀다'는 것은 언어도단이고, 효과도 분명치 못하다.

체중을 감량하려면 영양을 조절해야 한다. 영양을 조절하기 위해서는 체계적이고 과학적인 연구와 실천을 해야 하고, 에너지를 충분히 소비하는 효과적인 방법도 연구·실천하여야 한다.

위와 같이 영양을 억제·조절하고, 에너지의 소비를 늘릴 때 체중감량은 이루어진다.

체중감량을 강제적으로 실시하면 신체상의 영양리듬에 변화가 생겨서 이상증상이나 후유증·부작용이 생긴다. 심하면 심장병·고혈압·당뇨병·동맥경화증 등이 나타난다.

이러한 이상증상 때문에 체중감량법이나 다이어트를 지속하지 못하고, 모두 중도에서 포기하고 만다.

이런 이상증상들은 쉽게 해소할 수 없으므로, 오직 유일한 방법으로는 식사량을 늘리는 방법밖에 없다. 식사를 다시 많이 하게 되면 다이어트는 실패하고, 오히려 비만이 더욱 심해진다.

이상증상을 없애기 위해서 수지침요법 시술을 해야 한다. 수지침요법 시술을 하면 이상증상들은 모두 해소되어 다이어트를 지속할 수 있고, 성공할 수 있다.

3. 질병과 비만과의 관계와 수지침요법 시술

　비만자들을 음양맥진법·삼일체질 복진법 등으로 진단하여 보면, 한결같이 모두가 질병을 가지고 있었다.
　즉, 질병으로 인하여 신진대사·대사장애가 생겨서 비만증이 되는 것으로 생각되며, 또한 비만으로 대사장애가 되어 질병을 일으킨다고 생각된다.
　궁극적으로 비만은, 질병이 치료되었을 때 정상체중으로 회복할 수가 있다. 질병이 치료되지 않은 상태에서 체중감량만 할 때는 반드시 부작용·후유증이 남는다.
　비만자 중에서 특별한 증상이나 질병이 없어도 음양맥진법이나 삼일체질 진단법 등으로 자세히 진단을 하여 보면 모두가 가벼운 질병이라도 가지고 있었다.
　비만자들의 질병은 대사장애 증후군으로서 고혈압·심장병·동맥경화증·당뇨병·퇴행성 질병, 각종 내장질환·부인과 질환·기능장애성 등의 질환들이다.
　이러한 질병들은 거의 대부분 난치성이나, 수지침요법으로 시술을 하였을 때 매우 효과가 우수하다.
　체중감량을 하려면 일반적인 다이어트와 에너지 소비방법도 중요하나, 더욱 중요한 것은 수지침요법의 시술이다.
　수지침요법 시술은 다이어트의 이상증상을 해소하고, 대사장애 증후군들을 치료하는 데 우수하고 정상적인 건강으로 회복할 수 있다. 대사장애 증후군들이 치료되어야 비로소 정상체중을 회복할 수 있다.

4. 음식의 조절

앞에서도 여러 번 언급하였듯이 비만의 원리는 간단명료하다. 비만조절에 있어서 영양의 조절은 절대적이다. 영양을 조절하지 않으면 비만관리는 있을 수가 없다.

최근에는 영양조절은 하지 않고, 특정음식이나 치료제, 약만을 먹어 비만관리를 하려는 경향이 있다. 음식을 조절하지 아니하고 특별한 효능을 가진 약이나 건강보조식품을 이용하면 비만관리에 성공할 수가 없다. 각종 수많은 음식먹는 방법들이 있어도, 음식을 조절하지 않으면 체중감량은 성공할 수 없다.

즉, 요구르트·감자를 먹으면 살이 빠진다, 두부만 먹어도 살이 빠진다, 다시마를 매일 먹어야 살이 빠진다, 메주콩을 말려서 먹어도 살이 빠진다 등등의 속설(俗說)들이 난무하지만, 전체적인 음식조절 없이 단편적인 특효약이나 음식을 먹는다고 살이 빠지는 것이 아니다.

반드시 음식조절을 해야 살이 빠지며, 기타 약제나 식품들은 체중감량을 하는 데에 다소 도움을 줄지 몰라도, 체중감량에 성공할 수가 없고 모두 실패하고 부작용이 나타난다.

음식을 조절하는 방법들도 대단히 많으나, 지나치게 조절하면 오히려 음식 스트레스에 걸려서 더욱 식사를 많이 하게 된다. 음식의 조절은 전체적인 음식조절에서 시작하여 구체적인 음식조절을 해야 한다.

음식조절은 다음과 같이 한다.

① 저녁을 가급적 적게 먹어라.

② 육식을 줄여 먹고 탄수화물을 많이 섭취하라.

③ 기능성 음식요법을 이용하라.

④ 수지음식요법을 이용하라.

⑤ 부족한 영양소를 주로 섭취하라.

⑥ 저지방(低脂肪) 음식을 주로 먹어라.

⑦ 비만관리는 곧 물(水)관리이다.

⑧ 음식 먹는 습관을 개선하라.

⑨ 뱃속을 편하게 하라.

위와 같이 구별하고 철저히 실천하면, 반드시 과체중이나 비만을 해소할 수 있다. 중요한 것은 실천에 있다.

1) 체중감량을 하려면 저녁을 될수록 적게 먹는다

비만이 되기는 쉬우나 체중감량은 참으로 어렵고, 체중감량한 다음에 3~5년 이상을 유지하기란 쉽지가 않다.

그래서 수많은 다이어트의 방법들이 쏟아져 나오고 있다.

비만자나 과체중의 경우, 대부분이 과식과 편식, 그리고 저녁에 과식하기 때문에 비만이 된다. 이 중에서 저녁을 많이 먹었을 때 가장 많이 체지방으로 쌓인다.

아침·점심·저녁의 비율을 3 : 2 : 1로 식사를 해야 한다.

아침은 보통으로 먹고 점심은 평상시보다 1/2로 줄여서 먹되, 저녁은 적게 먹을수록 체중감량에 도움이 된다.

(1) 아침을 많이 먹는 이유

보통 사람들은 아침에 일어나서 정신적·육체적인 활동이나 노동을 많이 한다. 그러므로 영양을 충분히 보충하여야 활동 에너지로 쓰인다.

만약 아침을 극히 적게 먹거나 굶으면, 대뇌(大腦)에 포도당이 부족하여 일종의 저혈당(低血糖) 증세가 나타나는 것이다.

음식섭취에서 얻는 포도당은 즉시 뇌로 보내져 에너지로 쓰이고, 정신활동을 할 때 많은 양의 포도당을 필요로 한다. 이때 아침을 굶으면 뇌에 포도당이 부족하므로 빈혈증·어지러움증·대뇌 무기력증, 쉽게 피곤하고 인내력·지구력이 없고, 신경질과 짜증을 내고 항상 기운이 없어 보인다.

그리고 오전 중에는 보통 육체적인 활동도 많이 하므로 아침을 가급적 먹도록 노력한다.

요즘 현대인들은 아침에 늦게 일어나고 저녁에 늦게까지 있는데, 건강을 위해서는 아침에 일찍 일어나는 것이 좋다. 오전 중의 육체적·정신적 활동을 하는 데 영양을 보충하여 주기 위해서, 아침 식사는 반드시 먹어야 한다. 아침 식사는 탄수화물 중심의 식사를 하고, 육식은 가급적 적게 먹는 것이 좋다.

탄수화물이 많이 들어간 대표적인 곡식이 쌀밥이다. 밀가루는 쌀밥에 비하여 포도당이 적다. 쌀밥을 먹다가 갑자기 빵을 먹으면 머리가 띵하고 무기력하고, 약간 어지러운 증상이 나타난다. 밀가루보다 쌀에 포도당이 더 많이 들어 있다는 증거이다.

현대 도시인들로서 정신적인 노동·스트레스를 많이 받는 사람들은 쌀밥을 주로 먹고, 오전에 정신적인 노동이 많지 않을 때는 빵을 먹는 것이 좋다.

그리고 아침에는 육식보다도 탄수화물 위주의 식사를 하는 것이 좋다. 육식을 많이 하면 대뇌에서는 포도당이 모자라 정신노동을 원활히 할 수가 없다.

옛날 우리 조상들이 학문과 예술을 지극히 좋아하고, 문화예술을 발전시킨 가장 큰 이유는 쌀·보리·콩·야채 등을 많이 먹었기 때문이라고 생각한다.

요즘에도 IT 분야에서 한국이 선두를 달리고 있는 이유도, 쌀밥을 많이 먹어 대뇌에 포도당을 충분히 공급하여 주므로 정신노동을 오래 잘 할 수 있기 때문이다.

서양인들은 빵과 육식 위주로 식사하므로 체격도 크고, 지구력도 좋으나, 머리의 민활성·민첩성, 정신노동은 쌀밥을 먹는 사람들보다 떨어지는 것 같다.

쌀밥을 주로 먹는 민족과 국가는 한국·일본이고, 동남 아시아는 안남미(安南米) 위주이다.

쌀밥은 포도당이 많아 정신노동에는 좋으나, 당뇨병 등의 기능을 유지하는 데는 치명적인 약점이 될 수 있으므로 부족한 면은 수지음식으로 보완해서 먹어야 한다.

(2) 저녁을 적게 먹을수록 좋은 이유

비만은 앞에서 언급한 바와 같이, 섭취한 영양을 소비하지 않으므로 잉여 영양이 체지방으로 쌓이는 것이라고 하였다. 아침·점심 때에 먹은 영양은 정신적 활동과 육체적 노동으로 영양을 소비하지만, 저녁에는 사정이 다르다.

저녁에는 정신적·육체적 노동을 많이 하지 않고, 대부분이 쉬거나 가벼운 활동을 한다. 이때 저녁을 많이 섭취하면 충분히 소비하지 못하므로 체지방으로 쌓이게 된다. 비만에서 최대의 문제는 저녁 식사이다.

일반적으로 말하기를 저녁은 일찍·적게 먹을수록 좋고, 저녁에 육식은 일체 하지 말고 주로 탄수화물과 저지방(低脂肪) 음식을 먹고, 고단백질(高蛋白質)의 음식도 주의한다.

"125세까지 걱정 말고 살아라"라고 말한 세계적인 장수학자인 유병팔(劉秉八) 교수는 "음식을 30% 절식하면 사람의 수명을 30% 이상 연장할 수 있다"고까지 강조하고 있다.

유 교수는 장수를 연구하기 위해 수많은 실험을 실시하였다. 그 가운데에서 '쥐에 대한 실험과 인간에 대한 실험'도 계속중인 것으로 알려지고 있다.

쥐의 실험에서 A그룹 쥐들은 먹을 것을 충분히 주고, B그룹의 쥐는 평상시 먹던 양의 1/2만을 주고, 2~3개월 후에 실험을 해본 바, 충분히 먹은 쥐는 200m도 간신히 걸어간 반면에, 먹을 것을 반 정도 준 쥐들은 하루에 2km를 뛰고 달려도 피로한 기색이 없었다고 하였다.

미국 플로리다에 우주(宇宙)센터를 만들어 놓고, 앞으로 다가올 우주시대를 대비하여 남녀 10쌍을 실험하고 있다고 한다.

우주센터에서는 외부에서 모든 공급을 차단하고, 우주센터 내에서 모든 것을 자급자족하는 것이다.

그러므로 모든 식량이나 물자가 크게 부족하여 충분히 먹지를 못했다. 10년 후에 본즉, "부족한 식사를 한 10쌍은 모두가 건강하고, 일반인들보다도 더욱더 심장기능이나 모든 기능이 좋아졌다"는 것이다.

그래서 유 교수는 소식(小食)을 강조하고, 특히 저녁을 굶거나 적게 먹고 있다고 한다.

저녁에는 활동량이 적으므로 마땅히 적게 먹어야 한다. 저녁에 식사를 하고 활동을 하지 않는 만큼 체지방은 쌓인다.

저녁을 먹지 않았다고 하여 후유증이나 부작용, 영양부족증이 있는 것이 아니다. 오히려 더욱 뱃속이 편하고 건강하며, 특히 체중감량 효과가 가장 좋다.

갑자기 저녁을 굶거나 적게 먹을 때는 여러 가지의 이상증상들이 나타난다. 갑작스럽게 영양환경이 바뀌기 때문이다. 한두 번은 적게 먹고 굶을 수가 있으나 며칠을 계속하기는 어렵다.

이때에 나타나는 이상증상·후유증 등을 참기 어려울 때는 수지침요법을 이용한다. 그러면 이상증상, 배고픔·먹고 싶은 생각을 극복할 수가 있다.

이러한 측면에서 '수지침요법 비만관리'라고 이름을 붙인 것이며, 수지침요법이 반드시 필요하다.

저녁을 적게 먹거나 굶는다는 것은 쉬운 일은 아니나, 체중감량에 있어서는 반드시 실천해야 할 사항이다. 그리고 저녁에 먹은 잉여 영양분을 소비하기 위해서 저녁 때의 공복 운동도 매우 중요하다.

2) 육식을 줄여서 먹는다

육식을 하면 97~99%가 지방으로 쌓이고, 1~3% 정도만이 에너지로 소비된다고 한다.

과거 우리 나라에서 고기를 먹던 방법이 가장 이상적인 육식문화였다고 생각한다. 식사 때에 무국에 쇠고기 2~3점 정도를 넣어서 먹는 정도의 쇠고기라면 에너지로 곧 소비되고 축적될 여유가 없다.

그런데 이제는 갈비·생갈비·등심·불고기 등을 너무 지나치게 먹으므로 모두 체지방으로 쌓이게 된다. 탄수화물은 약 1% 정도만이 축적되고, 99%는 그대로 에너지로 소모된다고 한다.

육식의 지방은 에너지로 변화하기 어려운 반면에, 탄수화물이 지방으로 변화했을 때는 분해하기도 쉽다.

육식을 많이 한 사람이나 서양 사람들은 육식지방이 많이 축적되어 지방분해가 매우 어렵고, 체중감량이 쉽지 않다. 특히 포화지방산(飽和脂肪酸)이 많은 쇠고기는 지방분해가 더욱 어렵고, 불포화지방산(不飽和脂肪酸)이 많은 돼지고기·개고기 등은 지방분해가 잘 된다.

곡식이나 야채 등, 탄수화물을 많이 먹어 지방축적이 되어 비만증이 되었다 하여도, 탄수화물의 지방은 분해가 잘 된다.

간혹 환자들을 보면 어떤 환자들은 1~2끼를 굶고 몹시 아픈데도 전혀 살이 빠지지 않고, 반면에 어떤 환자들은 얼굴이 반쪽이 될 정도로 살이 빠지는 것은 곡식과 채식 위주의 식사 때문이다.

그래서 탄수화물·지방·단백질의 식사 비율(比率)을, 탄수화물 60%, 지방 18%, 단백질 22%로 섭취하라고 강조하는 것이다.

탄수화물이 많은 식사는 곡식과 야채 중심의 식사를 말한다.

지방 섭취를 위하여 반드시 동물성 지방이 필요한 것이 아니라, 식물성 지방만으로도 충분하다. 단백질도 동물성보다 콩 등에 들어 있는 식물성 단백질이 더욱 좋다.

그래서 1986년 미국의 농무성에서는 "식생활에서 육식은 반드시 필요한 것이 아니다"라고까지 강조한 바가 있다.

육식으로 쌓인 체지방을 빼려면 힘들고, 수많은 노력을 해야 한다.

3) 쇠고기·육식은 지구와 인류를 황폐화 시킨다

현재 지구와 인류는 황소의 피해로 말미암아 몸살을 앓고 있다. 황소나 젖소떼가 있는 곳의 자연환경은 황폐화가 된다. 황소는 수많은 목초(牧草)를 먹고 산과 들을 배설물로 황폐화 시키고 있다.

소 사육으로 인하여 아프리카에서는 해마다 사막(沙漠)이 늘어가고, 농지를 잃어버린 원주민들은 쫓겨나고 있다. 과거 유럽에서도 목초지(牧草地)로 환경이 크게 훼손되자, 황소의 사육장을 아메리카와 아프리카 대륙으로 옮기게 되었다. 북미(北美)나 남미(南美)도 소 사육장이 된 곳의 환경파괴는 상상을 초월한다.

이 지구는 소 사육으로 몸살을 앓고 있다. 1kg의 쇠고기를 얻기 위해 매년 6kg의 사료를 먹이고 있다. 소에게 줄 사료 대신에 곡식·야채를 재배해서 식량으로 만들면, 인류의 식량은 충분하다고 한다. 쇠고기를 얻기 위해 소 사육을 하는 것은 지나친 사치와

낭비, 잘못된 식량정책이다.

 이러한 쇠고기를 사람이 먹음으로써 불필요한 체지방으로 쌓여 비만이 되고 있다.

 현재의 세계는 쇠고기 먹는 문화가 인류를 각가지 질병으로 고생시키고 있다.

 햄버거 · 스테이크 · 불고기 · 등심 · 갈비 · 안심 · 꼬리곰탕 · 설렁탕, 기름을 원료로 한 버터 · 치즈와, 각종 과자 · 피자 등은 맛있는 반면에 인류를 병들게 하고 있다.

 고대(古代) 이집트의 태양신(太陽神)의 우상(偶象)은 황소 머리이다. 지구상에서 가장 번식이 잘 되고, 떼로 몰려 다니면서 막강한 위력을 나타내기 때문이다.

 기독교측에서는 소를 사육하여 식량으로 개발하였고, 인도(印度)에서는 소를 우상으로 받들어 방목(放牧)하고 있는데, 모두 환경오염은 비슷하다.

 소를 사육함에 있어서 소 사료(飼料), 소 도살, 소의 질병 · 관리 등에 있어서도 문제점이 심각하며, 소는 지구와 인류에게 엄청난 피해를 주고 있다.

 이제 건강을 생각하고 주위 환경, 지구를 살리기 위해서 쇠고기의 육식은 크게 줄여나가야 할 것이다.

 쇠고기를 많이 먹을수록 사람들을 쇠고기로 중독(中毒)시키고 있는 것도 큰 문제점이다.

 쇠고기는 아마도 악령(惡靈)의 화신(化神)인 것 같다.

『육식의 종말』에 보면 다음과 같은 말들이 보인다.

• 어느 연구소의 연구결과, 1파운드(pound)의 쇠고기에는 약 35파운드 토양의 침식(浸蝕)이 뒤따른다고 추정하였다.

• 또한 소 한 마리는 매달 900파운드의 곡물을 먹어 치우고 있으며, 1~3년이면 엄청난 사료(飼料)를 소모한다.

1,000파운드의 소에서 540파운드의 몸통과 쇠고기를 얻을 수 있다.

• 쇠고기로 만든 1/4파운드짜리 햄버거 한 개에는 대략 75kg에 이르는 생명체가 파괴된다. 여기에는 20~30종의 식물과 100여 종의 곤충, 수십 종의 조류·포유류·양서류(兩棲類)가 포함된다.

• 쇠고기 10파운드의 스테이크 생산에 사용되는 용수(用水)는 한 가족이 1년 내내 사용하는 물의 양(量)과 같다.

• 쇠고기 단백질 1파운드를 생산하려면 식물단백질 1파운드를 생산하는 것보다 15배나 더 많은 물이 사용된다.

• 소 한 마리의 비육장(肥肉場)에서 배출되는 유기(有機) 노폐물은 11만 인구의 도시에서 발생하는 쓰레기 양과 비슷하다.

• 세계 곡물 수확량의 1/3이 소와 다른 가축의 사료로 사용되고 있는 반면, 거의 10억에 달하는 사람들이 영양실조에 시달리고 있다.

4) 음식먹는 습관을 개선한다

암·당뇨·심장병·고지혈증·고혈압 등을, 과거에는 '성인병'이라고 하다가, 최근에는 '생활습관상 질병'이라고 한다. 모두 생활습관이 나빠져서 나타나는 질병들이기 때문이다.

비만증도 생활습관, 특히 음식 먹는 생활습관이 좋지 않아서 발생되는 질병이다. 음식 먹는 습관을 개선해야 비만체중 감소에 반드시 성공할 수 있다. 생활습관을 바꾸지 않으면 어떤 비만약이라도 성공하기 힘들다.

(1) 음식을 많이 씹어서 먹는 습관을 들인다

한국 사람들은 배고플 때 큰 숟가락을 가지고 밥을 많이 떠서 빨리 먹는 습관을 가지고 있다. 시상하부(視床下部)의 뒷면에는 섭취중추(攝取中樞)가 있어서 배고프다·먹고 싶다는 충동을 일으키고, 앞쪽에는 만복중추(滿腹中樞)가 있어서 배부르니까 이제 그만 먹어야겠다는 중추가 있다.

이때 음식으로 먹은 포도당이 만복중추에 도달하는 시간은 약 30분 정도 걸린다. 음식을 20~30분 안에 빠르게 많은 음식을 먹어도, 인체는 배부르다는 느낌을 갖지 못한다. 짧은 시간에 폭식(暴食)을 하면 반드시 과식을 하게 되고, 과잉 영양섭취는 그대로 체지방으로 쌓인다.

음식으로 먹은 포도당이 만복중추로 도달할 때까지, 천천히 서서히 먹으면 적은 음식을 먹어도 만복감을 느낀다.

천천히 먹기 위해서는 음식을 충분히 씹어서 먹어야 한다. 천천히 씹어서 먹으면 음식을 충분히 분쇄하고, 침을 골고루 섞이게 하기 때문에, 잇몸 운동과 함께 소화가 잘 되고, 음식의 맛을 알게 되는 등, 여러 가지의 좋은 점이 있다.

(2) 숟가락은 가급적 작은 것을 쓴다

● 다이어트 숟가락 개발

가장 좋은 다이어트는 모든 음식을 골고루 소식하고, 소화 잘 되는 음식을 선택하여야 한다.

비만을 유발시키는 폭식 · 과식 · 편식은 살이 찌고, 건강에 나쁜 영향을 준다.

폭식(暴食)이란 한꺼번에 많은 음식을 짧은 시간에 먹는 것을 말하고, 과식(過食)은 음식의 양을 지나치게 많이 먹는 것을 말한다. 편

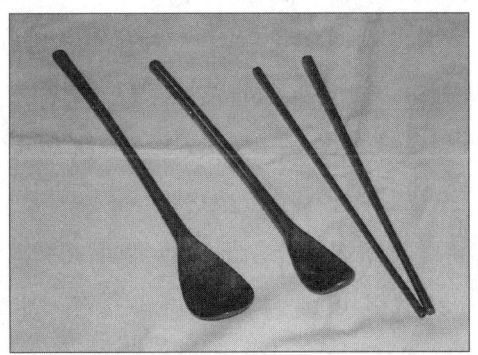

〈조선 초기의 놋쇠 숟가락 · 젓가락〉
우측의 작은 숟가락이 조선 초기의 숟가락이고,
좌측의 큰 숟가락은 조선 중기의 숟가락이다.
숟가락이 점점 커졌다.

식(偏食)이란 육식이나 좋아하는 음식만을 가려 먹는 것을 말한다.

많은 음식을 먹어도 조금씩 천천히 먹으면 살이 찌지 않는다. 비만이 되지 않게 하려면 음식을 골고루 천천히 조금씩 먹고, 물을 많이 먹지 말아야 한다.

그리고 음식을 먹을 때 여러 번씩 씹어서 먹는다. 상대방과 좋은 대화를 하면서 식사를 하면 천천히 먹을 수 있다. 숟가락·젓가락을 항상 쥐고 있지 말고, 한 번 먹고 난 다음에는 숟가락·젓가락을 밥상 위에 놓은 다음에 먹어야 한다.

이러한 음식조절방법이 많으나, 더욱 중요한 것은 숟가락이다.

필자는 우연한 기회에 옛날 숟가락을 유심히 살펴보았다. 고려(高麗)시대에 청동(靑銅)으로 만든 버들잎 숟가락〈끝모양에 따라서 연봉(막 피기 시작하는 연꽃 봉오리) 숟가락도 있다〉이 있으며, 오늘날의 숟가락 형태와는 전혀 다르다.

조선(朝鮮) 초기에 들어와서 놋쇠 숟가락으로 바뀐다. 조선 초기의 숟가락이 제일 작았다. 조선 중기로 내려오면서 숟가락이 커지고 임진란을 지나서 더욱 커졌다. 조선 말기부터 현재의 숟가락으로 변해져서 오늘날까지 내려오고 있다.

임진왜란이 지나면서 식량이 크게 부족하여 배고픈 백성들이 많아져 음식을 급히 많이 먹게 된 것 같다. 6·25사변 당시에는 대형 스푼까지 나오게 되었다.

갑자기 폭식·과식을 하므로 체할 수가 있어서 국물을 떠 먹는 숟가락이 필요하여 현재의 숟가락이 된 것 같다.

다이어트할 때 숟가락이 크면 밥을 많이 먹을 수 있으므로 숟가락을 작게 만들 필요가 있다.

그래서 조선 초기에 사용하였던 숟가락을 재현(再現)시켜 손잡이에는 순금으로 만들고, 지압(指壓)돌기를 만들어 지압을 주면서 식사하도록 해 보았다.

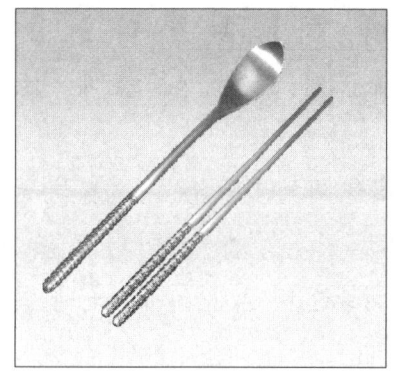 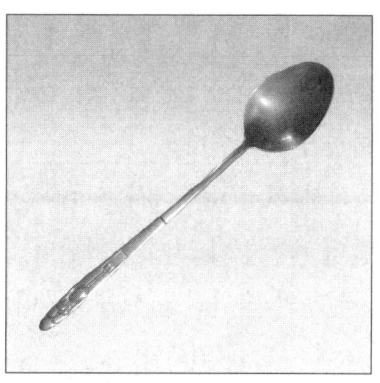

〈수지침 다이어트용 건강숟가락과 젓가락〉　　〈일반적인 밥 숟가락〉

조선 초기에는 숟가락이 작았었다. 재현(再現)하여 사용해 본즉, 밥이 적게 떠지고, 국물이 거의 떠지지 않았다. 음식을 적게, 천천히, 국물을 적게 먹어야 살이 찌지 않는다.

이와 같은 옛 숟가락과 젓가락에 순금(純金)으로 돌기(突起)를 만들어 손에 잡는 순간, 순금 이온(ion)작용을 일으켜 심장기능을 왕성하게 하고, 소화기능을 촉진시키는데 도움을 줄 수도 있다.

조선 초기에 사용되었던 숟가락을 재현시켜서 식사를 하여 본 결과, 대단히 우수한 몇 가지를 발견하였다.

밥을 떠서 먹을 때 현재 숟가락보다 3~5분의 1 정도로 밥이 적게 떠졌고, 반찬을 먹을 때도 젓가락보다 편리한 점이 있었다.

더욱 놀라운 사실은 숟가락에 국물이 떠지지 않았다. 식사 중에 수분섭취를 최소화 할 수 있음을 발견하였다.

식사 때에 밥을 조금씩 먹게 하는 것은 폭식과 과식을 피하기 위함이고, 식사시간을 최대한으로 늘릴 수 있고, 소화를 시키면서 식사할 수 있고, 위장에 부담을 덜 주기 때문에 좋다.

반찬을 먹을 때는 나물이나 김치, 콩류, 멸치, 깍두기 등을 먹을 때도 젓가락보다 편리한 점이 있다.

특히 찌개나 국을 먹을 때 국물이 떠지지 않는 것이다. 찌개의 두부나 야채 등, 건더기만 건져진다. 국물, 찌개국물을 뜰 때 최소화한 숟가락이다.

식사 전 30분, 식사 후 60분에 물을 마시면 인슐린이 지방을 만들어 체지방이 크게 늘어난다.

현재의 숟가락은 찌개국물이나 국물을 떠 먹게 되기 때문에 살이 찔 수밖에 없다.

조선 초기까지의 숟가락을 통해서 볼 때, 옛 조상들은 식사 때에 찌개 없이 식사를 한 것 같고, 국을 먹지 않은 것 같다. 국이나 찌개는 임진왜란 전후에서부터 생긴 것 같다.

어찌되었든 다이어트에서 물을 적게 먹고, 밥을 조금씩 천천히 먹어야 하므로 조선 초기의 숟가락을 재현시켜서 사용할 필요가 있다.

(3) 간식을 하지 말라

우리 나라는 과거에 간식문화(間食文化)가 크게 발달된 것 같지는 않다. 다만, 명절 때 만들어 먹는 다식·약과·차·식혜 정도이다. 거의 곡식·식물성류의 과자이지, 동물성 지방을 재료로 한 간식은 아니다.

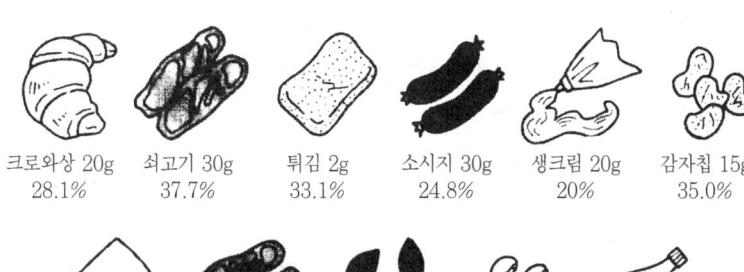

〈지방을 많이 함유한 식품〉

 그러나 요즘은 각종 과자가 많이 있다. 동물성 지방으로 만든 것이므로 열량(熱量)이 높고, 계속 먹으려는 중독(中毒)현상이 있다.
 이러한 과자나 간식을 먹으면 그 지방들이 모두 체지방으로 쌓인다. 식간(食間)은 인체에 쌓인 체지방을 분해해야 하는데, 간식을 하면 체지방 분해가 안 되고, 간식의 영양이 대신 소비된다.
 그러므로 간식은 하지 않을수록 좋으나, 곡식으로 만든 과자는 먹어도 체지방으로 쌓이는 것은 적다.(튀김류 제외)
 특히 육식이나 동물성 지방으로 만든 것이나 튀긴 것, 치즈나 버터로 만든 간식은 모두 피해야 한다. 빵·케이크·아이스크림·과자 등은 모두 살을 찌게 하는 것이므로 특히 주의한다.

(4) 술도 주의한다

과음하는 사람들은 모두 과체중이나 비만이다. 과음하는 사람들이 살찌는 이유는 간단하다.

술을 마실 때 고단백질의 안주를 많이 먹고, 술도 고(高)칼로리이기 때문이다.

술은 영양은 없어도 칼로리가 높으므로 체지방은 분해되지 않고, 알코올의 칼로리가 소비된다.

그러므로 술을 마실 때는 고(高)단백질의 안주보다는, 야채나 곡식으로 만들어진 것, 기름기가 없는 안주를 먹도록 한다. 또한 술은 과음하지 말고 적당량을 먹는다.

술은 양주(洋酒)일 때는 양주잔 스트레이트로 2잔, 맥주는 맥주잔으로 2잔 정도, 청주도 청주잔으로 2잔 정도, 포도주도 포도주잔으로 2잔 정도이다.

알코올은 반주로 1~2잔 정도 먹는 것은 식욕을 돋아주고, 혈액순환을 개선시키고, 긴장해소와 기분을 전환시키는 데 도움을 준다.

식사 때 반주(飯酒)는 건강장수하는 데에도 도움을 주는 것 같다.

장수하는 사람들 중에는, 술을 즐기는 사람은 많으나, 담배를 즐기는 사람은 드물다. 술은 절제(節制)만 잘 하면 이보다 좋은 보약은 없다. 알코올은 콜레스테롤을 낮추어 주는 고밀도 지단백질(高密度 脂蛋白質 : HDL)을 증가시키는 작용을 하기 때문에, 고기를 먹을 때 약간의 술을 같이 섭취하는 것은 좋은 식생활이다.

또한 알코올은 혈전(血栓)을 일으키는 단백질인 '바이비리진'이라는 단백질의 농도를 저하시킴으로써 혈전 생성(生成)을 방지한다.

적당량의 음주는 건강에 좋으나, 과량(過量)으로 술을 마시면 독극물(毒劇物)로 변하는 이중성(二重性)을 가진 식품이다.

● 술이 건강의 활력소라는 102세 박복동 할머니의 사례(事例)이다.
(2003년 10월 6일 문화일보 게재 내용임)

"술이 건강 활력소"
「타임」 표지 인물도 102세 박복동 할머니

「"지금도 두 홉짜리 소주 한 병 정도는 앉은자리에서 비웁니다."

올해로 만 102세인 박복동(전북 순창군 구림면 방화리·사진) 할머니는 적지 않은 양의 음주를 생활의 활력소로 삼는 매우 드문 '백세인' 중 한 사람이다. 지난 7월호 『타임』은 '아시아인의 장수비결'이란 제목의 커버스토리(사진)를 다루면서, 박 할머니의 술과 건강에 관해 큰 관심을 보였을 정도이다.

박 할머니가 술맛을 처음 본 것은 15세 때 시집와 가용주(家用酒)를 담그면서다. 홀짝홀짝 시음(試飮)하면서 술이 됫술로 바뀐 것은 47세 때 남편을 저 세상으로 보낸 직후부터였다. 술을 마시면 이상하리만치 활력이 솟고 밀린 길쌈이며, 논일과 밭일도 척척 할 수 있었다고 한다.

그래서인지 가장 좋아하는 음식이 무엇이냐고 물으면, 박 할머니는 지체 없이 '술'이라고 대답하면서 "평생 술이 떨어져 본 적이 없는 사람"이라고 농섞인 자랑을 털어 놓았다. 소주 아니면 막걸리를 마시는데 안주는 구운 김, 멸치 등을 즐긴다.

나이에 비해 과다한 음주량에도 불구하고, 박 할머니는 가장 이상적인 '건강 백세인'의 표본으로 꼽힌다. 대체로 가는귀가 먹은 여느 백세인들과 달리 우선 청력이 좋다. 시력도 2년 전 백내장 수술을 받은 덕분에 젊은 사람 못지않다. 또 기억력도 비상해 30여 명에 달하는 손자 손녀들의 이름을 달달 왼다.

며느리 이씨는 "특별히 무슨 요리를 해 달라고 주문한 적이 없지만, 쌀밥과 채소반찬 외에 조기구이, 닭고기도 좋아하시는 편"이라며, "남을 배려할 줄 아는 고운 마음씨가 장수의 비결인 것 같다"고 분석했다."

〈술의 종류별 칼로리〉

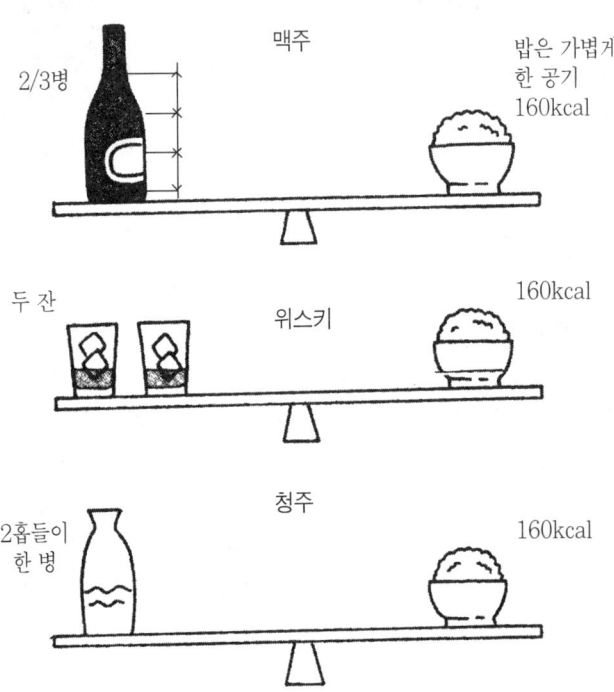

(5) 식사는 반드시 규칙적으로 한다

비만해소와 건강증진을 위해서 식사는 반드시 규칙적으로 해야 한다. 규칙적이라 하면 아침·점심·저녁 식사하는 시간을 일정하게 하고, 음식의 양도 일정하게 유지해야 한다는 뜻이다.

7시에 아침을 먹으면 매일 아침 7시에 아침 식사를 해야지, 어느 때는 8시, 어느 때는 9시에 식사를 하면, 위장(胃腸)기능이 예민하여지고, 신체 리듬도 안정을 찾기 어렵다. 될수록 아침도 일찍 먹고 공복(空腹)시간을 오래 가질 수 있어야 한다. 공복시에 체지방 분해가 가장 잘 되기 때문이다. 점심도 12시~1시까지 고정적으로 해야 하고, 저녁은 굶을수록 좋지만, 저녁 식사를 하는 경우는 반드시 소식(小食)을 하고 시간을 정해서 일찍 먹는다. 만약 시간이 일정치 않으면 체지방 분해가 잘 이루어지지 않을 수가 있다.

가급적 공복 시간을 많이 갖게 하고, 공복에는 운동(걷는 운동)을 하며, 간식은 하지 않을수록 체지방 분해가 된다.

(6) 식사는 즐거운 마음으로 한다

모든 일들은 신나게 할 때 능률이 크게 오르듯이, 식사도 즐겁고 신나는 마음과 생각으로 먹어야 소화효소(消化酵素) 분비와 소화흡수가 잘 된다.

위장은 대뇌신경과 밀접한 관련이 있어서 조금만 기분이 나빠도 소화기능이 떨어져서 식욕이 없어지고 소화가 잘 안 되며, 심지어 복통과 설사까지 일어난다.

스트레스를 받을 때는 음식을 먹지 않는 것이 좋고, 마음이 편할 때 식사를 하면 소화가 잘 되고 신진대사가 활발하여진다.

특히 탄수화물 계통의 음식을 먹으면, 대뇌에서 '세로토닌(serotonin)'이란 호르몬이 분비되어 즐거운 마음, 이해심과 양보심, 대뇌기능이 긍정적인 사고(思考)로 바뀐다고 한다.

즐거운 마음으로 식사하는 것은 세로토닌을 분비시키기 때문에 모든 긴장과 스트레스를 없애줄 수가 있다.

(7) 비만관리는 곧 물관리이다

간혹 비만자들이 말한다. "나는 물만 먹는데도 살이 찐다"고 한다. 식사 때에 음식은 극히 적게 먹고, 대신 물을 많이 먹는데 살이 찐다는 말이다.

소위 물살 찐다는 말이다. 식사를 할 때는 인슐린(insulin)의 분비가 활발해져서, 수분양이 많아지면 지방(脂肪)을 많이 만들어내기 때문에 살이 찔 수밖에 없다.

그러므로 다이어트, 체중감량을 하려면 식전 30분, 식중·식후 60분까지는 목을 축이는 정도만 물을 먹고, 국·차는 가급적 먹지 않아야 한다.

한국의 음식을 보면 찌개·국물·김칫국, 식후에 물이나 녹차 등을 마시고, 심지어는 음료수라고 하여 사이다·콜라·맥주·술 등을 마시는 것은 살찌는 음식습관에 해당된다.

체중감량을 하려면 물이 많은 음식은 먹지 말아야 한다. 과일도 95% 이상이 수분이므로 과일을 많이 먹어도 살찐다. 사과·배·귤·감·바나나·토마토·키위 등은 모두 수분양이 많다.

반주(飯酒)를 할 때도 양이 적은 양주·소주·위스키·인삼주 등으로 적은 수분을 보충하는 것이 좋고, 맥주·막걸리 등 수분이 많은 술은 피하는 것이 좋다.

그러나 식사가 끝난 60분 후 공복에는 하루에 2ℓ 이상의 물을 마시도록 한다. 특히 생수를 마셔야 소량의 미네랄(mineral)을 섭취할 수가 있다. 잠자기 전이나 잠에서 깨어난 후에는 생수 1~2컵을 마시는 것이 좋다. 공복에 물을 많이 마시는 것은 다이어트, 체중감량에 큰 도움이 된다. 음식물을 소화하는 데도 23% 이상의 에너지가 소비되기 때문이다.

신체가 하루에 필요한 수분의 양은 2,600cc 정도이다. 물을 마시는 것이 약 1,500cc, 음식 속에 있는 물이 800cc, 신진대사 물이 300cc이다.

수분 배출은 호흡시에 400cc, 땀으로 600cc, 소변으로 1,500cc, 대변으로 약 100cc 정도 배출된다.

지금까지 우리 나라 음식의 식습관은 살을 찌게 하는 데 큰 도움이 되었으나, 이제 체중감량을 위해서 물관리를 철저히 하여야 할 것이다.

비만관리에서 물관리는 매우 중요하다.

(8) 저지방 음식을 주로 먹고, 고단백 식품은 줄인다

앞에서 언급하였듯이 탄수화물 60%, 지방 18%, 단백질 22% 비율로 식사를 하라고 하였다. 지방도 동물성 지방보다는 식물성 지방을 많이 섭취하고, 고단백 음식도 줄이는 것이 좋다. 저지방·저단백 식품은 대개 야채와 곡물 종류이다.

탄수화물 1g은 0.8kcal 정도를 내고, 동물성 음식 중에서 고기 1g은 4kcal, 지방 1g은 9kcal의 열량을 낸다.

음식을 먹을 때 곡물과 야채 중심으로 식사하면 90%가 수분이다. 탄수화물로 들어간 음식은 양이 커져서 포만감을 느끼지만 칼로리는 적다. 500g의 탄수화물일 때는 열량이 400kcal 정도이다.

고기를 500g 정도 먹으면 2,000kcal가 된다.

야채와 곡물들은 다이어트 식품으로 가장 좋다.

다음 표를 보고서 음식을 선택한다.

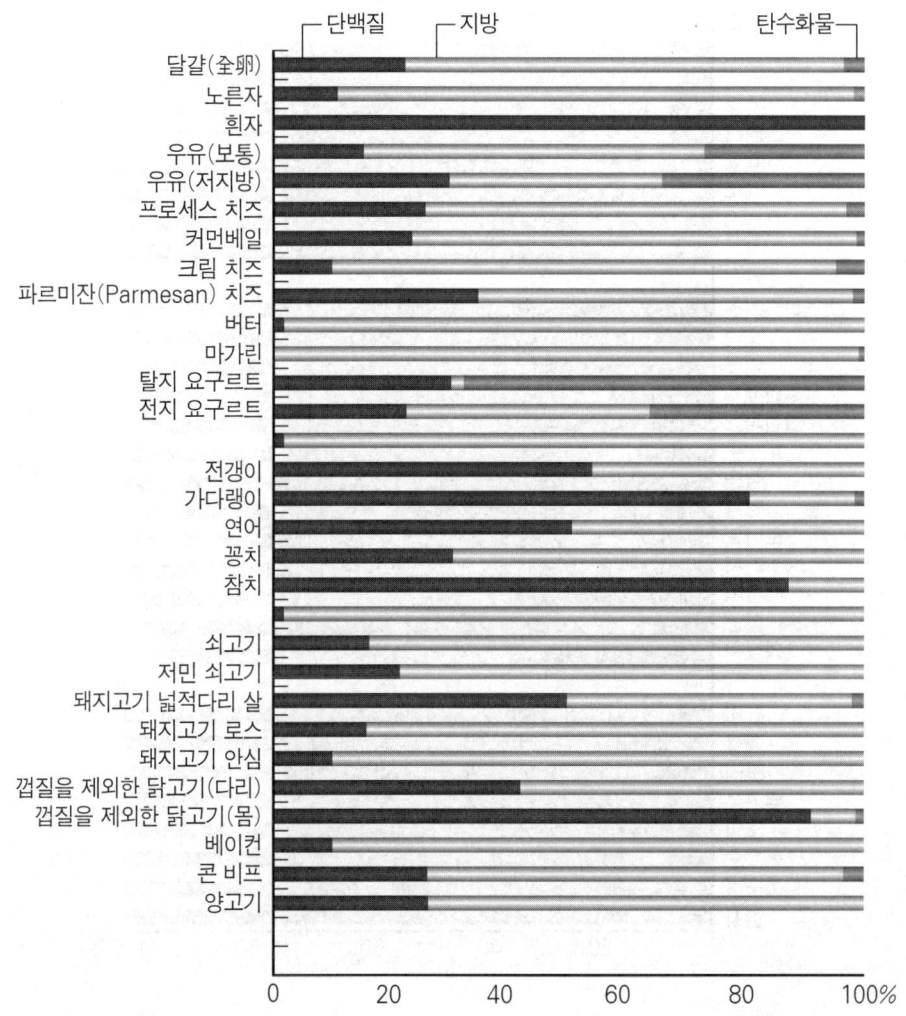

4. 음식의 조절 *111*

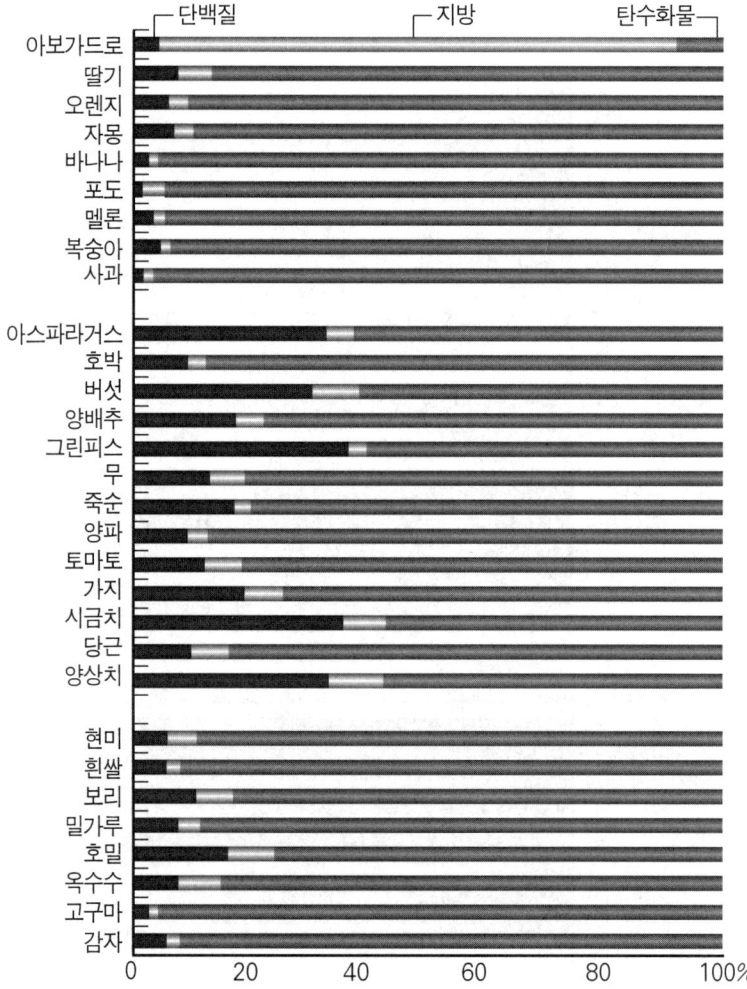

(9) 부족한 영양을 보충한다

최근에 살빼는 특효식품이라는 것을 검증(檢證)도 없이 마구 선전하고 있다.

앞에서 언급한 바와 같이, 살빼는 특효식품이라는 것은 큰 의미가 없다. 반드시 영양의 억제, 식생활의 개선만이 최고의 방법이 된다.

그러므로 무엇을 먹으면 살이 빠진다는 식의 방법은 올바르지 않다. 사상체질(四象體質)이라는 방법에 의하여 먹어야 할 음식, 먹지 말아야 할 음식을 구별하면서, 특히 먹지 말아야 할 음식을 크게 강조하고 있다.

사상체질은 동양철학인 주역(周易)이론을 바탕으로 한 형이상학적(形而上學的) 학문으로서 과학적인 인체와는 근본적으로 다르고, 신체를 대상(對象)으로 한 장부(臟腑)이론을 형이상학적인 사상이론에 결부시키려는 것은 억지로 꿰맞추려는 견강부회(牽强附會)한 이론이다. 장부이론에 맞게 형이상학을 결부시켜야 어느 정도 타당성이 있다.

사상이론은 사상론에 장부이론을 꿰어 맞추기 때문에 근본부터 잘못된 체질론이다. 사상은 4가지 방법론이고, 장부는 10~12장부의 방법론으로, 맞을 수가 없는 이론을 가지고, 한방학자들은 큰 보물을 다루듯이 사상론을 이용하고 있다.

즉, 사상이론에 결부되는 장부론도 잘 맞지 않고, 특히 진단과 처방, 나아가 음식이 맞는지 안 맞는지의 실험방법도 없이 선택하는 것은 크게 잘못된 것이며, 사상체질에서는 특히 먹지 말라는

것을 크게 강조하고 있다. 어떤 것을 먹지 말 것인가가 중요하지
않고, 오히려 부족한 영양을 보충하는 것이 더욱 중요하다.
  사람에게는 필수아미노산(必須amino酸)이 필요하듯이, 각자
부족한 영양소가 있다. 극미량(極微量)의 영양소라도 부족한 것을
보충하여 주면 놀랄 만한 건강회복 효과가 나타난다.
  각자의 장부허실을 진단하여 부족한 영양소를 보충한다면 그 효
과는 매우 우수하다.
  더 나아가 오장별(五臟別) 음식표에 의해서 부족한 장부에 해당
하는 음식을 보충하거나, 다른 음식보다 더 많이 먹도록 한다. 오
장별 음식선택은 먼저 장부허실을 정확히 구별한 후에 선택하여
야 한다.
  인체는 영양균형(營養均衡)을 이루어야 건강하고 신진대사가
잘 되어서 정상체중을 유지할 수가 있다. 영양의 불균형은 곧 질
병이며, 비만증이 된다.

(10) 기능성 음식을 최대한 많이 먹는다

  모든 음식, 식품들이 자신의 건강에 맞는지 안 맞는지에 대해서
많은 관심을 갖고 있는 것 같다.
  실제로 음식을 먹어 볼 때 뱃속이 편한 것이 있는가 하면, 어느
음식은 알레르기 반응, 부작용을 일으키는 것도 있다. 음식을 연
구하는 학자들이 음식의 약효성을 홍보하고 있고, 모든 음식은 한
방약에 속하여 있으므로, 각 음식의 특성과 건강상태에 따라서 선
택하려는 경향이 있다.

미국 뉴욕대학의 심장내과 의사인 오무라 요시아키(大村惠昭) 박사가 '오링 테스트(O-ring Test)'를 개발하여 각종 질병의 진단과 약제·식품·기구들의 선택에 이용하여 왔다. 이 방법은 미국, 일본에 이어서 한국에까지 알려졌다.

특히 이명복(李明馥) 박사가 『체질을 알면 건강이 보인다』에서 오링 테스트를 설명하고, 본 학회에서는 1984년 초창기부터 오링 테스트를 연구·이용하여 왔다. 히다 가즈히코(樋田和彦) 박사는 오랫동안 오무라 박사에게서 오링 테스트를 연구하고 『오링 테스트와 고려수지침』을 저술하였다.

이러한 관계로 한국에서도 오링 테스트가 많이 알려졌다. 그래서 일반인들 사이에서도 음식을 선택할 때는 오링 테스트를 한다거나 사상체질 테스트를 해서 음식을 선택하려는 경향이 일어나고 있다.

그러나 오링 테스트의 창시자인 오무라 박사나 오링 테스트의 전문가인 히다 가즈히코 박사의 경우는 "일반인들의 오링 테스트는 신빙성을 인정할 수 없다"고 잘라 말하고, 히다 박사의 병원에서도 오링 테스트를 실시할 때, 오링 테스트 전문 실험자를 채용해서 테스트에 이용하고 있다.

음식을 먹기 전에 실험을 한다는 것은 재미있는 현상임에 틀림이 없으나, 오링테스트는 지나치게 예민한 문제점들을 가지고 있어서 주의가 요망된다.

필자는 1970년대부터 음양맥진법(陰陽脈診法)을 연구·발표하여 체계적으로 발전시키고 있으며, 1990년대에 들어와서 음양맥진 테스트를 개발하게 되었다.

즉, 수지침요법으로 질병을 치료하였을 때만 음양맥진상에 변화가 있는 것이 아니라, 일반 모든 식품이나 사물(事物)을 손부위에 접촉하였을 때에도, 음양맥진 반응에 변화가 있음을 알게 된 것이다. 음양맥진상에 영향을 주는 부위는 손과 주·완관절(肘·腕關節) 사이와 목부위 뿐이다.

따라서 모든 음식을 먹기 전에 만져서 테스트를 한다. 먼저 음양맥진을 한 후에, 특정음식을 만지고, 다시 음양맥진을 진단하여 건강상태로 변한 음식은 맞는 음식, 치료효과가 있는 음식, 건강증진 효과가 있는 음식으로 분류한다.

그러나 병적(病的)인 맥상(脈狀)으로 나타나거나, 맥상을 나쁘게 변화시키는 음식은 맞지 않는 것으로 주의한다. 건강상태로 회복되는 음식만을 먹도록 한다.

모든 음식을 테스트하여 보면 4가지의 특성이 있었다. 우리가 먹는 음식의 80% 이상의 음식은 만지고 있어도 맥상에 변화가 없었다. 이러한 음식을 먹으면 특별하게 좋은 것도 나쁜 것도 없는 식품이다.

그 외에 누구든지 만지거나 먹으면 맥상을 악화시키는 식품이 있다. 대표적인 식품이 설탕·조미료·화학소금·가공식품(방부제·색소·표백제가 들어간 식품) 등과, 키위·다시마·율무 등이다.

이러한 식품이 들어간 음식도 가급적 주의를 요한다.

세번째로는 누구든지 만지기만 하여도 음양맥상을 좋게 하는 식품이 있다. 평상시에도 먹거나 만지기만 하여도 맥상조절, 건강유지, 회복·증진에 도움을 주는 음식들이다.

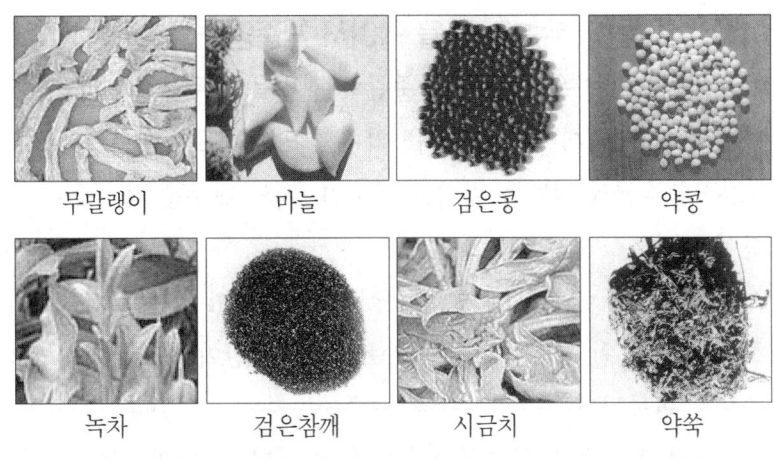

〈기능성 음식들〉

대표적인 식품이 무말랭이·마늘·검은콩(거두·약콩)·완두콩·녹차·시금치·검은참깨·토마토·바나나·땅콩·미역·김·약쑥(한국산)·잣·호두·레몬 등이다.

이러한 식품을 계속 많이 먹을수록 건강증진에 놀라운 도움이 되므로 '기능성(機能性) 음식'이라고 명명했다.

특히 식사 후에 먹으면 뱃속이 편하고 두뇌·육체적인 피곤이 덜하고, 원기가 증진된다. 뱃속을 편하게 하는 음식보다 더 이상 좋은 식품은 없는 것 같다. 이것을 먹기 좋게 알맹이로 가공된 것을 이용해도 좋다.

소화불량인 사람, 소화기능이 나쁜 모든 사람, 항상 기운이 없는 사람들은 기능성 음식을 먹기만 하여도 뱃속이 편하여지고, 복부비만증이 해소되는 사례도 있다.

모든 식사나 음료수·간식을 먹은 다음에 기능성 알음식을 먹으면 뱃속이 참으로 편하다.(반드시 지회장과 상의하여 먹도록 한다)

4. 음식의 조절 *117*

(11) 수지음식(手指飮食)을 먹어서 체중감량을 한다

비만인들은 가벼운 질병이나 중증의 질병을 모두 가지고 있다. 비만이 심할수록 더 많은 질병을 가지고 있다. 또한 대사장애(代謝障碍) 증후군의 질병을 가지고 있으면, 거의 대부분 과체중이나 비만이 된다.

비만을 완전히 정상화(正常化)시키려면, 가지고 있는 질병을 치료하지 않으면 안 된다. 질병이 치료되어야 비만이 해소되어 정상체중으로 회복된다.

비만자의 질병들은 치료하기가 매우 어렵다. 비만과 질병은 서로간에 얽혀 있어서 쉽게 체중감량이 되지 않는다.

이때 질병의 치료는 장부의 기능조절과 영양조절, 에너지 소비를 촉진하는 이 세 가지의 방법이 일치되었을 때 효과가 우수하다.

수지음식(手指飮食)이란 각 장부에 부족한 영양을 보충하는 음식이다. 각 오장에 영양을 보충하는 음식을 선택하여 반가공(半加工)하여 만든 것으로, 반드시 운기(運氣)체질과 장부허실을 구별하여 수지음식을 선택한다. 이것은 지회장과 학술위원의 지도를 받아서 선택한다. 수지음식을 먹으면 신체가 가벼워지고, 여러 가지 증상들이 없어지면서 체중감량도 일어난다.

만성 고질병, 난치성 질환들, 백약(百藥)이 무효인 경우에는 치료에만 매달리지 말고, 먼저 원기증진을 시키기 위해서 서암뜸을 떠 주고, 영양을 조절·보충해 주면 회복력이 크게 강화된다. 영양의 조절과 보충은 수지음식요법을 하였을 때 가장 우수하다.

난치성 고질병, 만성 질환으로 시달릴 때에는 공격적인 치료방법보다는, 부족한 영양을 보충하는 방법을 이용해야 한다.

올바른 음식을 선택하려면 지회장과 상의하여 선택한다.

(12) 음식조절의 강도를 높이는 방법

위와 같이 음식을 조절하면 반드시 체중감량은 이루어진다.

그러나 갑작스럽게 영양을 조절시키면 신체의 영양리듬에 변화가 생겨서 많은 혼란을 일으키게 된다.

일반적인 다이어트를 할 때, 이상증상들이 나타나므로 더 이상 다이어트를 지속하지 못하고, 중지하면 다시 체중이 크게 늘어난다.

이런 증상들을 해소시켜 주어야 다이어트를 계속할 수 있고, 지속적으로 실시해야 성공할 수 있다.

이와 같은 이상증상들을 해소하고 치료하려면 수지요법을 이용해야 한다.

음식조절의 강도를 높이기 위한 방법을 하나의 장(章)으로 분류하여 사례(事例) 중심으로 소개하고자 한다.

이와 같은 후유증·부작용·이상증상들은 수지요법으로 잘 해소된다.

체중감량을 위한 특효약이나 치료는 일시적이며, 성공하기 어렵다. 반드시 스스로 영양 억제를 할 수 있어야 성공할 수 있다.

제3장

음식조절의 강도를 높이는 수지침요법들 (1)

체중감량에 있어서 가장 확실한 방법은 영양의 조절이다. 음식을 조절·억제하고, 간식이나 과음(過飮) 등을 줄이면 체중감량은 반드시 이루어진다.

음식조절에 있어서 저녁을 적게 먹거나 굶어야 할 때 배가 고프고, 먹고 싶어서 참을 수 없다면 다이어트에 성공할 수가 없고, 다시 원래대로 식사를 하면 오히려 체중이 더 늘어난다.

체중감량을 하려면 음식조절은 기본이며, 많이 먹으면서 살빼기를 바란다면 체중감량에 성공할 수 없다.

음식조절의 강도를 높일수록 배고픔, 먹고 싶은 생각, 어지러움, 무기력증, 메슥거림 등이 나타나므로 음식조절을 계속하기가 곤란하다.

이런 경우, 수지침요법을 병행한다면 음식조절에 확실한 도움을 줄 수가 있다. 수지침요법에는 여러 사례(事例)가 있으므로 체중감량에 성공한 사례들을 소개하면서 설명하고자 한다.

1) 저녁을 굶는 대신에 서암뜸을 뜬다

 저녁을 계속 먹다가 갑자기 적게 먹는 것도 힘들지만, 굶는 것은 더욱 어렵다. 신체는 참으로 묘한 습관을 가지고 있어서, 습관에 이상이 생기면 생체(生體)리듬상에 변화를 일으켜 한동안은 혼란상태가 일어난다.

 갑자기 저녁을 굶으면 배가 고프고, 먹고 싶고, 어지럽고, 힘이 없고, 활력이 없다. 식사를 잘 하던 사람, 대식가(大食家)일수록 이러한 현상은 더욱 크게 나타난다.

 만성 위장질환을 가지고 있는 사람들은 한 끼 정도 굶어도 배고픈 증상을 못 느끼는 경우도 있으나, 비만이나 과체중자는 사정이 다르다.

 처음 1~2일은 저녁을 굶을 수 있어도, 3~4일을 계속하기는 쉽지가 않다. 배고프고, 먹고 싶고, 온통 세상이 먹을 것으로만 보이고, 닥치는 대로 먹고 싶고, 기운이 없고 어지러운 증상들이 나타난다. 참을 수가 없으므로 다시 먹게 되고 먹다 보면, 과식을 하게 된다.

 그러면 다시 살이 찌고, 오히려 살이 1~2kg 정도 빠졌다가 3~4kg 더 살이 찌는 기현상도 나타난다. 비만이나 과체중자에게 있어서 음식을 줄인다는 것이 얼마나 어려운가를 알 수 있고, 체중을 감소시킨다는 것이 얼마나 힘든가를 알 수가 있다.

 어느 50대 후반 여성은 체중이 80kg까지 됐는데, 특히 복부 비만증이 심하여 복부가 꼭 물주머니와 같았다고 한다. 복부 비만증이 생긴 이후로 자신의 배꼽을 볼 수 없어, 거울을 통해서만 배꼽을 볼 수 있었다고 한다.

이 여성은 살을 빼려고 안 해 본 방법이 없다고 한다. 계단 오르 내리기를 몇 개월간 실시하니 무릎관절만 나빠지고, 에어로빅을 하면 살이 빠진다 하여 몇 개월 에어로빅을 하여도 살이 하나도 빠지지 않았고, 어떤 약초나, 다이어트 약·식품들을 먹어 보아도 복부 비만은 빠질 기미가 없었다는 것이다. 그래서 복부의 살을 빼려고 3~4년간을 헤맸었다고 한다.

그런데 어느 누가 말하기를, 살을 빼려면 저녁을 굶는 것이 가장 좋다 하여 저녁을 굶기로 작정을 하였다.

첫날은 그런대로 굶을 수가 있었는데, 2일째부터는 너무나도 참기가 힘이 들었다. 먹고 싶고 배고프고 온통 먹을 것만 생각이 나며, 어지러워 드러눕게 되고, 무기력해져서 일어날 수가 없어 축 늘어져 있게 되었다.

뚱뚱한 비만자가 한 끼 정도 굶었다고 무기력하다면, 믿는 사람이 없었다. 3~4일째는 완전히 축 처진 상태에서 헤어나질 못하고 견딜 수가 없었다.

이때 곁에서 지켜보던 며느리가 "서암뜸을 뜨면 좋다"고 하면서 떠 주더라는 것이다.

서암뜸을 2~3장 손바닥에 떠 주자, 당장에 눈이 맑아지고 정신이 나면서 움직일 수가 있게 되었다. 그 다음날부터 저녁을 먹는 대신 서암뜸을 떴다.

서암뜸을 뜨면 머리도 맑아지고 어지럼증도 없어지고, 배가 고픈 것도 참을 정도이고, 먹고 싶은 생각도 줄어들고, 전신이 가벼워지는 것을 느끼게 되었다.

기본처방으로 A1·5·6·8·12·16·20·30, F6번을 떠 준 것이다. 양손을 계속 떴다. 처음에는 3장씩 떴고, 3일부터는 5~6장 이상을 떴다.

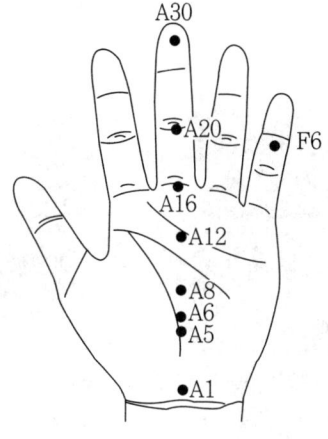

이렇게 서암뜸을 뜨면서 저녁을 굶자, 차츰차츰 체중감량이 일어난 것이다. 매일 저녁마다 서암뜸을 뜨고서 6개월 만에 약 20kg까지 빠지게 된 것이다. 80kg에서 60kg까지 빠지니까 복부 비만이 완전히 없어지고, 선신 비만도 많이 해소되었다.

특이한 현상은 서암뜸을 뜨면서 살을 빼니까 피곤·무기력·어지러움·탈진 현상 뿐만이 아니라, 복부 주름·얼굴 주름도 안 생기고, 혈색이 오히려 더욱 좋아진 것이다.

80kg 때의 복부 비만에서 20kg 정도 살을 빼면, 복부에는 반드시 굵은 주름이 생기게 마련이다. 그러나 복부 주름이 거의 없이 탄력이 생기면서 살이 빠진 것이다.

이 여성은 저녁을 굶는 대신에 서암뜸을 떠서 체중감량에 성공한 사례이다.

　위의 사례는 다른 책자에도 여러 번 소개되었고, TV에서도 소개된 적이 있다.

　서암뜸을 뜨는 방법은 먼저 서암뜸, 라이터, 재떨이, 구점지, 수지침 에어클리너를 준비한다.

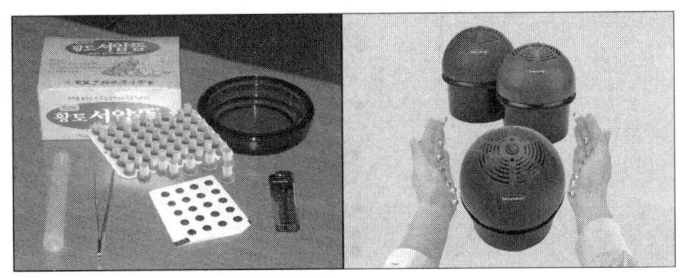

〈서암뜸 뜰 때의 준비기구〉
황토서암뜸, 구점지, 초, 핀셋, 라이터, 재떨이, 수지침 에어클리너

　수지침 에어클리너를 틀어 놓고, 서암뜸의 혈처를 정한다.

　A1·5·6·8·12·16·20·30, F6이다. 처음 뜨는 사람은 왼손부터 뜨고, 나중에 오른손을 뜨고, 숙달되면 양손 모두 동시에 뜬다.

　처음 뜰 때는 구점지를 붙이고, 그 위에 서암뜸을 올려 놓고 뜬다. 처음에는 2~3장씩을 뜨고, 차츰 늘려서 5장 이상씩을 뜨는 것이 좋다.

　손부위에 수지침 원리에 의해서 서암뜸을 뜰 때에 온열효과가 크다.

　손은 말초부위이므로 손부위에 온열자극을 줌으로써 손부위가 따뜻해지고, 모세혈관이 확장되어 심장·대뇌의 혈액이 손부위로 하강(下降)되어 심장·대뇌의 혈액순환을 크게 개선시킨다.

　그러므로 서암뜸을 손부위에 뜨면 머리가 시원하고, 심장이 지극히 편안하여진다.

◐ 서암뜸을 뜨는 방법과 요령

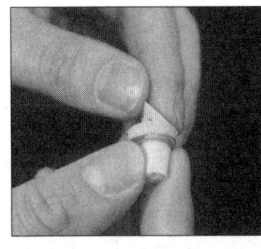
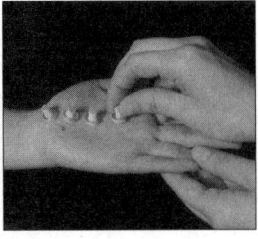
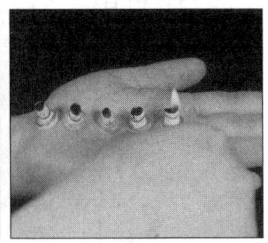

서암뜸 밑의 스티커를 떼는 모습	뜸뜰 곳에 서암뜸을 붙이는 모습	서암뜸에 불을 붙이는 모습
① 먼저 뜸뜰 곳을 정한 다음 서암뜸 밑의 스티커를 떼어낸다.	② 스티커를 떼어낸 서암뜸을 뜸뜰 곳에 붙여준다.	③ 라이터 불이나 촛불로 서암뜸에 불을 붙이고 다 탈 때까지 둔다. 너무 뜨거우면 옮겨 놓는다.

　다이어트를 할 때 나타나는 이상증상의 처치와 체중감량에 가장 효과적인 방법과 원기증진, 회복에는 서암뜸의 방법이 제일 좋다.
　다이어트를 할 때는 반드시 서암뜸을 빼놓을 수가 없다. 서암뜸은 황토뜸과 보통뜸이 있다. 한국산쑥이라고 쓰여진 것만 한국산쑥으로 만든 뜸이며, 시중에서 판매되는 저가품(低價品)의 서암뜸은 수입쑥으로 만든 것이다.(구암에서 시중용으로 제작한 것임)
　수입한 쑥으로 만든 것은 냄새가 독하므로 다이어트할 때는 오히려 구토, 메슥거림, 어지러운 증상 등이 나타날 수 있다.
　많이 뜰수록 구토, 메슥거림이 심하므로 다이어트할 때는 반드시 한국산쑥으로 만든 서암뜸을 뜬다. 특정지역의 한국산쑥은 냄새가 독하므로 주의를 요한다. 다이어트할 때의 뜸은 한국산쑥으로 만든 황토서암뜸을 이용한다.
　황토서암뜸을 뜨는 요령은 실습과 연습을 하고서 뜨도록 한다.

2) 굶어 배고플 때 수지침으로 A12, F19나
   비보법·위사법을 사용한다.

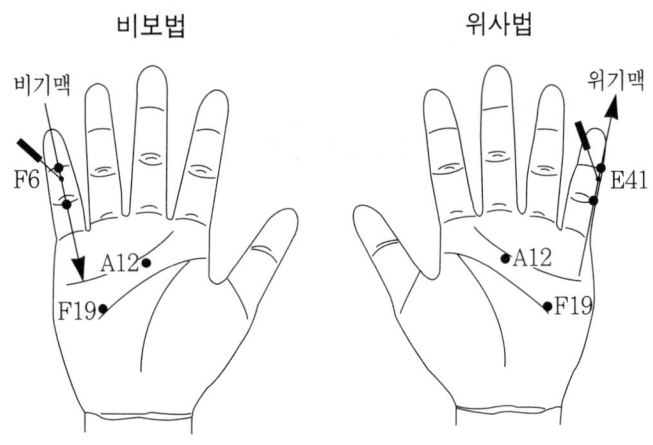

F6, E41은 직자를 하여도 효과가 있다.

위의 처방은 필자가 자주 이용하는 처방이다. 많은 글을 보고, 쓰고, 교정을 하다 보면 저녁을 넘기는 경우도 많고, 밤새워 글을 쓰는 경우도 허다했었다. 저녁을 굶으면서 밤늦게까지 원고를 쓰고 연구하다 보면 시장기가 돌 때가 많다.

한참 연구하고 글을 쓰다가 식사를 하면 리듬이 깨지고, 모든 구상과 아이디어를 잊어버리기 때문에 가급적 식사를 하지 않는다.

배가 몹시 고플 때 비기맥의 F6을 영수(迎隨)보사법으로 보법을 쓰고, E41에서 위사법을 쓰면 배고픈 생각, 먹고 싶은 생각이 줄어들면서, 차츰차츰 배고프고 먹고 싶은 생각이 없어진다. 그러면 지속적으로 연구를 할 수 있고, 글을 쓸 수가 있다.

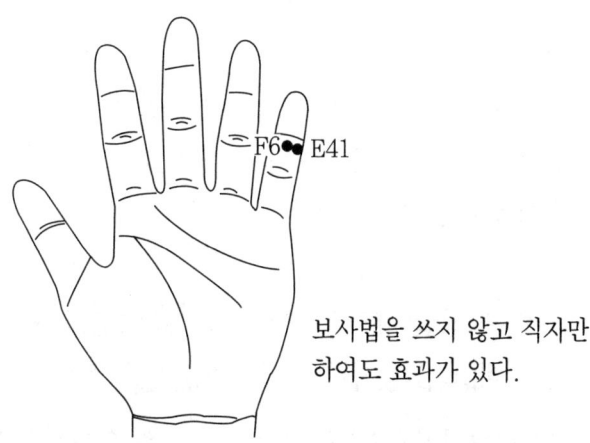

보사법을 쓰지 않고 직자만
하여도 효과가 있다.

또 A12, F19에 수지침을 자입하고 있어도, 역시 배고픈 증상이
줄어든다. 양손 모두 자입한다. 이때 비정방을 이용하여도 좋다.
  그러나 수지침을 너무 많이 자입하면 공복이기 때문에 손이 싸

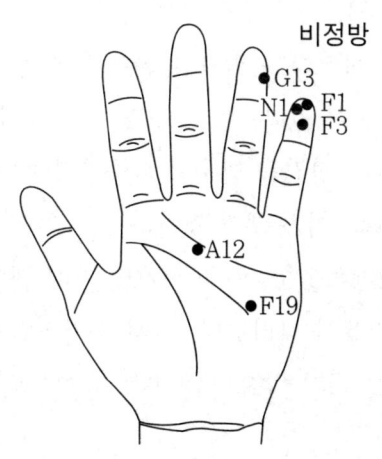

늘하게 차지고 약간의 어지러운 증상이 나타날 수 있다. 2~4개 정도가 가장 좋다.

이때 금수지침을 사용하면 더욱 좋다. 배고픔이 덜하고, 계속 글을 쓸 수가 있어서 저녁을 건너뛰고 밤참을 먹지 않아도 되어 체중관리를 할 수가 있다.

3) 배고플 때마다 수지크림요법용 크림을 바르면 배고픔이 덜해지고 차츰 잊어진다

고려수지침요법사들의 보수교육을 위해서 2003년 초부터 『수지침 다이어트』, 『비만질환의 수지침처방 연구』 등의 원고를 쓰면서도 수지크림을 계속적으로 연구하게 되었다. 수지크림 연구는 2001년부터 시작하였었다.

연구 중에 수지크림을 바르면 음양맥상이 좋아져 다이어트에 큰 도움이 될 수 있다는 가능성을 알게 되었다.

실험삼아 손에 바르다가 필자의 손등에 있는 고질적인 피부 알레르기의 가려움증이 없어지는 것을 발견한 것이다.

골프를 칠 때 가죽장갑을 끼우면 가죽장갑에서 나오는 화학물질에 의한 피부 알레르기가 생긴 것이다.

7~8년간을 고생하였고, 약을 바르면 그때 뿐이고, 재발되어 더욱 악화되는 부작용이 나타났다. 이때 수지크림을 바르자, 가려운 증상이 없어졌고, 긁지 않으니까 피부가 회복되어 약 한 달 만에 없어진 것이다.

처음에는 이처럼 피부 가려움증에 도움이 될 줄은 몰랐고, 그 후에 많은 실험을 한 결과, 가려운 피부를 보호하는 데 매우 좋다는 사실을 알게 되었다.

그래서 더욱 이용해 본 바, 얼굴의 검버섯을 제거시켜 주는 반응도 나타났다.

중년 이후에 얼굴에 검버섯이 생길 때, 수지크림을 바르면 잘 없어진다. 다만, 장기간 발라 준다.(오래된 것은 잘 안 없어진다)

저녁 때 배가 고파 시장기를 느낄 때 수지크림을 손바닥·손등에 바르면 심한 배고픔이 한결 덜해진다. 배고픔이 심하면 또다시 조금씩 바른다. 그러다 보면 배고프고 먹고 싶은 생각이 완전히 잊어진다.

그러나 수지크림을 바르면서 계속 먹는 생각을 한다면 배고픈 생각, 먹고 싶은 생각을 떨쳐 버릴 수가 없다. 반드시 좋아하는 TV나 비디오·음악감상·노래부르기·운동 등, 취미생활이나 독서·컴퓨터 게임 같은 활동을 하면 배고프고 먹고 싶은 생각을 잊을 수가 있다.

필자의 경우도 79kg에서 발지압판을 매일 밟으면서 74~75kg까지 빠졌는데, 더 이상 빠지지 않았다. 이때 수지크림을 바르면서 저녁을 굶으니까 72kg으로 쏙 빠지게 되었고, 계속적으로 음식조절 요법과 수지크림을 바르니까 70kg까지 되었다.

수지크림은 손바닥이나 손등에 발라도 좋다. 다만, 각자가 사용하는 로션이나 스킨을 바를 경우 수지크림은 팔뚝에 바른다.

일반적인 화장품 중에서도 로션이나 크림을 바르기 전에 실험을 해서 반응이 무반응이거나 좋은 반응이 있으면 사용하되, 나쁜 반응이 나오면, 사용을 주의해야 한다.

한 번 발라서 배고픔이 완전히 없어지기를 바라지 말고 2~3번 정도 발라야 한다.

수지크림은 배고픔과 먹고 싶은 생각을 억제하는 데 도움이 되지만, 앞에서와 같이 먹는 것에 집착하면 배고픔과 먹고 싶은 생각이 더 난다. 취미생활을 통해서 잊어지도록 노력하여야 완전하게 배고픔을 잊을 수 있다.

체중감량에서 저녁을 몇 번 굶으면 살이 쑥쑥 빠진다. 굶을 때 배고픔과 먹고 싶은 생각, 무기력·어지러움 등의 증상을 참지 못하기 때문에 체중감량에 성공하기 힘든 것이다.

저녁을 굶고 잠자기 전에 발지압판 위에서 30~60분간 운동하면 체중감소는 더욱더 잘 된다.(수지크림의 선택과 사용법은 지회장이나 학술위원과 상의하여 사용한다)

4) 전자빔의 3기(三氣)요법과 12호 서암봉을 이용한다

이제 독자들도 비만이나 과체중이라면 체중감량을 시도하여 보기 바란다. 우선 음식조절을 시작한다. 허리둘레가 굵은 사람이나 복부 비만증이 심한 사람은 적극적으로 실시해야 살이 빠진다. 체중감량을 위해서 한 번 저녁을 굶어 보기 바란다. 1회·2회·3회, 할수록 저녁 굶는 것이 얼마나 힘든가를 체험할 수 있다.

나중에는 무기력증, 어지러움증, 손발냉증·경련·통증, 눈이 침침하고 혈색도 없고 뱃속도 불편하다.

이와 같은 이상증상들을 제거하고 극복하여야 다이어트에 성공한다.

굶었을 때나, 적게 먹었을 때의 후유증을 극복하기 위해서 서암뜸·수지침·수지크림을 이용하여 도움을 받는 것이다.

이때 전자빔(電子Beam)을 이용하여도 좋다. 전자빔도 허기지고 무기력한 증상, 눈이 침침하고 어지러운 증상을 해소하는 데 큰 도움이 된다.

전자빔을 사용하려면 우선 전자빔의 작동(作動)요령부터 알아야 한다.

전자빔은 탐측용(探測用)과 자극용(刺戟用)으로 이루어져 있다. 전자빔을 사용하기 전에 배터리나 전기코드를 먼저 점검한다. 그리고 스위치를 틀어 작동여부를 확인한다.

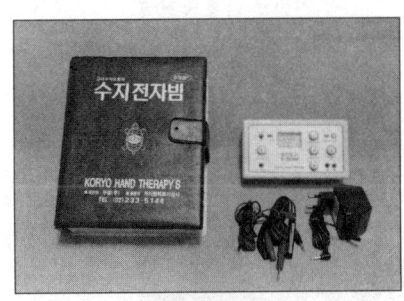

〈전자빔〉

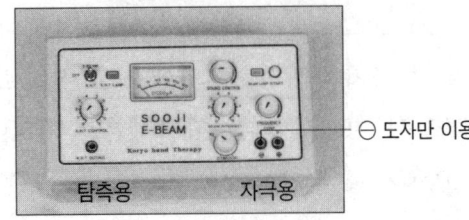

① 전자빔에 진찰도자를 꽂은 모습

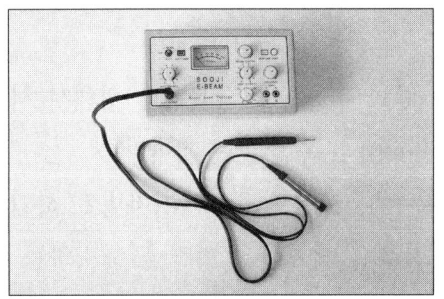

② 진찰도자로 3기요혈 중 A8에 진단하는 모습

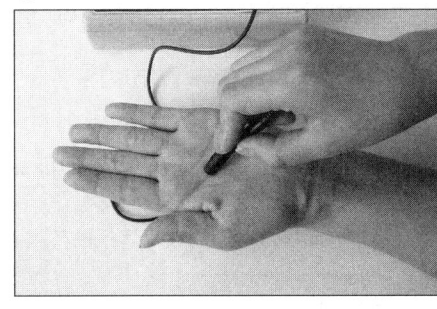

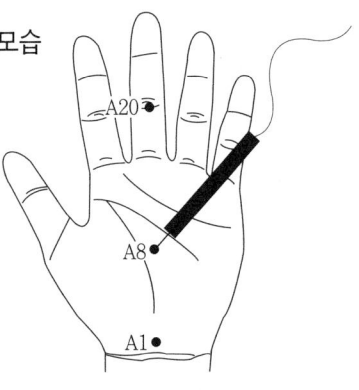

③ 전자빔 ⊖도자를 댄 모습

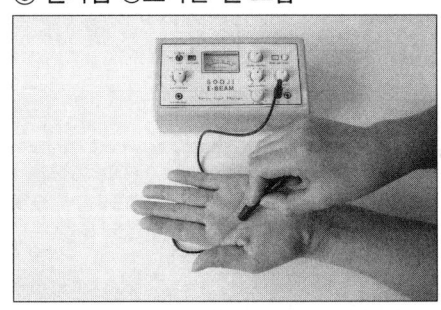

　먼저 탐측용 도자(導子)를 코드에 꽂고 진찰 도자(뾰족한 것)와 악도자(握導子: 접지도자)를 합선시키면 미터에 바늘이 움직인다. 이때 25까지 닿게 한다.

그런 다음 환자의 손을 비비지 말고, 땀이 있으면 바람으로 말리고 진단한다. 진단의 위치는 좌우 손에서 A1·8·20을 측정한다.

A1은 생식기·항문의 기능을 진단하는 곳이며, A8은 소화기능의 총기능 중심처이며, A20은 심장과 언어를 통한 기(氣)의 발현처(發現處)이다.

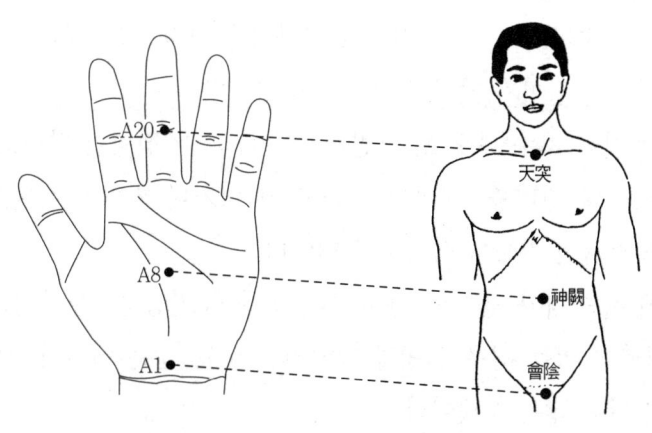

	좌	우
A20	5	5
A8	5	5
A1	5	5

전자빔의 탐측도자로 측정하여 기록한다.
숫자가 모두 일정하면 건강한 상태이다.
5 이하이면 원기가 부족한 상태이다.

좌우 3곳을 진단하는데 진찰도자를 대는 압력은 일정하게, 시간은 1~2초 정도 측정하고, 미터의 눈금이 움직여서 최고로 높이 올라간 곳의 숫자를 기록한다. 왼손부터 측정하고 오른손은 나중에 측정한다.

이때 A1은 하초(下焦) 기운, A8은 중초(中焦) 기운, A20은 상초(上焦) 기운을 진단한다.

A1에서 숫자가 0, 1, 2 정도로 지나치게 허약하면, 생식기와 항문의 기능이 떨어져 있거나 차가운 상태이다.

즉, 소변이 자주 나오고, 소변기운이 약하고, 정력이 약하고, 대변 무력이나 변비증, 생식기 부분이 차 있거나 허약한 상태이다. 남성은 전립선 기능이 허약한 상태이다.

A1에서 숫자가 높으면 생식기나 항문에 염증성·실증성(實症性) 질환이 있는 경우와 방광질환이다. 또는 많은 에너지가 소모되거나 땀이 많은 상태이다.

A8에서 숫자가 극히 적으면 대장·소장·위장의 기능이 무력하고, 수분(水分)이 부족하여 차가운 상태이며, 복통과 내장이 긴장되어 있는 상태이다.

A8에서 숫자가 높아 있으면 급·만성 대장염증이나 열, 실증성 질환, 복대동맥 항진, 위염, 소장 실증성 질환이다. 숫자가 많은 쪽으로 기(氣)에너지가 과잉소비되어 피곤 등의 증상이 나타나고 있다.

A20에서 숫자가 극히 적으면 상초(上焦)가 몹시 허약한 피곤상태이다. 눈은 침침하고 머리는 어지럽고 피곤을 느끼고, 입이 건조하고, 목소리가 약하거나 쉰 목소리가 나오고, 말하기 힘들고

기운이 부족한 상태, 호흡력·심장박동이 허약한 상태이다.

A20에서 숫자가 높으면 감기나 기관지·편도·인후의 염증이나 통증, 뒷목·앞목의 통증성 질환이다. 즉, 숫자가 높으면 기(氣)에너지가 과잉소비되고, 숫자가 적으면 기에너지가 크게 부족하다는 의미이다.

이때 가장 건강한 상태는 좌우 3곳, 즉 6곳의 측정치가 동일해야 한다. 또는 비슷해야 건강하다.

좌우로 차이가 많을수록 질환도 많고, 급성·열성·염증성일 때는 숫자가 높이 상승하고, 만성 허약자일수록 미터의 숫자가 잘 올라가지 않는다.

	좌	우
A20	1	5
A8	3	1
A1	1	1

에너지의 불균형 상태로 피곤한 상태이다.
좌측에서는 A8에서 에너지가 과잉소비되고,
우측에서는 A20에서 에너지 과잉소비가 된다.
좌 A8, 우 A20에 ⊖도자를 20~30초간 자극한다.

	좌	우
A20	1	1
A8	1	10
A1	3	1

역시 에너지의 불균형 상태로서 피곤이 심하다.
좌 A1, 우 A8에 ⊖도자를 자극한다.
그러면 피곤이 풀린다.

좌우의 한 지점(예: A20)에서 모두 실증(實症) 반응이 있으면 증상이 분명하고, 좌우에 차이가 있으면 증상은 심하지 않다.

● 전자빔의 3기(三氣)요법

사람은 한열(寒熱)에 이상이 있거나 체온부족일 때는 서암뜸의 온열요법이 필요하고, 생체(生體)전기가 부족하거나, 혈액순환 등의 관련 통증이 있을 때는 수지침이 좋고, 영양이 부족하거나 불균형일 때는 수지음식요법이 좋으며, 생체전류의 저항에 이상이 있을 때는 전자빔이 우수하다. 생체전류의 저항에 이상이 생길 때는 많은 증상들이 나타난다.

우리가 먹는 음식에서 화학 조미료·설탕·튀긴 음식·지방 등을 먹으면 전기자극을 주어야 분해가 되는 전해질(電解質)이 혈관벽에 붙는다. 이것은 전기자극으로만 분해가 되므로 전자빔의 자극이 필요하다.

전기자극을 줄 때 피부에 직접 통전시키거나 강력한 전자를 사용하면, 생체전류에 충격을 주어서 피곤·나른함·어지러움·메슥거

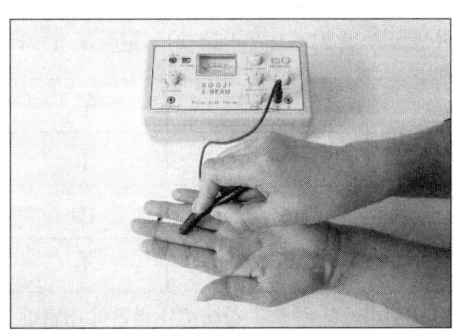

〈전자빔으로 3기요혈 중 A20에 시술하는 모습〉

림·무기력·정신무기력·환각 등의 증상이 나타난다.

그러므로 피부에 침을 찌르고 전기를 통전시키는 방법은 주의해야 한다. 이러한 부작용과 위험을 피하기 위해서 전자빔을 이용한다. 전자빔은 간접(間接)자극으로서 피부에서 2~3mm 이상 떨어져 자극을 주므로 전자자극의 느낌이나 위험성이 극히 적다.

전자빔에서 흑색 도자(導子)는 ⊖도자, 적색 도자는 ⊕도자이다. 위의 3기 탐측에서 실한 곳, 미터가 많이 움직인 곳에는 ⊖자극만 준다. ⊖자극을 약 25~30초간 준다. 허약한 곳에는 자극을 주지 않아도 된다. ⊖자극을 준 후에 측정하면 숫자가 변하는데, 1회에 숫자가 변하지 않으면 2~3일간 1~2회씩 자극을 준다. 그리고 다시 측정하면 변화가 일어난다.

예를 들어 A8에서 실점(實點)이 나와 10이라고 할 때, ⊖도자를 20~30초간 조사(照射)하고 다시 측정하면 5나 3으로 변한다. 그러면 치료효과 반응이 있는 것이며, 만약 10이 그대로 있으면 2~3번을 ⊖도자로 연속 조사한 후 측정하면 10에서 5~3으로 떨어진다. 변화가 있어야 효과반응이 있다.

이와 같이 전자빔의 자극을 주면 웬만한 고통증상도 해소될 뿐더러 피로·무기력 등의 증상도 변하여진다. 우선 눈이 밝아지고 머리가 상쾌해지고 전신이 가벼워지는 등의 증상을 느낀다.

굶어서 배고프고 고통이 심한 때, 또 평상시에 피곤하고 우울증 같은 증상, 무기력한 증상일 때, 굶어서 영양부족 현상이 나타나 눈이 침침하고 손발에 힘이 없을 때, 전자빔의 3기요법은 매우 효과적이다.

전자빔은 이 외에도 여러 가지의 진단과 시술법이 있고, 그 효과는 매우 우수하다.

우선 체중감량으로 나타나는 무기력증일 때 ⊖자극을 주면 큰 도움이 된다. 시술할 때마다 3기를 진단하고 시술한다. 매일 진단하면 그때의 건강상태에 따라 3기혈(穴)에서 진단상에 차이가 날 수 있다.

3기혈에 ⊖도자의 자극을 준 다음에 서암뜸을 떠 주면 더욱 좋고, 신서암봉을 붙이고 있어도 좋다.

3기혈의 진단처에 신서암봉을 붙이고 있어도 피곤, 무기력 증상들이 크게 줄어든다.

신서암봉은 순금판이 붙어 있고, 수지침도 기(氣)마크가 있어서 더욱 효과적이다.(전자빔 사용법 세미나에 참석하기 바란다)

5) 식욕억제의 방법과 이상증상 처치

사람은 음식이 모두 소화되어 신체에 축적되면, 다시 보충하고 싶어 배가 고파진다. 이때 시상하부(視床下部)에 있는 섭취중추(攝取中樞)에 자극이 되어 먹고 싶고, 배고프다는 생각을 갖게 된다.

따라서 사람은 섭취중추의 자극에 의하여 식사를 한다. 식사하였을 때 포도당이 시상하부의 만복중추에 도달하는 시간은 약 30분 정도 걸린다. 30분간을 적게 먹든 많이 먹든 만복중추에 포도당이 도달하면 비로소 배부름을 느끼고 그만 먹겠다는 생각을 하게 된다.

(1) 섭취 · 만복중추를 서암봉으로 자극한다

배고픔을 느끼고 먹고 싶어하는 섭취중추는 시상하부 뒤편에 있으므로 제1~2경추(頸椎) 내측에 있다. 수지침 상응부위로는 B24 부분이며, 만복감을 느끼는 만복중추(滿腹中樞)는 코 뒤쪽이므로 A28이 상응부위이다.

식사를 할 때 바로 자극을 주면 만복중추가 작용을 못한다.

그러므로 최소한 식사시간 30~60분 전에 A28과 B24에 자극을 주면, 인체 내에 남아 있는 포도당의 일부가 만복중추를 자극하여 만복감을 쉽게 느낄 수 있다.

이때 B24, A28에 약자극인 서암봉 1호나 2호를 붙이면 자극이 약하여 효과가 크지 못하다. 이때는 6호 서암봉이나 신서암봉 1호 또는 대형을 붙인다.

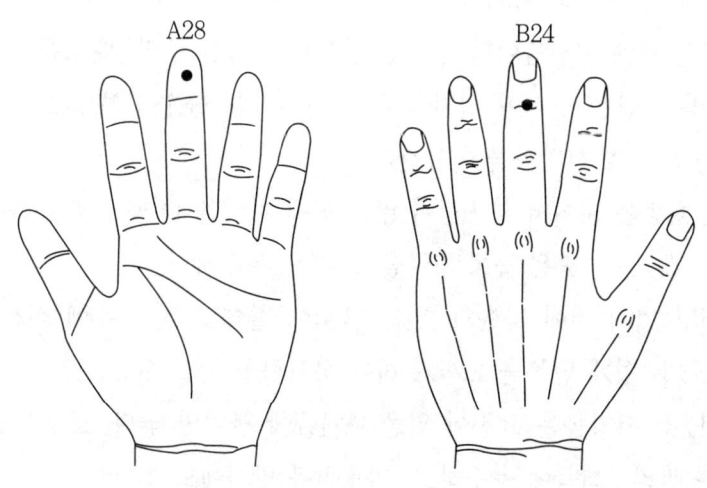

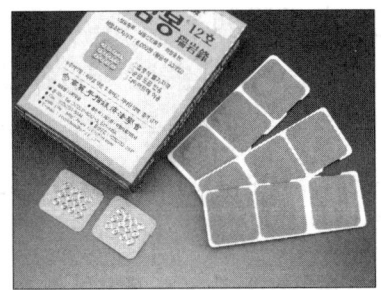 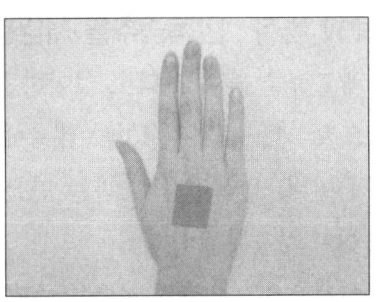

〈12호 서암봉〉   12호 서암봉을 요통이 있을 때
              B7에 붙이면 좋다.

　이보다 더 큰 강자극을 주기 위해서 고안·제작된 것이 12호 서암봉이다. 1호 서암봉을 12개 모은 것으로 금도금을 하였다. 순금의 양도체(良導體) 자극과 돌기자극이 어우러져 효과반응이 나타난다.

　A28, B24에 붙이고 있다가 약 30분 후 식사를 하면, 먹고 싶은 생각이 줄어들어 서서히 조금씩 먹을 수 있다. 배고픔을 많이 느낄수록 많은 양의 음식을 빨리 먹게 된다.

　식사 전에 서암뜸이나 수지침 등으로 자극을 주면, 배고픔과 마구 먹고 싶은 생각이 덜하여지나, 강자극을 줄수록 반응도 크기 때문에 12호 서암봉을 이용한다.

　12호봉은 넓어서 상응점이 넓은 곳에 자극을 줄 때도 훌륭하며, 요혈(要穴)이 많은 곳에 자극을 줄 때도 우수하다.

　저녁 먹기 전에 양손의 A28, B24에 붙이고 잠시 후에 식사를 해 보자. 쉽게 만복을 느끼게 하여 식사량을 줄일 수 있다.

　(12호 서암봉은 요통이 있을 때 B7에 붙이면 좋다. 요통의 예방과 관리·회복에 우수하고, 피로회복 방지에도 좋다)

(2) A12, F19도 만복감은 쉽게 느낄 수 있다

배고픔을 느끼고 먹고 싶어하는 섭취중추는 시상하부에 있다고 하나, 위장과 췌장에서도 배고픔, 먹고 싶은 느낌을 일으키는 중추(中樞)가 있는 것으로 알려져 있다.

그래서 A28, B24의 압박자극으로 부족할 경우에는 12호봉이나 신서암봉 대형을 A12, F19에 부착시킨다.

위에서와 같이 식사 30분 이전에 A12, F19에 12호 서암봉을 부착시키면 배고픔, 먹고 싶은 생각을 줄이고, 식사를 조금만 하여도 쉽게 만복감을 느낄 수 있다.

12호봉이 너무 커서 잘 떨어질 때는 신서암봉 6호를 이용해도 좋다.

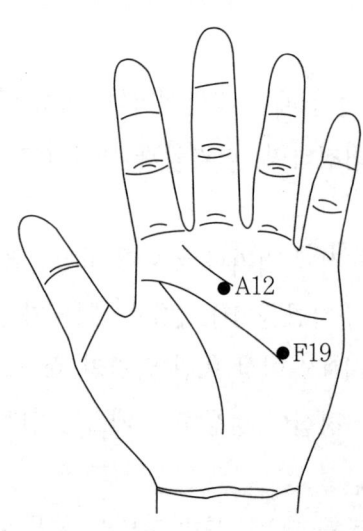

(3) 신서암봉을 이용한다 - 순금 접촉작용이 우수하다

12호봉은 상응점이 넓을 때, 특히 요통이 있을 때 손등에 붙여도 좋다.

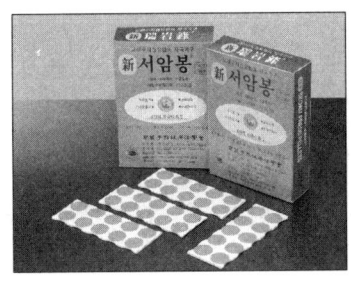
〈신서암봉〉

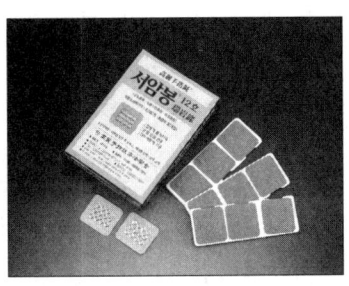
〈12호 서암봉〉

체중이 늘어갈 때는 건강해지는 것 같아 기분도 좋고, 자신감도 생긴다. 비록 몸은 무거워도 허약하거나 부족함을 잘 느끼지 못하는 것 같다.

그러나 체중을 줄여갈 때는 정반대이다. 항상 기운이 없고 머리와 눈이 어지럽고 침침하며, 허약함과 무기력증, 활력이 없는 등의 증상을 느낀다.

이런 경우, 저녁을 적게 먹거나 굶으면 허약감은 더욱 악화된다. 허약감을 느낄 때 수지침을 10~20여 개를 자침하거나, 자석을 붙이거나 서암뜸을 10장 이상 뜨면 약간의 쇼크현상이 일어난다. 어지럽고 답답하고, 정신이 몽롱하고 메스껍거나 토하고, 손발이 차지며 울렁거린다.

그러므로 다이어트를 할 때, 특히 저녁을 굶을 때에는 함부로 강자극을 주어서는 안 된다.

서암뜸도 3~5장 정도가 적당하며, 한꺼번에 10장 이상을 뜨면 뜸의 기운을 감당하지 못한다.

수지침의 경우도 10~20개 이상 자침하거나, 몇 시간씩 자입하고 있으면 손발이 싸늘해지고, 약간 허약감을 느낄 수 있다.

굵었을 때의 자극기구로는 자극이 미약하면서도, 작용이 강력한 신서암봉이 좋다.

신서암봉은 금판 속에 수지침도(手指鍼道) 마크와 돌기가 있어서 3가지의 작용을 한다. 순금은 생체의 전기활성화 양도체(良導體)로서의 작용과 순금의 보약 효과성을 얻을 수 있고, 돌기는 금속의 압박자극이며, 수지침도 기(氣)마크는 신체의 원기를 다스려 주는 역할을 한다.

이 신서암봉은 장부의 허실을 구별하여 오치(五治)처방에 부착시켜 주면 효과반응이 크고, 이상증상도 잘 나타나지 않는다.

6) 다이어트시 이상증상 처치

음식의 억제·조절을 할 때는 반드시 이상증상들이 나타난다.

일반적인 다이어트에서는 이러한 이상증상들을 처치하기가 곤란하다. 이상증상을 해소하지 못하면 다이어트에 성공할 수가 없다.

이상증상이 나타날 때는 A8·12·16·30과 F19에 금수지침이나 신서암봉을 붙이면 이상증상이 가라앉는다. 또는 서암뜸을 떠 주어도 좋고, 기능성 음식Ⅱ를 먹어도 좋고, 수지크림을 자주 발라도 좋다. 이상증상이 심하여 속히 없어지지 않으면 다음 처방을 이용한다.

〈이상증상이 나타날 때의 처방〉

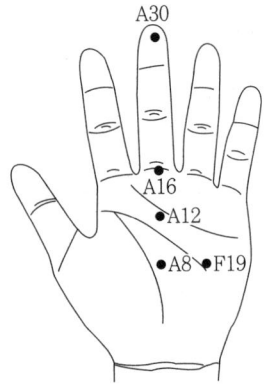

(1) 남성들의 다이어트시 이상증상 처방

이상증상(구역질·메슥거림·거식증·원기부족·뱃속이 이상할 때)이 나타날 때는 아래의 처방에 신서암봉이나 금색 서암봉을 이용한다. 또는 자동침관으로 신수지침을 자입한다.

이상증상이 없어야 다이어트를 계속할 수 있고, 체중감량에 성공할 수 있다.

〈양실증일 때〉

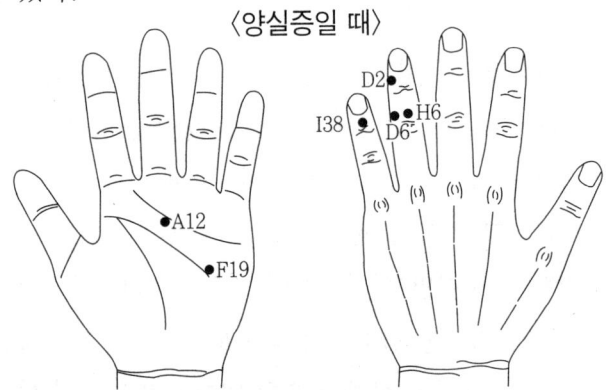

삼일체질을 진단해서 좌우를 선택할수록 좋다.
좌우 손에 모두 시술한다. 손등에는 동일색의 서암봉을 이용한다.

또는 신정방을 이용한다.

신정방(주로 남성들의 좌우 손에 시술한다)

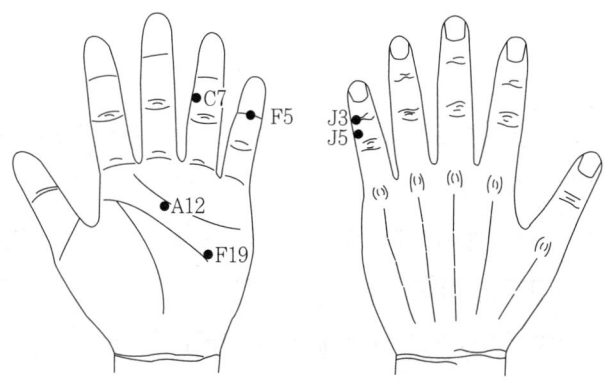

(2) 여성들의 다이어트시 이상증상 처방

삼일체질을 진단해서 좌우를 선택할수록 좋다.

〈신실증일 때〉

심정방(좌우 손에 시술한다)

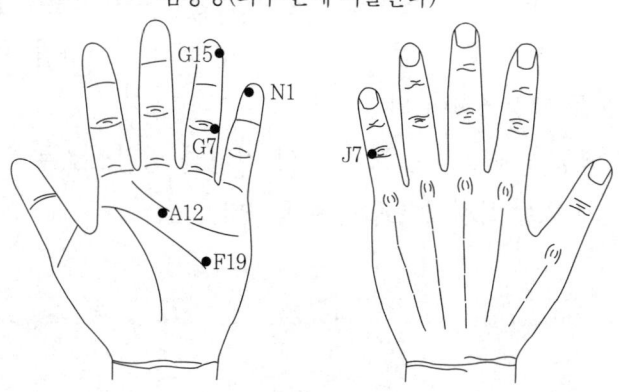

7) 팔찌·반지를 이용한 다이어트

비만이나 과체중자는 잉여 영양분이 체지방으로 쌓여져 있다. 며칠을 굶는다 할지라도 체지방을 분해시켜서 스스로 에너지를 충당할 수가 있다.

영양보충을 줄이고 스스로 체지방을 분해하여 에너지로 이용할 때, 건강한 상태에서는 무리없이 체지방의 분해가 잘 되지만, 건강하지 못한 상태에서는 체지방 분해가 잘 되지 못하므로 에너지의 부족현상이 일어난다.

즉, 어지럽고 손발이 차고 경련이 일어나고, 메스껍고 구토 기운이 있고, 무기력증, 눈이 침침함 등의 증상이 나타난다.

굶었을 때에 이와 같은 이상증상이 나타나는 것은 장부의 기능불균형이 심하여 음양맥진상에서 편차(偏差)가 심한 때이다.

이럴 때 음양맥상을 조절시켜 주면 굶어도 체지방 분해가 이루어져 에너지로 쉽게 이용하고, 이상증상이 나타나지 않는다.

그러므로 다이어트 당시에는 항상 음양맥상을 조절시킬 필요가 있다. 앞에서 말한 서암뜸, 수지침, 수지크림, 전자빔, 신서암봉 등도 모두 맥상조절이 된다.

음양맥상을 조절하는 또 하나의 간편한 방법으로는 수지침 팔찌·반지 또는 목걸이 요법을 이용한다.

(1) 양손에 수지침 팔찌를 차면 다이어트에 도움된다

비만이나 과체중자가 저녁을 억제할 때 나타나는 이상증상을 그때그때 치료하는 것도 좋은 방법이나, 좀더 적극적이고 간단한 방법으로는 양손에 수지침 팔찌를 차고 있는 것이다.

수지침 팔찌의 특징은 손목에만 작용하는 금속이므로(특수합금으로 만든 돌기가 있는 팔찌) 손목에 차는 순간부터 맥상에 변화가 일어난다.

통상 팔찌는 한개씩 찰 때도 있다. 좌우 중에서 아픈쪽의 손목에만 차도 되나, 다이어트 목적이나 좌우에 모두 질환을 가지고 있으면 좌우 손목에 모두 착용한다.

좌우 손목에 팔찌를 차고 있으면 저녁에 식사를 하지 않아도, 심한 무기력·어지러움·메스꺼움 등이 한결 덜하다. 한쪽만 차는 경우는 약간의 증상이 나타날 수 있으나, 좌우 손목에 차면 이상증상이 거의 없다.

또한 손목에 차고 있는 것이므로 간편하다. 가격이 다소 비싸기는 히여도, 항상 차고 있다는 점에서 편리하다. 수지침 팔찌를 차

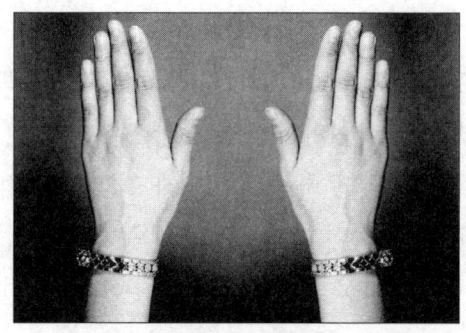

〈양손목에 수지침 팔찌를 착용한 모습〉

고 있으면 머리의 무거움, 어지러움, 눈이 침침한 것, 머리가 쉽게 피곤한 것, 두통·어깨 통증·오십견 통증의 해소에 큰 도움이 되고, 원기증진에도 큰 도움이 된다.

여성들의 경우는 오색(五色)팔찌를 양손에 끼우면 액세서리로도 매우 보기 좋다. 다만, 극히 쇠약할 때는 팔찌의 작용을 이기지 못하여 이상증상이 나타날 때가 있다. 이때는 뺐다가 다시 차기를 반복하면 팔찌로 인한 이상증상은 없어진다.

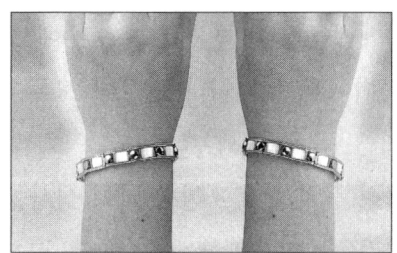

〈양손목에 오색팔찌를 착용한 모습〉

(2) 여성은 제4·5지에 다이어트 반지를 이용한다

여성의 비만은 신실증에 의한 비만이나 과체중이다. 심장기능이 허약하여 신장의 이뇨(利尿)작용이 잘 안 되어, 수분함량(水分含量)이 많아져 체지방이 쌓이는 것이다.

그래서 여성 비만은 피부나 살이 부드러운 편이고, 남성들은 운동을 많이 하므로 근육살이 쪄서 단단한 지방이 쌓인 특징이 있다.

여성이 신실증이 되면 하복부가 냉하고 딱딱한 적(積: 누를 때 돌멩이처럼 굳어진 곳)이 있고, 그 곳을 꼭 누르면 심한 통증을 느낀다. 이것은 모두 자궁질환이 있다는 뜻이고, 또한 모두 신부전증(腎不全症)을 가지고 있다는 증거이다.

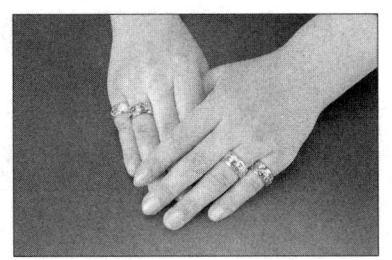
〈구암반지를 낀 모습〉

증상으로는 위장장애·심장쇠약, 뒷목·어깨통증·요통·하지통증·관절류머티즘·두통 등이 나타난다.

이럴 때 양손목에 수지침 팔찌를 차면 큰 도움이 되나, 제4지나 제5지에 수지침 반지를 끼우는 것도 도움이 된다.

여성은 양손에 끼울수록 좋다. 여성질환이 심하거나 과체중·비만이 되면 좌우를 동일하게 시술한다.

이때 제5지에는 구암반지를 끼우고 있으면 하지통·요통·소화불량까지도 해소된다.

구암반지는 음양석을 안쪽에 넣은 것으로, 손가락에 끼우고 있는 동안은 음양매상(陰陽脈狀)을 조절시키고, 심장을 자극하여 혈액순환을 촉진시키고, 신장기능을 강화시켜 불필요한 수분을 배출한다.

서암이온반지를 끼워도 좋다. 또는 양손 제4지에 끼워도 좋다.

보통 서암반지는 효과가 있기는 하나 강력하지 못하고, 약간 부족하면서도 이상증상이 나타나는 경향이 있다. 서암반지에 앞서서 초창기에 만든 감은반지가 있었다. 감은반지는 효과반응은 있으나 이상증상도 많이 나타나 어깨·머리의 심한 통증, 팔이 무겁고 결리는 듯한 증상들이 나타나는 것이다.

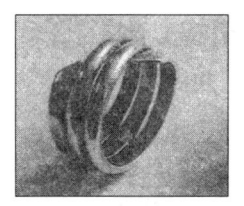 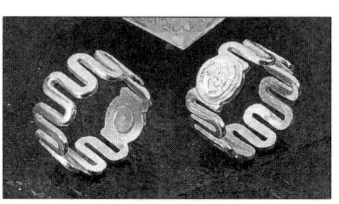

〈감은반지〉   〈서암이온반지〉

감은반지는 이상증상이 나타나
좋지 않고, 사용하지 않는다.

 감은반지가 이상증상이 나타나는 데 대하여 연구한 결과, 손가락의 모든 혈관이나 신경, 기맥·경락은 손바닥에서 손끝으로 흐르고 있다. 감은반지는 모든 흐름을 차단하기 때문이다.
 그래서 열(熱) 분산을 강화시키고, 기혈(氣血)의 흐름을 순조롭게 하기 위해서 서암반지가 나온 것이다. 아직도 시중에서 감은반지를 이용하고 있는데, 사용하지 않는 것이 좋다. 이상증상이 심하게 나타날 수가 있기 때문이다.
 서암반지도 약간 이상증상이 나타나 연구를 하다가 서암이온반지를 개발한 것이다.
 전기나 자석은 한 가지 기운만 있으면 작용이 안 된다. 자석도 N극만 있으면 자기(磁氣)현상이 잘 나타나지 않는다. 이때 S극이 있으면 강력한 작용이 나타나듯이 전기도 마찬가지이다.
 순은은 열 분산 효과도 있으나 ⊖이온 작용을 하고 있다. ⊖이온만 있으면 역시 이온작용이 활성화 하지 못한다. 이때 ⊕이온에 해당하는 순금을 접촉시키면 ⊖·⊕이온 작용이 활성화 되고, 금(金)의 전기전도성(양도체 작용)과 순금의 약효성에 의한 작용이 어우러져 작용이 커진다.

그래서 서암반지의 내측에 순금을 넣어 만든 것이 이온반지이다. 서암반지를 끼운 것보다 안정감·편안함, 효과의 지속성 등이 있어서 반응이 좋다.

여성이 다이어트용으로 이용할 때는 제4지나 제5지에 끼우는데, 다이어트용으로 이용할 때는 양손에 모두 끼우는 것이 좋다.

수지침팔찌나 반지는 끼우고 있으면 체중감량 효과가 있을 수도 있지만, 음식조절 중에 나타나는 여러 가지 이상증상을 덜하게 하거나, 이상증상을 줄여 줄 수도 있다.

처음에 끼울 때 원기가 약한 사람은 약간의 어지러움 증상이 올 수 있다. 원기가 허약하거나, 아직 적응하지 못하기 때문이다. 이때는 끼웠다가 뺐다가를 반복해서 끼우면 된다. 팔찌는 한 번 차면 빼지 말고 생활한다.(반지를 끼워서 이상증상이 나타나면 운기체질에 따라서 반지를 다시 끼운다)

운기체질에서 간실(肝實) 계통이면 제1지, 또는 제2지·제5지에 반지를 끼운다.(운기체질은 본 학회나 지회장이나 학술위원과 상의한다)

◑ 서암이온반지 끼우는 법

- 운기체질에서 간실(肝實) 계통이면 제1지에 끼운다.
- 운기체질에서 심실(心實) 계통이면 제2지에 끼운다.
- 운기체질에서 비실(脾實) 계통이면 제3지에 끼운다.
- 운기체질에서 폐실(肺實) 계통이면 제4지에 끼운다.
- 운기체질에서 신실(腎實) 계통이면 제5지에 끼운다.

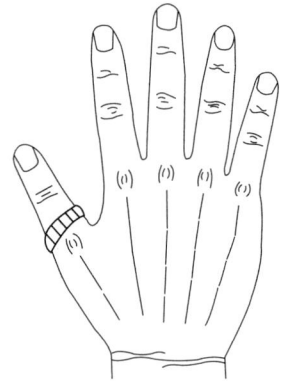
간실일 때(간질환) 제1지에 끼운다.

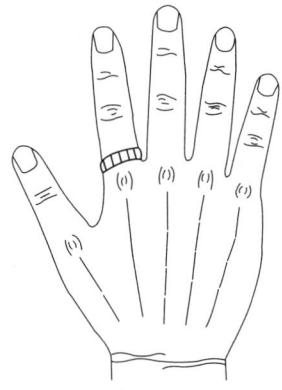
심실일 때(심장병) 제2지에 끼운다.

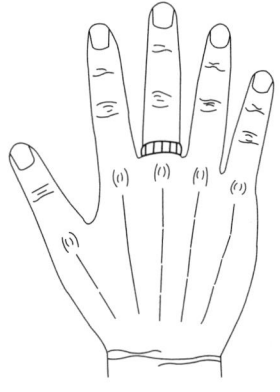
비실일 때(췌장 · 당뇨 · 심장병 등) 제3지에 끼운다.

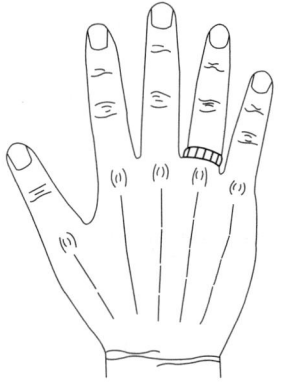
폐실일 때 제4지에 끼운다.

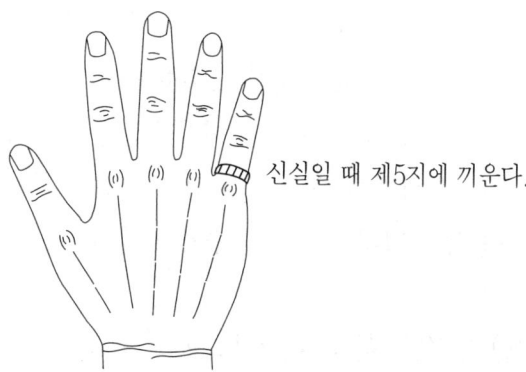

신실일 때 제5지에 끼운다.

좌우에 모두 끼워도 좋으나, 좀더 구체적인 것은 지회장이나 학술위원과 상의하여 끼운다.

(3) 남성은 좌수 제2지, 우수 제3지에 끼운다

남성은 대개 심장질환으로 인하여 비만이나 과체중이 된다.

특히 복부 비만증이 많다. 복부 비만증은 당뇨·고혈압·심장병·고지혈증·퇴행성 질환 등을 유발한다.

그러므로 좌수에는 제2지, 우수에는 제3지에 끼운다. 만약 특정한 질병이 있으면 운기체질에 따라서 선택하고, 남성은 주로 구암

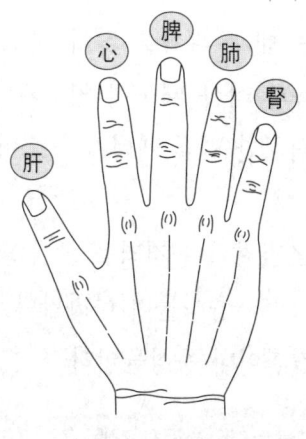

반지를 끼우도록 한다.

남성들의 경우도 반지를 끼우고 있으면 다이어트 중에 나타나는 이상증상들을 없애주거나, 이상증상들을 적게 나타나게 할 수 있다. 체중감량에서 제일 큰 요점은 영양조절에 있으나, 영양조절시 이상증상이 없어야 지속할 수가 있다.

8) 수지음식 다이어트

(1) 기능성 음식(먹고 싶은 생각 줄이는 음식)

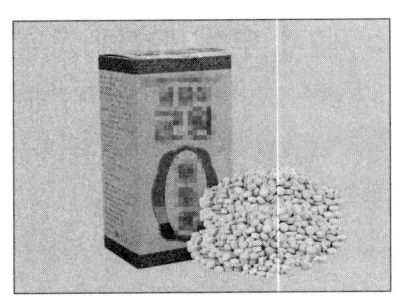

비만자나 과체중자는 대개 과식을 많이 하고 소화력도 대단히 왕성하다. 왕성한 식욕과 식사 때문에 영양과잉 섭취를 하게 된다. 비만이란 영양을 섭취한 만큼 에너지를 소비하지 못해서 체지방으로 쌓인 것이다.

이때 영양을 억제·조절하거나 저녁을 굶게 되면 소화기 계통의 리듬에 변화가 생겨서 여러 증상들이 나타난다. 이것은 모두 소화기, 특히 위장계통의 질환이나 증상들이다.

그리고 복부 비만증은 항상 헛배가 부르고 뱃속이 답답하고, 배고픈 증상을 느끼지 못하고, 한 숟가락만 먹어도 배부른 증상이 나타날 때가 있다.

대부분 만성 위염·만성 소화불량을 가지고 있다. 이럴 때는 식사 후에 기능성 음식으로 만든 알음식을 식후 15분 정도에서 15개를 온수로 삼킨다. 매식사 때마다 먹으면 헛배부름·답답함이 없어지고, 가스도 줄어들고, 뱃속이 지극히 편안해지고, 변비·설사 해소에도 도움이 된다.

계속 먹으면 다이어트 중에 나타나는 메스꺼움·울렁거림·피곤 증상·거식증·위통·어지러운 증상들을 해소하는 데 도움이 된다.

저녁을 굶을 때는 생수를 1~2컵 마시고, 잠시 후에 기능성 음식 15개를 먹으면 배고픔, 먹고 싶은 생각들도 적어진다.

기능성 음식만을 저녁에 먹고서 살을 뺀 사람들도 있다. 만약 집에 기능성 음식이 없으면 지회장과 상의하여 기능성 알음식을 이용한다.

(2) 허약한 장부에 영양보충하는 음식

기능성 음식도 영양조절에 큰 도움이 되나, 각 오장에 영양을 보충하는 음식을 먹으면 더욱 큰 도움이 된다. 오장에 영양보충하는 수지음식을 먹으려면 지회장이나 학술위원과 상의해서 선택한다.

9) 2식(二食)에 습관을 들인다

저녁 한 끼를 매일 먹지 않는다는 것은 참으로 어려운 일이다. 습관화 되면 저녁을 굶는 것이 편하고, 오히려 저녁을 먹는 것이 큰 부담이 된다. 대략 3~4주에서 2개월 정도만 노력하면 저녁을 먹지 않는 습관이 될 수 있다.

저녁을 굶는 것이 습관화 되면 뱃속이 편하고 기분도 좋고 가벼우며, 참으로 좋다.

저녁 굶는 습관을 들였다가 저녁 식사 모임에 자주 나가면 또다시 저녁을 먹게 된다. 처음에는 위장에 부담이 되다가, 계속 먹으면 다시 먹는 습관으로 바뀐다.

어렵게 저녁 굶는 것을 습관화 하였으면, 더욱더 유지시켜야 다이어트와 체중감량에 성공하고 요요현상이 없어진다

앞에서도 언급하였지만, 청소년 시절에는 많은 성장과 활동을 하므로 많은 영양이 필요하나, 30대만 넘어도 많은 양의 에너지 소비가 없기 때문에, 극히 적은 양의 음식만으로도 생명유지 · 건강유지에 아무런 문제가 없고, 영양이 조금이라도 지나치면 오히려 더 큰 문제를 일으키고 있다.

이제 저녁을 굶어서 정상체중 조절에 성공하여 보자.

10) 오감만족(五感滿足)을 개발하여 식욕을 억제한다

식사량을 줄이고 저녁을 적게 먹거나 굶었을 때에 나타나는 배고픔, 먹고 싶은 생각 등을 참는 것은 쉬운 일이 아니다.

이럴 때 서암뜸·수지침·수지크림·기능성 음식Ⅱ·12호 서암봉·전자빔 등으로, 어느 정도 억제하는 데 도움이 되지만, 100% 배고픔, 먹고 싶은 생각을 억제하기는 어렵다.

동물의 본능에서 식욕과 성욕은 매우 강해서 어떤 방법으로든지 억제하기가 힘들다.

강렬한 식욕을 완전하게 억제하고, 먹고 싶은 생각을 줄이기 위해서는 고차원적인 방법을 이용해야 한다.

『다이어트의 혁명』의 저자(著者)인 하루야마 시게오 씨는 "스트레스를 많이 받으면 뇌내(腦內) 모르핀이 줄어들어 즐거움·쾌감을 느끼는 엔도르핀을 분비시키기 위해, 가장 쉬운 음식먹는 방법을 선택한다"고 하였다.

고차원적인 즐거움이 없는 사람은 식욕과 성욕 등 육체의 욕망에 의존하기 쉽다. 고차원적인 욕망에 눈을 뜨면 베타(β) - 엔도르핀인 뇌내 마약이 대량 분비되고, 세로토닌 호르몬이 다량 분비되어, 식욕을 억제할 수 있다.

즉, 사람은 동물적 본능인 식욕이나 성욕의 욕구가 강렬하므로 단순하게 식욕을 억제하기가 쉽지 않다.

결의(決意)나 의지력만으로는 본능적인 욕망을 억제하기 힘들다. 이 본능적 욕망인 강렬한 식욕을 억제하기 위해서는 고차원적인 정신적 욕망을 개발해야 한다.

창조하는 기쁨이나 사회봉사, 강력한 책임감이나 고차원적인 정신적 욕망의 실현을 위해 노력한다면 식욕·물욕·성욕에서 해방되고, 본능적인 욕구를 억제할 수 있다.

고차원적인 욕구가 개발되면 베타(β)-엔도르핀인 뇌내 마약이 분비되어 세로토닌(serotonin)이라는 호르몬의 소비를 막고 분비를 촉진시킨다고 한다. 세로토닌 호르몬은 긍정적인 사고, 즐거운 마음, 기쁜 마음을 갖게 하는 것으로, 나아가 식욕중추를 억제하여 조절할 수가 있다.

강렬한 식욕을 수지침·서암뜸으로 어느 정도 억제하고, 고차원적 정신적인 만족을 주는 예술·문화·기술·작업 등을 개발해서 강렬한 식욕을 억제하는 데 이용해야 한다.

수지침·서암뜸·수지크림·수지음식·12호 서암봉·전자빔 등으로 세로토닌의 분비를 촉진하고 소비를 억제함으로써, 쾌락과 기쁨을 느끼게 하여 식욕을 억제하고, 여기에 고차원적인 정신적 만족(滿足)을 추가해야 완전한 식욕억제가 가능하다.

고차원적·정신적인 만족을 주는 것은 여러 가지가 있다. 창의적인 연구, 사회봉사, 취미생활, 좋아하는 운동·일, 예술적인 활동, 오감(五感)의 만족 등이 있다.

학문을 연구하고 창조적인 학술과 기술을 연구·개발하며, 새로운 것을 발견하였을 때의 정신적인 기쁨과 성취욕(成就慾)은 배고픈 것을 잊을 수 있다.

사회봉사에 즐거움을 느끼고 상대방의 호응이 좋고, 결과가 좋을 때의 기쁨은 이루 말로 표현할 수 없이 기쁘다.
 자신이 좋아하는 테니스·골프·축구·등산·탁구·헬스 등을 할 때에도 재미를 느낀다.
 자신이 매우 좋아하는 작업, 근무를 할 때도, 마음에 기쁨을 느끼거나, 일에 중독증(中毒症)이 나타날 때도 만족을 느낀다. 예술적인 활동도 마찬가지이다. 미술품을 관람하고, 음악을 듣고 노래 부르고, 글씨·그림·조각 등 예술활동을 할 때에도 기쁨과 재미를 느낀다.

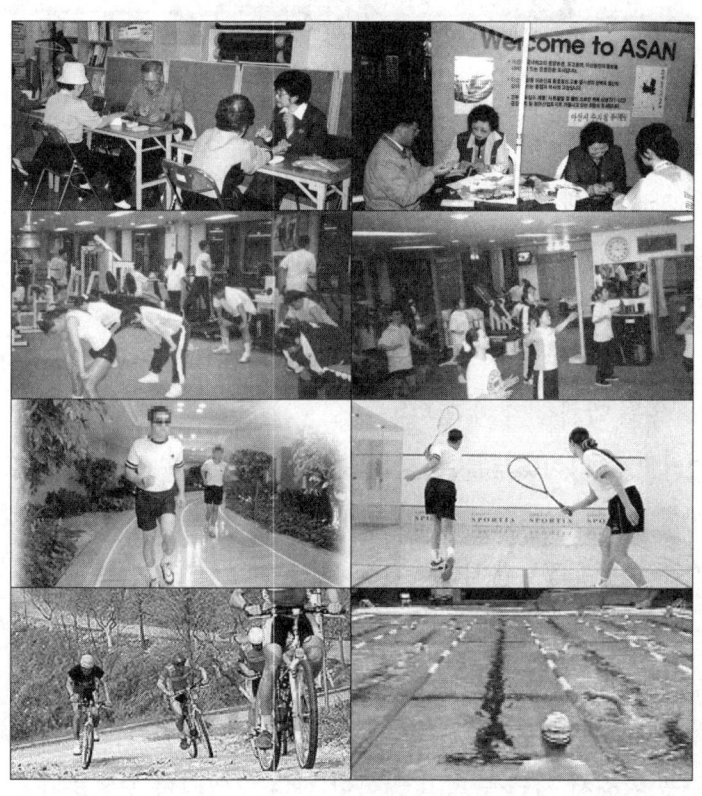

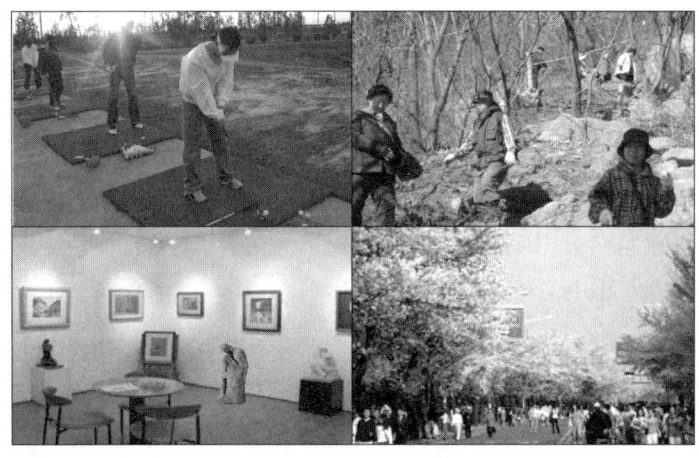

　독서나 영화·TV·비디오·음악감상 등으로 정신적인 만족을 느낄 때 강력한 식욕을 억제할 수 있다.

　따라서 저녁을 굶으면서 앞에서 소개한 수지요법들을 이용하고서도 먹는 것만을 생각하면 본능적인 식욕억제가 불가능하다.

　이때 앞에서와 같이 정신적 만족을 주는 행동을 한다면 완전하게 식욕을 억제할 수가 있다.

　그러므로 다이어트를 하려는 사람은 취미생활을 개발하고, 더 나아가 심취(心醉)하도록 하여야 한다.

　좋아하는 운동·봉사·독서·예술·연구·작업·종교생활·근무 등을 꼭 정해 놓고 함께 병행하도록 한다. 그러면 반드시 저녁식사 억제에 성공할 수가 있다. 그리고 저녁을 먹는 것보다 먹지 않는 것이 건강에 좋다는 생각을 잊지 않도록 한다. 완전한 체중감량을 위해서 저녁을 먹지 않아야 한다는 의지가 중요하다.

제4장

음식조절의 강도를 높이는 수지침요법들 (2)

1. 다이어트 할 때의 이상증상 처치법

아침·점심의 식사량을 줄이고, 특히 저녁을 굶거나 극히 소식하고, 육식을 줄이면서 간식·알코올을 억제하면 며칠은 각오와 의지를 가지고 실시하나, 계속한다면 영양 리듬상에 변화가 생겨 여러 가지의 이상증상이 나타난다.

배고픔, 강력한 식욕, 어지러움, 눈이 침침하고 기운이 없고, 의욕이 적고 우울증의 초기현상, 손발냉증, 저혈낭 증세, 변비 또는 설사 등이 나타난다.

이러한 증상들을 처치하지 못하면 다이어트에 성공할 수 없고, 곧 다시 원래대로 식사를 하면 체중감량에 실패하고, 식사를 많이 하게 되면 예전보다 더욱 과체중이 되거나 비만이 된다.

위와 같은 이상증상은 다이어트 과정에서 반드시 나타난다. 양방이나 한방, 대체요법 등에서는 이러한 이상증상을 처치하기가 어렵다.

다이어트 과정에서는 대개 원기가 쇠약해져서 무기력하므로 약이나 치료를 함부로 할 수가 없다. 조금이라도 지나치게 투약하거나 치료를 한다면, 쇼크현상이나 이상증상이 더욱 악화된다.

이러한 증상들은 수지침요법으로 잘 치료가 된다. 그 처방들은 다음과 같다.

1) 허기지고, 먹고 싶고, 배고픔이 심할 때

(1) 서암뜸을 A1·3·6·8·12·20·24·30, E22, N18, F6에 3~5장씩 뜨게 한다.

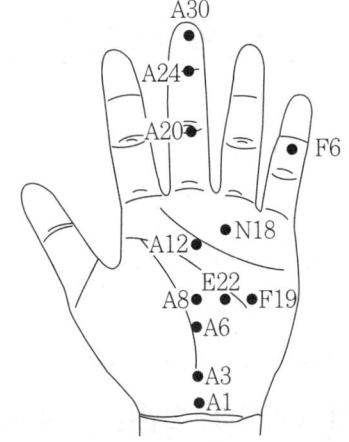

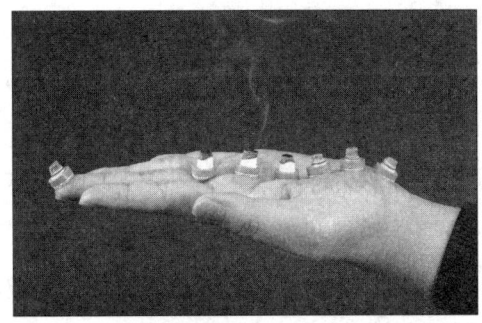

〈뜸뜨는 모습〉

(2) 신수지침, 금수지침을 A12, F19만 자침하여도 증상이 개선되나, 증상 개선이 잘 되지 않으면 F6, E41에 자침한다.

 기맥영수보사법으로 시술하여야 하나, 직자(직각으로 찌르는 것)로도 효과가 있다. 조금 있으면 배고픔이 줄어든다. A30을 추가하면 더욱 좋다.

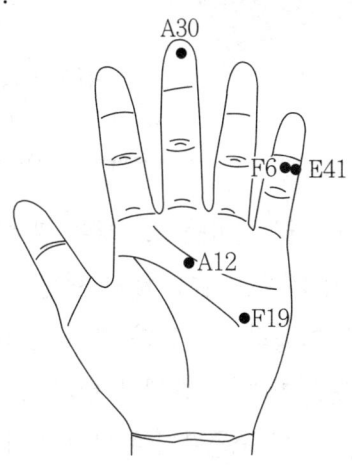

◐ 신수지침 자동침관의 사용법
- 먼저 신수지침 카트리지(cartridge)를 끼운다.(구멍에 맞게)
- 침끝 길이를 조절한다.(사진설명 참조) 이때 결합된 상태에서 꼭 조여 준다.
- 여성들이나 소아들에게 이용할 때나 손등에 이용할 때는 길이조절 보조너트를 빼내고 자입한다. 그러면 1mm 정도 자입된다.

 신수지침 자동침관은 1개 가지고 사용해도 좋으나, 여유가 있다면 2개를 준비하여 남성용·여성용으로 구분하여 사용한다.

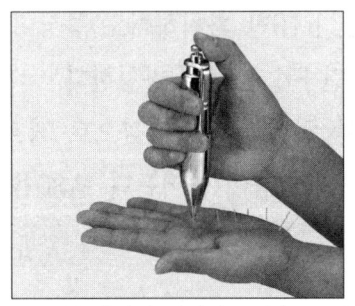 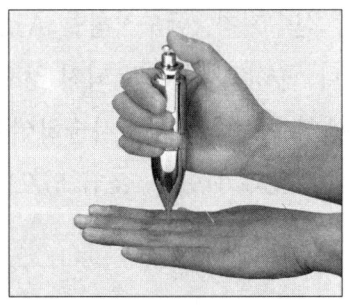

〈손바닥에 자입한 모습〉　　〈손등에 자입한 모습〉

손등에는 1mm 정도만 자입한다.
(보조너트를 제거하고 조절해서 사용)

　신수지침 자동침관은 끝 길이를 조절하여 찌르면 1mm 정도 자입할 수 있다. 손등의 피부는 얇고 뼈와 혈관이 노출되어 있으므로 뼈와 혈관에 직접 자입하지 않는다. 뼈에 1mm 정도 자입해도 상관은 없으나, 혈관은 반드시 피해야 한다. 그러므로 손등쪽은 가급적 피하거나 혈관·뼈 돌출부위는 피해서 자입한다.
　손바닥은 기육(살)이 두껍기 때문에 1mm는 안심하고 자입할 수 있으나, 손가락의 관절부위에서는 혈관을 피하고 자입해야 한다.

- 신수지침의 자입 전후에 충분한 운동·마사지·소독을 해야 한다.

　안전하고 부작용이 없는 수지침이라도 시술 전에 지압봉을 10분 정도 쥐었다가 놓는 운동을 실시하고, 흐르는 물에 손을 닦고 마사지하고, 소독면으로 닦은 다음 신수지침을 자입한다. 수지침을 뺀 다음에도 손을 충분히 움직이거나 마사지한다.

• 신수지침은 찌를 때 쓰러져도 효과 있다.

  신수지침을 얕게 1mm 정도 자입하다 보면 신수지침이 쓰러지는 경우가 있다. 쓰러져도 피부에 침이 꽂혀 있으면 효과가 있다.

• 신수지침 카트리지는 수지침 자입시 매우 편리하고 위생적이다.

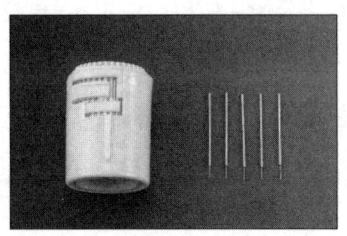

〈신수지침과 카트리지〉

  그동안 수지침 자동침관이 개발되어 사용해 왔으나, 종래의 수지침 바늘은 침체가 길고 무거워서 얕게 찌르면 쓰러지거나 빠지고 아팠다.

  그러나 신수지침이 개발되어 침체가 약 3mm 정도로 짧고, 파이프 침자루이므로 한결 덜 아프고 위생적이다.

  신수지침 전용 카트리지가 개발됨으로써 자동침관을 더욱 많이 이용하게 된 것이다. 신수지침 카트리지를 끼우고, 침끝 길이를 조절하고 찌르면, 약 1mm 정도 들어간다.

  1mm 정도 자입이 되므로 한결 덜 아프고, 자입이 쉽고 매우 편리하다. 보조너트를 제거하고 너트를 1mm 정도 들어가게 조절하면 손등에 사용해도 좋다.(단, 뼈 부위와 혈관 노출 부위는 피한다)

  혼자 수지침을 찌른다는 것이 쉬운 일이 아니다. 능숙하지 못하여, 자입시마다 처음에는 아프고, 땅기고 빠진다.

그러나 신수지침 카트리지 자동침관은 매우 편리하여 사용하기가 매우 쉽고 거의 아프지 않다.

여러 번 연습하고 시술을 하는데 가장 편안한 자세에서 시술하며, 찌르고 20~30분간 있다가 신수지침을 빼고 충분히 마사지(비벼준다)하고 알코올면으로 소독한다.

수지침 시술은 각 지회장이나 학술위원의 지도를 받고서 사용한다.(자동침관 사용법을 충분히 숙지하고 실습한 다음에 이용한다)

〈신수지침 자동침관〉

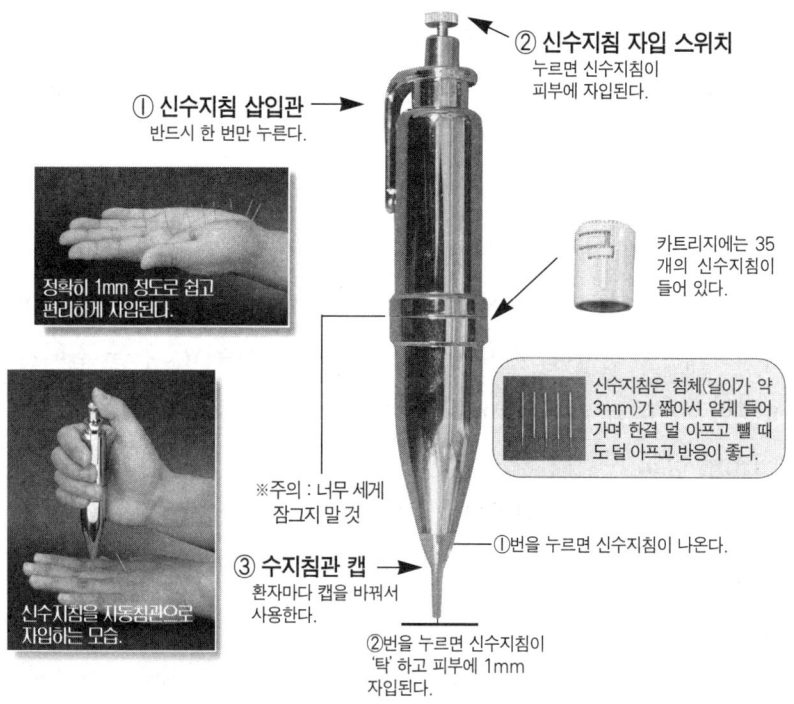

◐ 자동수지침관의 사용법

- 수지침요법의 진단과 이론에 따라서 수지침처방을 먼저 한다.
- 자침할 손을 충분히 비벼주면서 손운동을 시키고 소독을 한다.
- 자동수지침관의 위생투명구를 바꿔 끼운다.(개인용)
- 자동수지침관의 위생투명구로 자침할 부위를 꼭 눌러 준다.
- 자동수지침관으로 신수지침을 자침한다. 반드시 1mm 정도만 들어가게 조정한다.
- 수지침을 찌르고(수지침이 쓰러져도 효과 있음) 20~30분간 있다가 뺀다. 뺄 때는 살짝 비틀면서 빼거나, 수지침 옆을 눌러주며 뺀다.
- 알코올면으로 소독한 후에 충분히 비벼주고 다시 소독한다.

◐ 자동수지침관 사용시 주의사항

- 허약자 · 신경과민자 · 심장허약자 · 임산부(허약자) · 출혈과다자는 공복시에 자침을 금한다.
- 수지침은 반드시 1회용으로만 이용하고, 개인 이용시는 철저한 청결과 소독 후 사용한다.
- 수지침은 최대한 얕게 1mm 이내로 찔러야 좋다.(뼈 돌출 부위는 사용하지 말 것)
- 수지침 깊이의 길이를 조정한다.(1mm 정도로)
- 수지침은 깊이가 일정하고 적당한 본 학회 제품을 쓰는 것이 좋다.

◐ 자동수지침관의 특징

- 신수지침을 간단하고 신속하게 찌를 수 있다.
- 위생적이고 정확하게 찌를 수 있다. 거의 아프지 않다.
- 반영구적으로 사용할 수 있다.

(3) 수지크림을 바른다

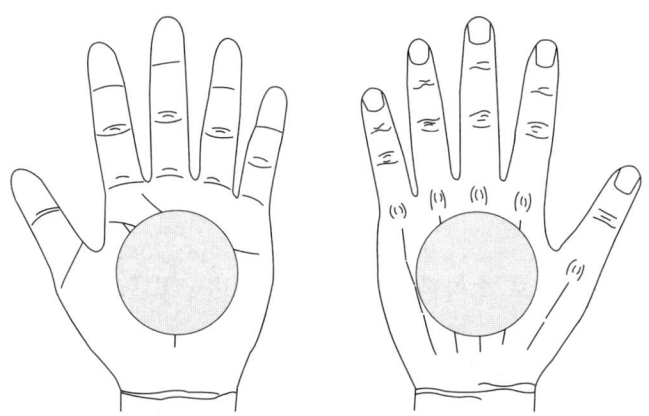

수지크림은 손바닥·손등·손가락에 모두 바를수록, 피로회복·예방, 배고픔 억제·메슥거림·구역질 해소에 큰 도움이 된다. 2~3회 반복하면 현저하게 먹고 싶은 생각이 줄어든다.

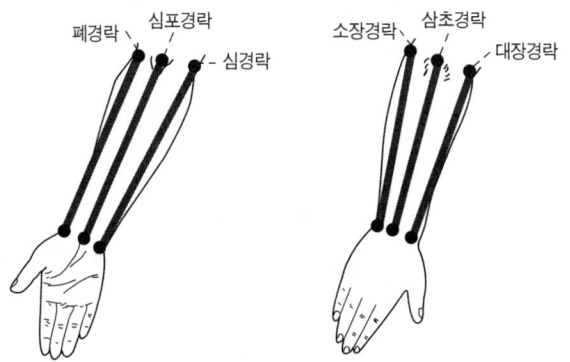

손바닥이나 손등에도 바르면 좋으나, 현재 사용하고 있는 일반크림이 있을 때는 팔뚝에 바른다. 기분이 맑아지고 피곤증상까지 회복할 수 있다.

수지크림은 손바닥·손등·팔뚝에 바르면 배고픔, 먹고 싶은 생각이 덜해지면서 잠시 후에는 감소된다.

배고프다고 느낄 때, 다이어트 크림(수지크림)을 손등이나 손바닥에 자주 발라 준다.

또는 팔내측의 폐(肺)경락, 심포(心包)경락, 심(心)경락을 따라서 발라 주면 배고픔, 허기짐이 줄어든다. 배고픔을 느낄 때마다 자주 바른다.

(4) 신서암봉이나 금T봉을 이용한다

A12, F19 또는 A28·30, B24에 신서암봉이나 금T봉을 이용하면 식욕억제, 배고픔 해소에 도움이 된다.

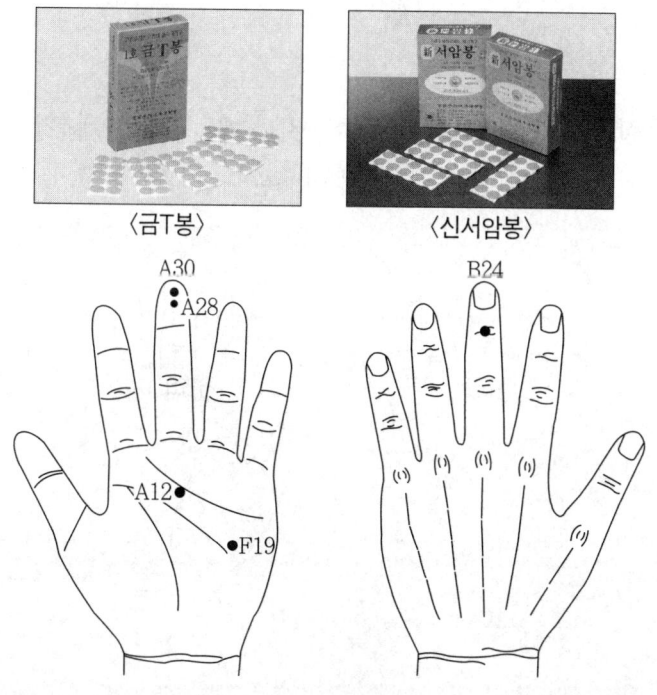

〈금T봉〉 〈신서암봉〉

(5) 반지요법

구암반지나 골무지압구를 장부의 허실에 따라서 낀다.

- 양실증 : 양증 제2지, 음증 제1지나 제2지(보통 남자들의 경우)

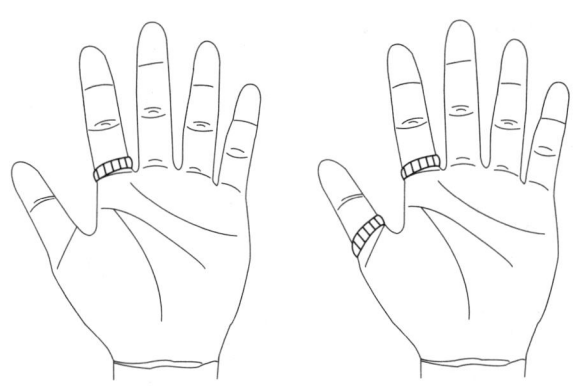

- 음실증 : 양증 제3지, 음증 제3지나 제2지 또는 제4지
  비만자나 남자에게 이용한다.

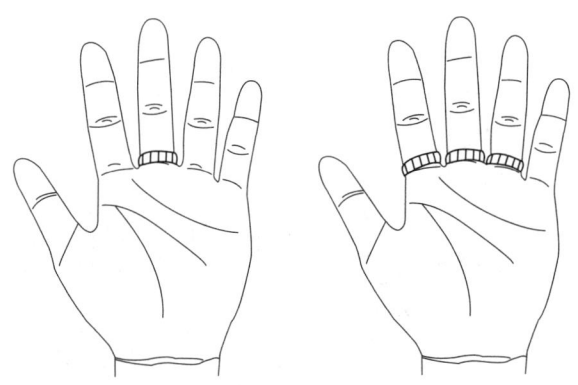

- 신실증 : 양증 제5지나 제4지, 음증은 제5지나 제1지에 낀다.
  (주로 여성들에게 끼운다)

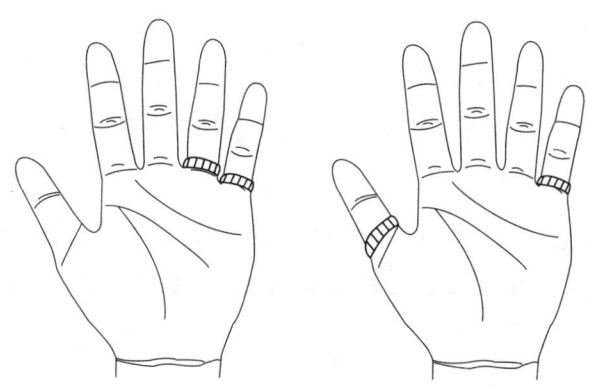

반지를 끼우면 배고프고, 먹고 싶은 생각, 허기짐이 덜하여지나 완전히 없애려면 취미활동이나 신나는 작업을 하면 더욱 효과가 좋다.(반지 끼는 정확한 방법은 지회장이나 학술위원과 상의하고 낀다)

(6) 기능성 음식Ⅱ를 간단히 보충한다

본 학회에서는 건강증진을 위해서 끊임없는 연구를 하고 있다.

다이어트할 때, 굶을 때의 배고픔·허기짐·먹고 싶은 생각을 없애야 체중감량에 성공한다. 이러한 이상증상을 해소하기 위하여 연구를 거듭하면서 기능성 음식Ⅱ를 개발했다.

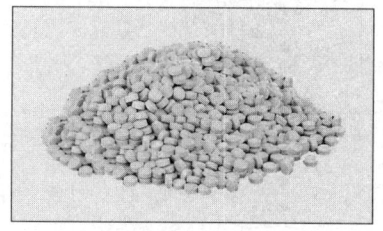

〈기능성 음식Ⅱ〉

저녁을 먹는 대신에 기능성 음식Ⅱ로 영양을 보충한다.
한 번에 20알씩 식사 대용으로 먹는다.

음식을 굶을 때 공복에는 생수를 많이 마셔야 한다. 공복시 배고프고 먹고 싶은 생각이 날 때 간식이나 빵·라면·과자 등을 먹으면 다시 살이 찐다.

굶어서 배고프고 먹고 싶을 때는 기능성 음식Ⅱ를 10~20개 온수로 삼킨다. 배고픈 것이 완전히 없어지지는 않아도, 먹고 싶은 생각은 한결 덜해져 참을 수 있다.

식사를 굶는 대신에 기능성 음식Ⅱ로 영양을 보충하는 것이다. 뱃속이 편하고 먹고 싶은 생각이 거의 없고, 피곤증상도 없어져서 매우 좋다.

2) 어지러움, 무기력, 손발 냉증

(1) 기본방 요혈에 서암뜸을 뜬다

어지럽고 무기력증이 나타나면 서암뜸을 3~5장씩 뜬다. 온열자극이 체지방을 분해시켜서 에너지로 쓰인다. 온열자극이 좋다

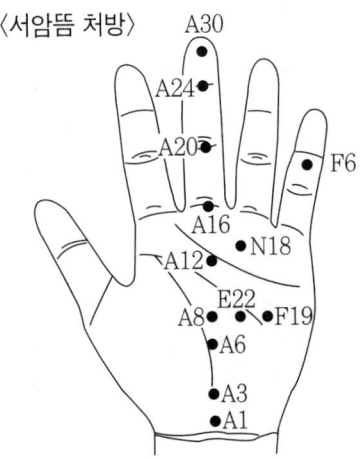

〈서암뜸 처방〉

하여도 목욕·사우나는 가급적 금한다. 심한 공복시의 목욕은 졸도의 우려가 있다.

서암뜸을 처음에는 2~3장씩 뜨다가 3~5장 이상씩으로 늘려간다.

서암뜸 처방은 A1·3·6·8·12·16·20·24·30, F6, N18, E22, F19번이다.

(2) 비정방을 사용하고, A12·28, F19, B24를 시술한다

축적된 체지방을 분해하는 데 도움이 된다.

이때는 비정방을 시술하고, A12·28, F19, B24를 신수지침이나 금수지침으로 시술하면 체지방을 분해하는 데 더 큰 도움이 된다.

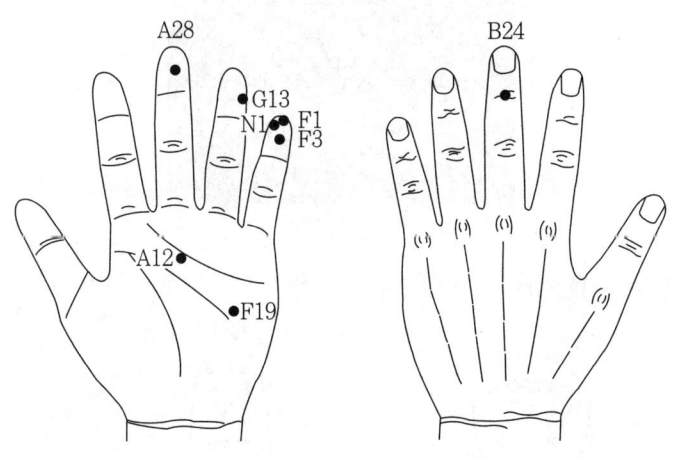

3) 두통·빈혈증이 일어날 때

(1) 두통이 있을 때

갑자기 다이어트를 하면 영양상의 리듬에 변화가 일어나 빈혈·두통이 나타난다. 이때는 상응부와 상응점을 찾아서 시술한다.

굶을 때는 신수지침이나 금수지침으로 상응점에 시술한다.

손부위에서 인체에 해당되는 부위를 상응부(相應部)라고 하며, 질병이 있을 때는 상응부에 반사점(反射點)이 나타난다. 이 반사점을 '상응점'이라고 하며, 수지침의 치료점이다. 상응점을 찾는 기구를 '압진기(壓診器)'라고 한다. 상응부를 살짝 눌렀을 때, 제일 아픈 지점을 상응점, 치료점이라고 한다.

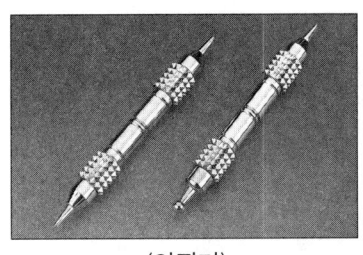

〈압진기〉

• 전두통(前頭痛)이 있을 때 - 상응부·상응점

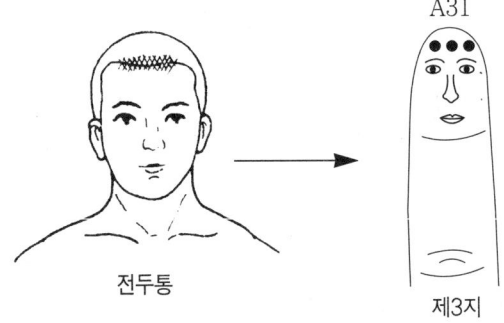

• 두정통(頭頂痛)이 있을 때 - 상응부 · 상응점

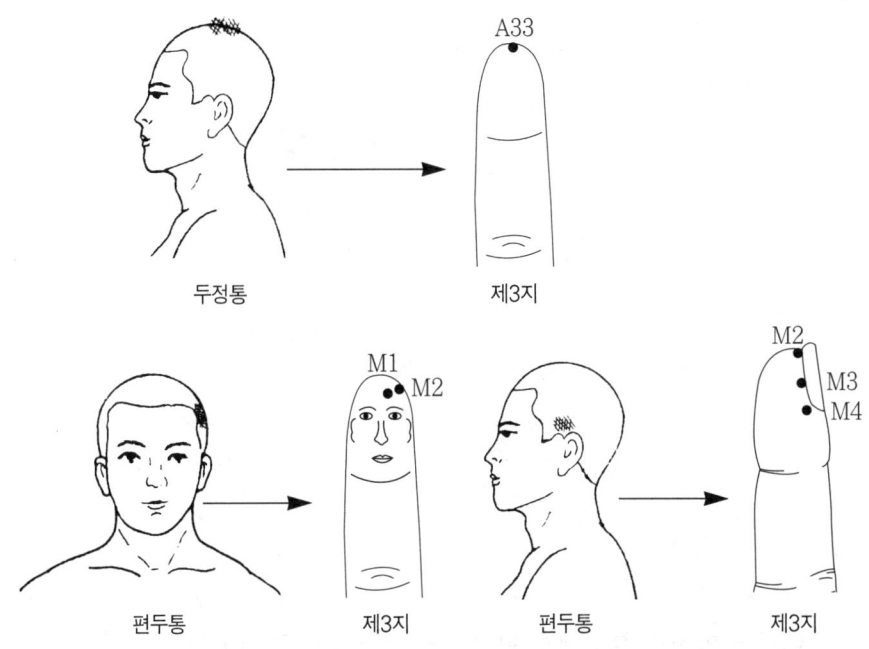

• 측두통(側頭痛) · 편두통이 있을 때 - 상응부 · 상응점

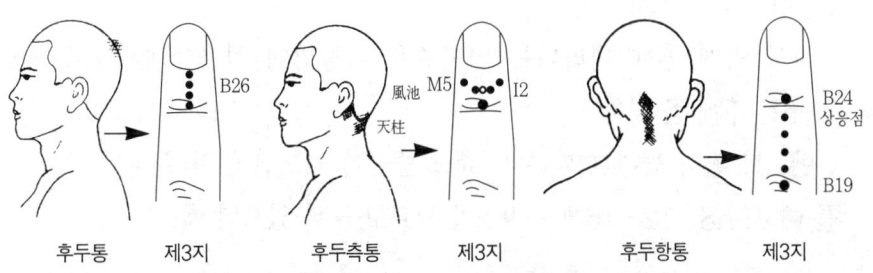

 수지침을 뺀 곳, 상응부에는 서암뜸을 뜨면 더욱 효과적이고 서암봉을 붙여도 좋다.

(2) 빈혈증

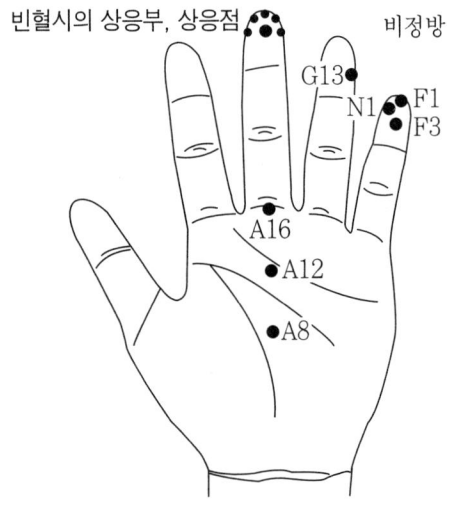

대뇌의 일정한 부위에서 혈액순환이 안 되면 빈혈증이 일어난다.

상응점을 찾은 다음, 수지침·사혈침(瀉血針)으로 시술하지 말고, 서암뜸을 뜨도록 한다.

식사 억제 후에 나타나는 빈혈증은 비정방에 직자(直刺)하고 3~5분 후에 곧 뺀다.

반드시 편히 눕히고 찌른다. 쇼크 증상이 있으면 중지 끝에서 피를 빼고, A8·12·16에 수지침을 찌르고 누워 있으면 깨어난다.

4) 원기부족 · 저혈당 · 손발떨림 현상 · 졸도

(1) 서암뜸을 뜬다

식사 조절로 말미암아 원기부족, 떨림 현상이 올 때는 속히 서암뜸을 뜬다. 원기부족 현상은 대뇌에 포도당이 부족하기 때문이다.

서암뜸의 온열은 체지방을 분해하여 포도당을 만들어 공급하는 효과가 있어서 빈혈 · 원기부족 · 떨림 현상이 없어진다.

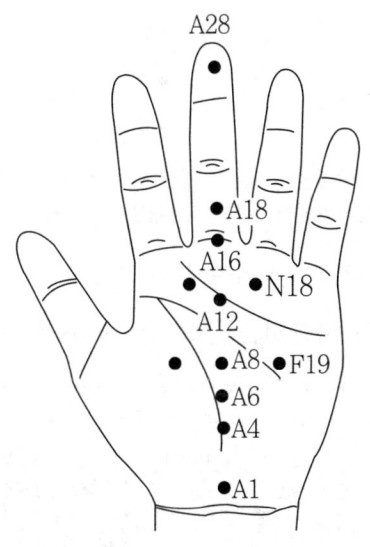

〈원기부족일 때 서암뜸 처방〉

(2) 수지침 처방

수지침은 반드시 신수지침이나 금수지침을 이용한다. 뜸처방에만 자입하여도 좋고, 아래 처방을 이용해도 좋으나, 원기허약자에게는 비정방(脾正方)만 자입한다.

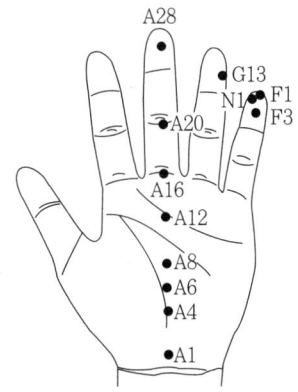

허약자는 5~10분 정도 있다가 수지침을 빼고
신서암봉을 기본방과 G13, F3에 붙인다.

음식을 굶어서 지나치게 피로하고 졸도현상이 있을 때에는 우선 J1, D1, A30에서 사혈하고, A8·12·16과 비정방을 시술한다. 수지침을 뺀 다음에 서암뜸을 떠 주면 속히 회복된다.

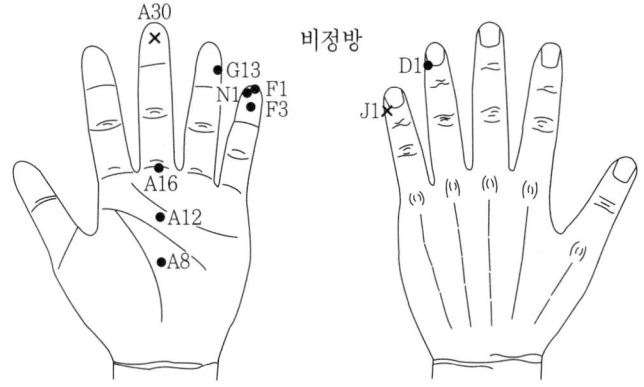

5) 구토 · 구역질 · 변비 · 설사가 일어난다

(1) 구토

식사나 식욕을 억제하면 비 · 위장 기능에 이상이 생겨서 음식을 토(吐)하는 경우가 있다. 음식을 토하는 경우는 위허(胃虛)에서 많이 오지만, 때로는 비허(脾虛)에서도 나타난다.

수지침으로 A8 · 12 · 16, N18, F19, K9, F4, A30에도 시술한다. 또는 서암뜸을 떠 주어도 진정이 된다.

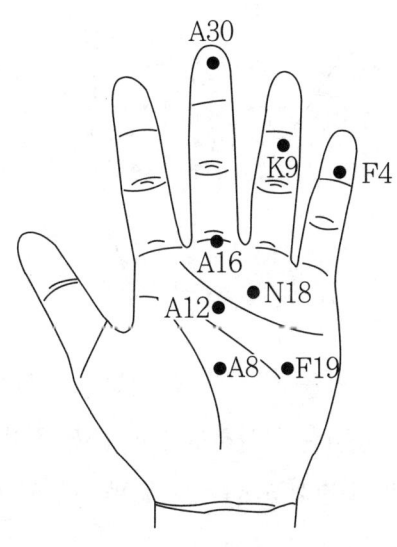

(2) 구역질

구역질은 헛구역질로서 웩웩거리는 소리는 나와도 토물(吐物)이 없을 때를 말한다. 비허에서 많이 오므로 비정방(脾正方) 처방을 이용한다. 그리고 A8·10·12·16, N18, F19, A30을 추가한다. 수지침 시술 후에 서암뜸을 뜨면 더욱 좋다. 반드시 한국산 쑥으로 만든 서암뜸을 떠야 한다.

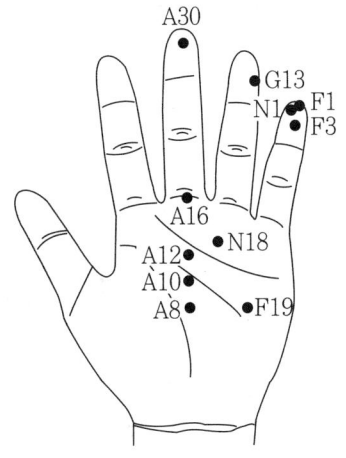

위와 같은 증상이 있을 때 식사 후 기능성 음식을 먹으면 뱃속이 편해진다. 기능성 음식은 식사하고 10~15분 후에 10~15개를 온수로 삼킨다.(반드시 지회장·학술위원과 상의해서 선택한다)

(3) 변비

비만조절 중에 제일 많이 나타나는 증상 중의 하나가 변비이다. 변비의 원인은 다양하다. 원인에 따라 시술한다.

① 운동부족성 변비

운동부족성 변비는 발지압판 운동을 매일 해 주면 숙변은 해소된다. 노인들에게 운동부족성 변비가 많다.(매일 30분 이상씩 걷지 않는 사람에게 해당한다)

② 섬유질 부족성 변비

평소에 야채를 잘 먹지 않는 사람이 변비에 걸렸으면 야채를 많이 먹도록 노력한다.

③ 기능부족성 변비

운동도 적당히 하고 야채도 많이 먹는데도 변비가 있는 것은 기능부족성 변비이다.

이때는 A8 · 10 · 12 · 16과 E21 · 22 · 23 · 24, I19 · 20에 시술한다.

남자는 대장승방(大腸勝方), 여자는 소장승방(小腸勝方)이나 대장정방(大腸正方)을 시술한다.

〈남자의 경우〉

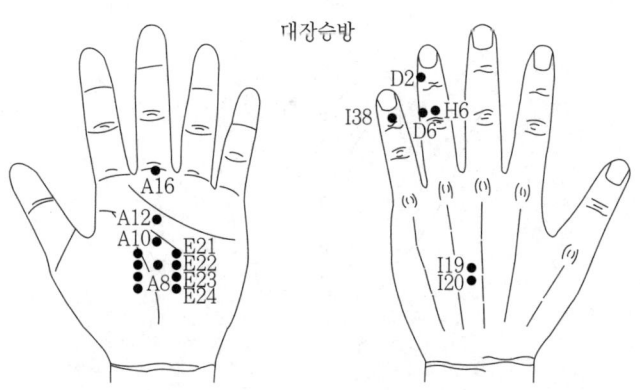

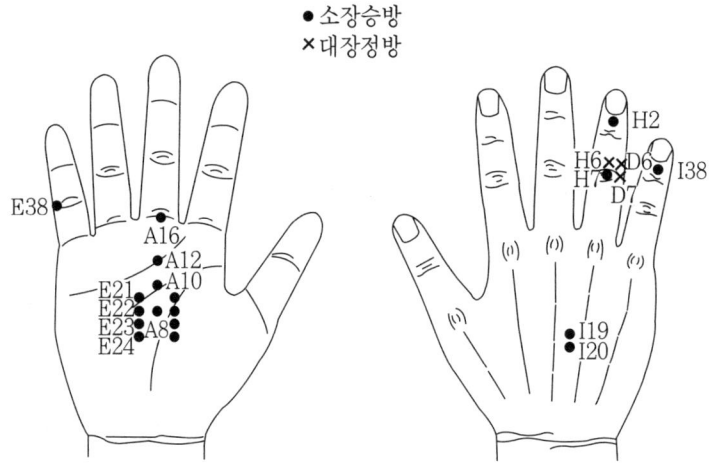

또는 기본방과 E22, N18에 서암뜸을 떠 주면 기능부족성 변비는 해소된다.

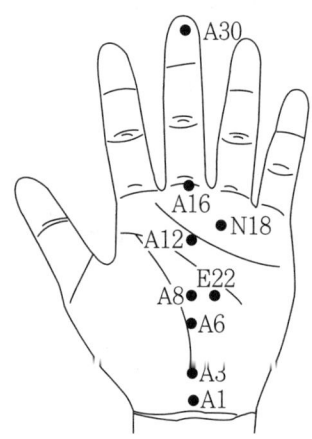

④ 수분부족성 변비

운동도 적당히 하고, 야채도 많이 섭취하고, 기능도 정상인데 변비가 생기는 경우는 대부분이 수분부족성 변비이다.

살을 빼기 위하여 물까지 적게 마시면 수분부족이 된다. 비록 음식은 줄여도 물은 줄여서는 안 된다. 식사 전 30분, 식사 후 60분까지는 목을 축이는 정도만 물을 마시고, 공복에는 물을 충분히 마셔야 한다. 자주 물을 보충하여야 생리순환과 이뇨(利尿)가 잘 되고 배변이 잘 된다.(물은 1일에 2ℓ 정도 마신다)

(4) 설사

비만조절을 할 때 예민하거나 음식 스트레스에 걸리면, 설사가 나는 경우가 있다. 이때는 수분을 충분히 섭취하면서 설사 대증방(對症方)에 수지침을 시술한다. 또는 서암뜸을 3~5장 이상 뜬다.

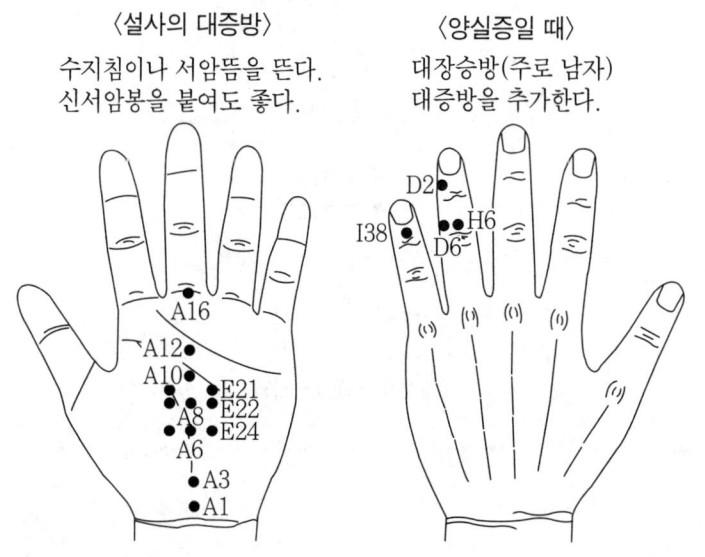

〈설사의 대증방〉
수지침이나 서암뜸을 뜬다.
신서암봉을 붙여도 좋다.

〈양실증일 때〉
대장승방(주로 남자)
대증방을 추가한다.

그래서 회복이 안 되면 양실증일 때는 대장승방, 신실증일 때는 대장정방, 음실증일 때는 방광승방을 시술한다.(설사의 대증방은 남녀 모두에게 실시한다.)

그리고 A6·8·12·16과 E21·22·24에 신수지침이나 신서암봉을 이용한다.

수지침을 뺀 다음에는 기본방과 E21·22·24에 서암뜸을 뜬다. 서암뜸을 떠 주면 설사는 곧 나아지고 과민성 대장증후군도 해소된다.

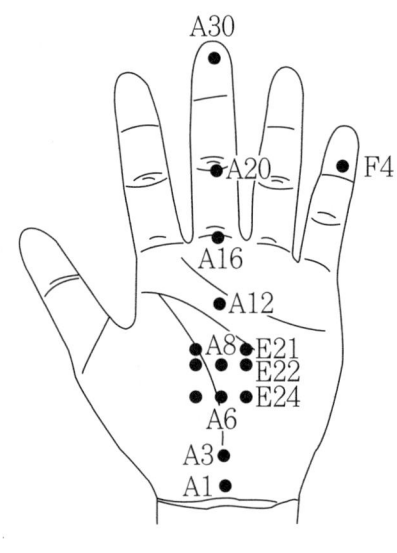

〈설사의 서암뜸 처방〉

〈신실증일 때 - 주로 여성의 설사〉

소장승방

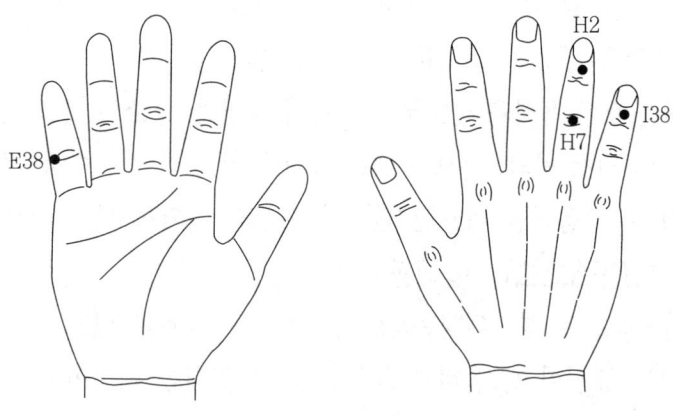

〈음실증일 때 - 주로 남성의 설사〉

방광승방

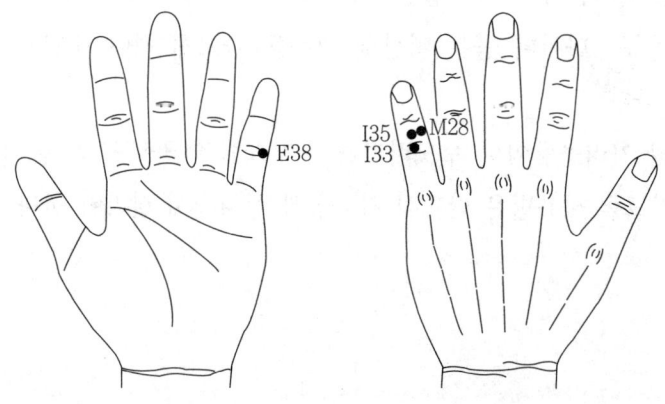

(5) 피부 알레르기

평소에 알레르기를 가지고 있던 사람들이 음식조절을 하지 않으면 피부 알레르기를 더 많이 일으킬 수 있다. 전신이 갑자기 가렵고 음식물을 토하고, 싫어하는 경우가 있다.

이때는 모든 음식을 골고루 먹으면서 소식하고, 소화 잘 되는 음식을 선택해서 먹되, 식사 후에는 꼭 기능성 음식이나 수지음식을 먹는다. 수지음식을 먹으면 난치성 맥상을 제외하고는 건강맥인 평인지맥(平人之脈)으로 회복된다.

평인지맥으로 회복된다는 뜻은 질병치료 효과가 있고, 건강이 회복되는 표시이고, 올바른 치료를 하고 있다는 의미이며, 독성(毒性)을 해독시키고 있음을 말해 준다.

평인지맥을 회복·유지하기 위해서는 수지음식을 먹도록 한다. 수지음식은 운기체질과 음양맥진 테스트를 해서 선정한다.

주의를 할 음식으로는 설탕·조미료·방부제·색소·표백제·키위·율무·다시마 등은 맥상을 대부분 나쁘게 하여 주므로 조심해야 한다.

피부의 가려움증이나 두드러기는 수지크림을 바르면 곧 없어진다. 수지크림 사용법은 반드시 지회장과 상의해서 발라야 한다.

음식물 알레르기는 비정방과 기본처방을 합방해서 사용한다.
비정방은 G13, F3, N1, F1이다.

비정방

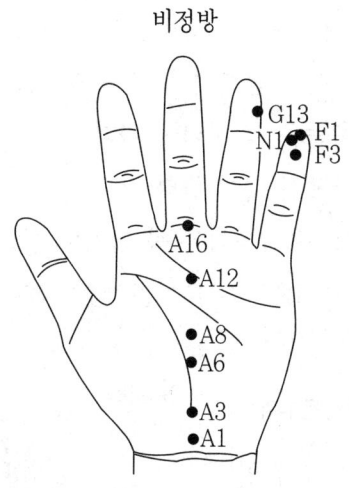

서암뜸을 기본방과 N18, F19에 뜬다.

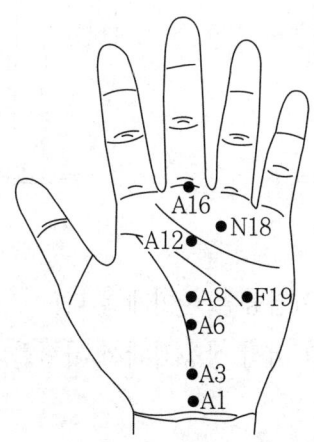

6) 우울증 현상 처치법

비만자도 우울증이 많이 오지만, 체중감량이 시작되면 우울증 현상은 더 많이 나타날 수 있다. 정신적으로 불안하고 활동하기 싫고 말하기 싫으며, 전신에서 무거운 증상들이 나타난다.

(1) 발지압판 운동은 꼭 시켜야 한다.
(2) 서암뜸은 반드시 떠야 한다.
(3) 기능성 음식, 수지음식은 꼭 먹어야 한다.
(4) 심정방과 A8 · 12 · 16, E8, I2, M2 · 3 · 4 · 5번을 시술한다.

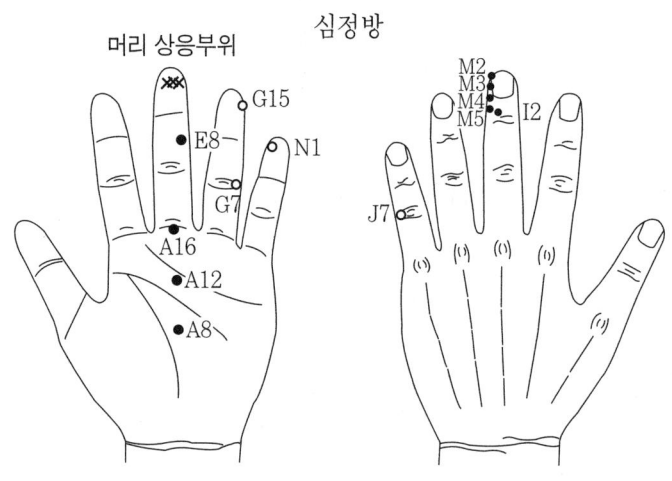

(5) 수지침 또는 신서암봉을 붙이게 한다.
(6) 우울증이 심하면 머리 상응점에서 사혈한다.

7) 피부주름

 일반적인 다이어트로 체중조절을 하여 체중감량이 많으면 많을수록 반드시 피부에 주름이 생긴다. 복부 비만증에도 복부 비만을 없애면 주름이 생기고 피부가 늘어진다.

 이마·눈 아래·턱 주위·목 부위, 그리고 어깨·앞가슴·상체·하지 부위에서도 대퇴부·종아리의 살이 빠져서 쭈글쭈글하고 탄력이 없어진다.

 인체의 혈액순환 조절과 영양조절 없이 살만 빠지기 때문에 나타나는 현상이다. 수지침요법으로 비만조절을 실시하면 피부의 주름은 거의 없고, 잔주름도 펴지게 되는 경우가 많다.

 만약 피부에 주름이 생겼으면 다음의 시술을 이용한다.

 (1) 걷는 운동, 발지압판 운동을 매일 30~40분간 지속한다.

 (2) 서암뜸은 처음에 7일간은 2~3장씩, 7일 이후에는 3~5장씩, 1개월 후에는 5~10장씩을 뜬다.

 (3) 서암뜸을 뜰 때는 주름이 생긴 부위의 상응점에도 뜨고, 뜬 다음에는 신서암봉을 붙인다.

 (4) 수지음식이나 기능성 음식은 반드시 먹어야 한다.

 (5) 신체의 피부주름 위치에는 수지크림으로 자주 마사지해 주면 좋으나, 주름 부위에 직접 침 시술은 하지 않는다.

8) 피부탄력과 혈색

일반적인 다이어트 방법으로 체중이 감량되면 피부에 탄력이 없으며, 혈색도 나쁘다. 피부가 쉽게 노화현상을 일으키는 것을 볼 수 있다.

그러나 수지침요법으로 비만을 조절하면 오히려 탄력이 생기고 혈색도 좋아진다.

그러므로 비만관리에 있어서 수지침요법은 반드시 병행해야 한다.

일반적인 비만관리로 인하여 피부탄력과 혈색이 나쁜 때에는 다음의 수지침 처방을 이용한다.

(1) 이온발지압판 운동을 40~60분간 한다.
(2) 서암뜸을 많이 뜰수록 좋다.
    즉, 처음에는 2~3장, 1주일 후에는 3~5장, 1개월 후에는 5~10장 이상씩 뜬다.
(3) 장부허실에 따르는 수지침 시술을 꼭 해야 한다.
    양실증에는 대장승방, 음실증에는 방광승방, 신실증에는 소장승방이나 비정방을 이용한다. (오치처방을 참고한다)

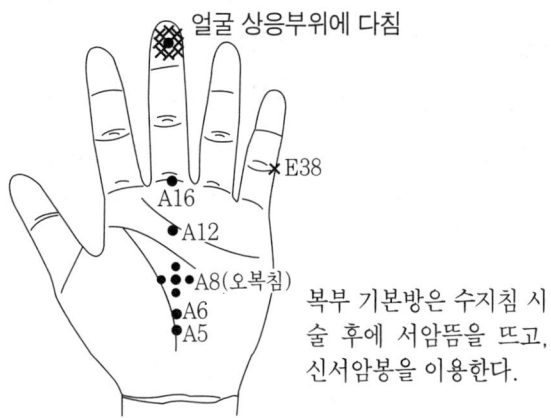

(4) 수지음식을 먹는다.
(5) 피부에 수지크림을 계속 발라 준다.
  탄력증진과 혈색회복에 도움을 줄 수 있다.
(6) 혈색을 좋게 하려면 서암뜸을 기본방과 A28·30, E22, N18을 추가하여 뜬다.

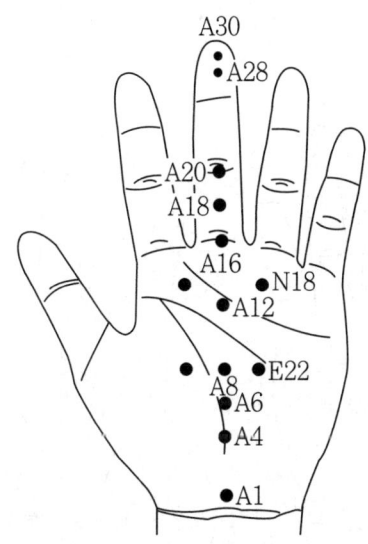

〈피부탄력과 혈색을 좋게 하는 서암뜸 처방〉

9) 이명증과 귀막힘

비만조절시 영양을 제한하면서 체중감량을 하면, 대뇌 부위에서도 혈액순환이 잘 안 되어, 예민한 부위인 귀에서 이상증상이 나타난다.

즉, 귀가 막혀 멍하거나 또는 이명증(耳鳴症)이 갑자기 발생한다.

이때는 걷는 운동과 서암뜸, 수지음식요법을 하고, A8·12·16과 E8, I2, A30, M5·4·2·1에 수지침을 시술한다.

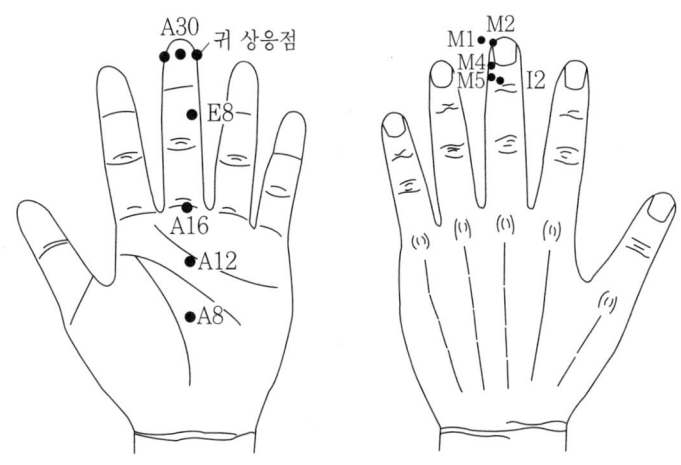

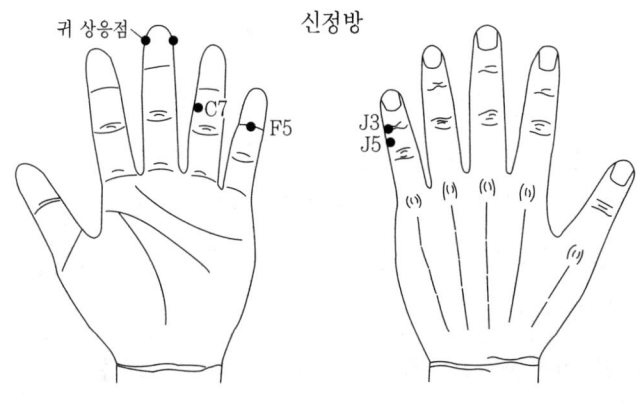

그리고 남자는 신정방, 여자는 심·신정방을 이용한다. 서암뜸을 귀 상응점에도 떠 준다. 이명증이 하루 24시간 또는 1년 내내 계속되는 것은 난치성이고, 증감(增減)이 있는 경우는 회복이 가능하다.

10) 눈의 시력부족과 눈병

비만조절시 영양의 제한과 에너지의 과소비로 나타나는 현상 중 갑작스런 시력(視力)감퇴, 눈이 침침하고 눈물이 나오고, 눈의 충혈·피로·통증이 나타나는 경우가 있다.

수지침요법과 다이어트를 병행하면 이러한 증상은 잘 나타나지 않으나, 수지침요법을 이용하지 않는 일반적인 비만관리는 시력에 이상이 나타난다.

일반적인 비만관리는 이러한 이상증상들이 나타나기 때문에 지속적인 체중감량을 계속하기가 어렵다.

눈의 시력이상이 나타나면 우선 걷는 운동과 이온발지압판 운동을 하고, 서암뜸을 뜬다. 이때 E2, N18을 추가하고, 수지음식요법과 기능성 음식을 꼭 먹는다.

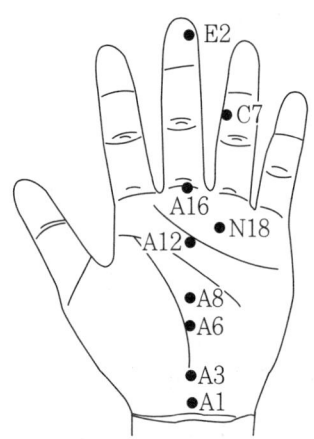

〈눈의 시력부족 처방〉
수지침 또는 서암뜸을 뜬다.
평상시에는 신서암봉을 붙인다.

그런 다음에는 양실증일 때는 간승방(肝勝方)을 쓰고, 신실증일 때는 신승방(腎勝方)을 쓰고, 음실증일 때는 간정방(肝正方)을 쓴다.

〈양실증일 때 - 시력감퇴 처방〉

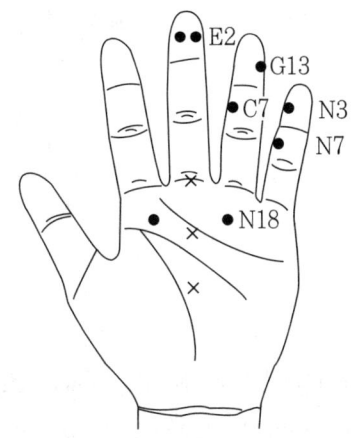

〈신실증일 때 - 시력감퇴 처방〉

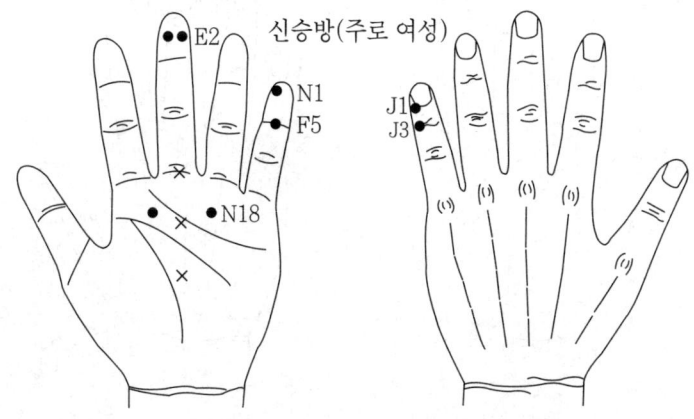

1. 다이어트 할 때의 이상증상 처치법　**195**

〈음실증일 때〉

간정방(주로 비만자)

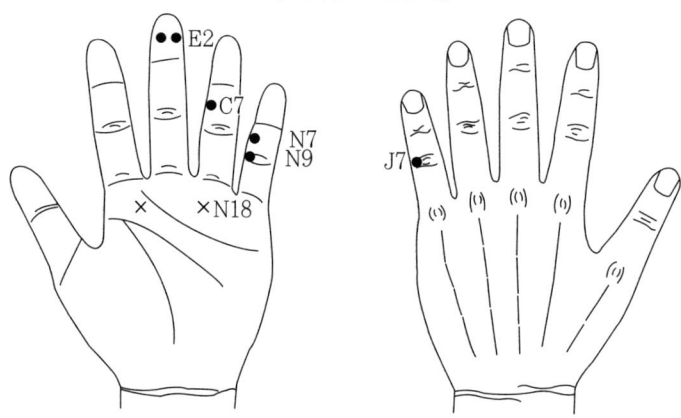

간장의 오치(五治)처방에 E2·8, I2, A30, M4·5를 추가하면 위의 증상들이 회복되고 거의 없어지는 데 더 큰 도움이 된다.

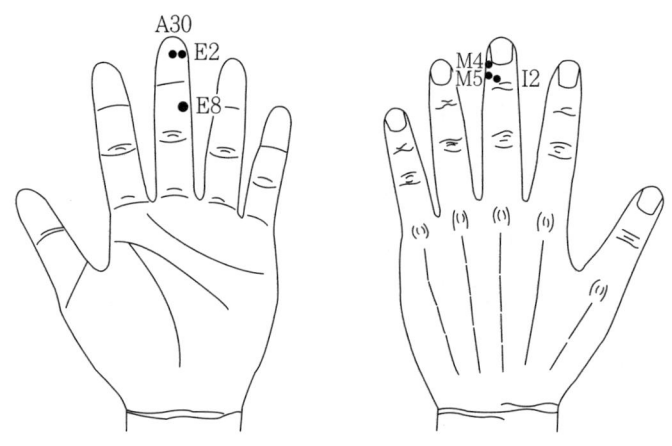

11) 위장병의 악화

비만증의 가장 큰 원인은 불규칙한 식생활, 과식과 편식 때문이다. 그러므로 비만증 환자는 만성 위염·위하수·위확장·위무력증 등의 질환이 있는 경우가 많다. 또는 자주 위통을 호소한다.

다이어트를 하면 모든 음식의 양을 줄여서 먹으므로, 배가 고프거나, 맛있는 음식을 보면 갑자기 폭식·편식·과식을 하게 되므로 식생활이 불규칙하여진다.

저녁에 적게 먹거나, 굶을 때는 평소에 가지고 있던 위장증상이 더 심하게 나타난다. 이러한 위장증상은 구토·구역질·헛구역질 등이다.

여기서 위장병이 악화된다는 것은 위염·위확장·위무력·위산과다·위궤양 등을 말한다. 이러한 위장병을 치료하기에 앞서서 주의할 사항은 식생활을 규칙적으로 하고, 골고루 먹고 소식하며, 소화가 잘 되는 음식을 먹도록 한다.

(1) 기능성 음식 - 기능성 음식 II를 먹는다

위장기능의 회복과 기능강화, 영양보충을 위해서 가장 권장할 만한 것은 기능성 음식이다.

뱃속을 편하게 하고 모든 소화기 기능을 회복하고, 왕성하게 하는 데 큰 도움이 된다. 반드시 식사 후 15분 후에 15개를 온수로 삼켜야 한다.

특히 공복시 먹고 싶은 생각을 줄이면서 영양을 보완하는 데에는 최근에 개발 중인 기능성 음식 II를 먹는 것이 가장 좋다. 먹는 방법은 10~20개를 온수로 먹는다.

(2) 서암뜸

만성 위장병과 기능을 조절하기 위해서는 서암뜸을 A1·3·6·8·12·16·20·30, E42, G11, E22, N18에 떠 준다.

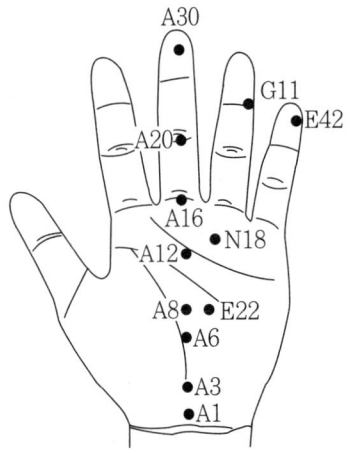

위장질환에 많이 떠 줄수록 위장기능이 강화된다.

(3) 위장의 갑작스런 통증 - E45, D1, H1에서 사혈, A12에 다침

〈위장에 통증이 있을 때의 처방〉

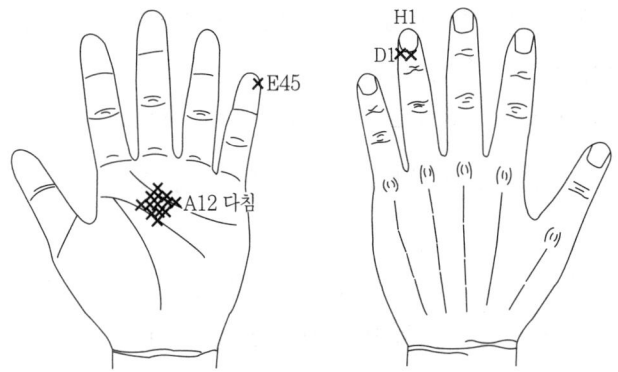

과식 · 편식 등, 무절제하던 식생활을 조절하는 과정에서 위장증상이 가장 많이 나타난다.

위통, 쓰림, 답답함, 트림, 거북함, 구토, 구역질 등이다. 이러한 증상을 신속하게 없애기 위해서는 E45, D1, H1에서 사혈을 하고, A12의 상하 좌우 각 1㎝ 간격으로 다침을 한다.

그러면 위장이 편해지는데, 시술 후에 서암뜸을 떠 주면 더욱 효과가 증진된다.

모든 위장의 통증은 냉증(冷症)에 의해 나타난다. 냉증을 속히 해소하는 방법 중의 하나가 서암뜸이다.

(4) 만성 위장병

모든 위장병은 위실(胃實)에서 많이 나타나지만, 비만증의 위장병은 위허(胃虛)가 더욱 많다.

만성 위장병은 각 장부의 허실(虛實) 부조화에서 나타나지만, 통치처방으로는 다음과 같이 수지침 시술을 하거나 서암뜸을 뜬다.

그리고 기능성 음식을 지회장과 상의하여 먹도록 한다.(서암뜸은 손바닥에만 뜬다)

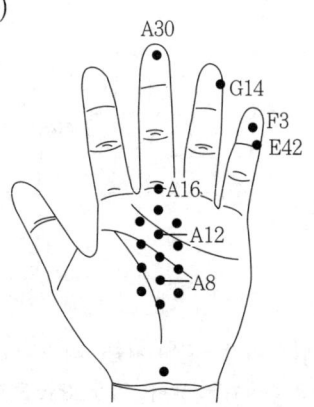

1. 다이어트 할 때의 이상증상 처치법

(5) 만성 위장병의 반지요법

만성 위장병일 때는 반지요법도 효과가 크다. 반지요법에서 감은반지는 이상증상이 크게 나타나므로 가급적 사용하지 말고, 반드시 서암이온반지나, 구암반지 · 골무지압구를 이용하도록 한다.

양실증일 때는 제1지 · 제2지에, 음실증일 때는 제3지에, 신실증일 때는 제1지나 제5지에 끼운다.

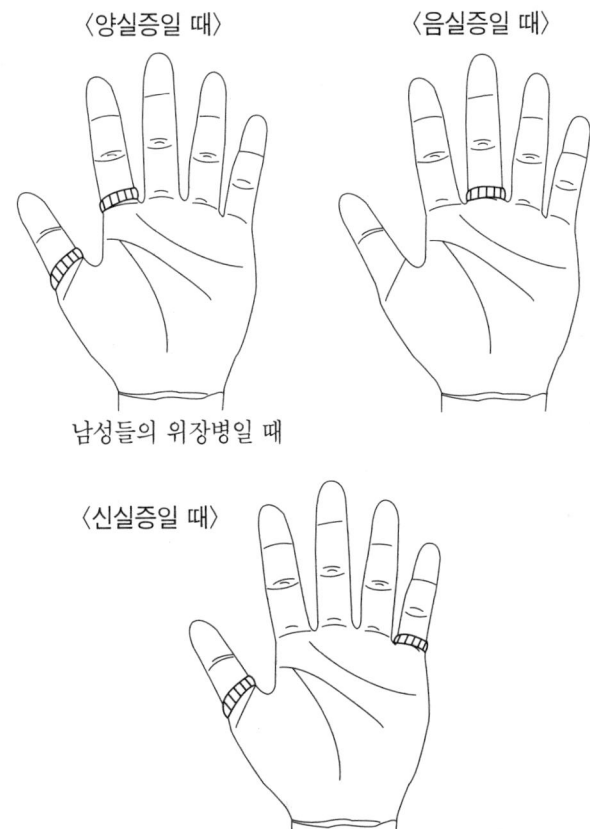

남성들의 위장병일 때

※ 여성들의 반지요법 : 위장질환일 때는 제1지나 제5지 중에서 한 곳만 끼워도 좋다. 이때 양손을 끼우면 더욱 좋다.

12) 간장병의 악화와 발병

간(肝)질환은 한약이나 대체요법, 침술로써 치료하기가 극히 어려우므로 반드시 다음 사항을 주의하여야 한다.(간장병의 처방은 반드시 지회장이나 학술위원과 상의하고 이용한다)

(1) 특정 대체요법·한약·침술을 이용하다가 갑자기 피곤, 무기력, 시력이상, 신경과민, 근육통, 옆구리·명치가 답답함을 느낄 때는 현재 사용하는 모든 방법을 줄이거나, 또는 중지해야 한다.

(2) 운동을 지나치게 하거나, 맞지 않는 운동은 근육피로, 간장·호흡기에도 영향을 준다

(3) 음식이나 약물요법도 그 독성이 간장기능을 악화시킬 수 있다. 특정한 방법도 간장에 무리를 줄 수 있어, 간장에 좋다고 하는 모든 약재·식품·건강보조식품 등을 더욱 조심해야 한다. 먹는 것으로 간장병을 치료한다는 것은 어렵다.

이와 같이 간실(肝實)증상이 있거나 검사상으로 간염(肝炎) 바이러스가 발견되면 다음과 같은 시술을 꾸준히 해야 한다.

① 반지요법으로는 간실이 나타나는 쪽(좌·우)에 구암반지나 서암이온반지, 또는 골무지압구를 끼운다.(주로 좌측은 엄지나 차

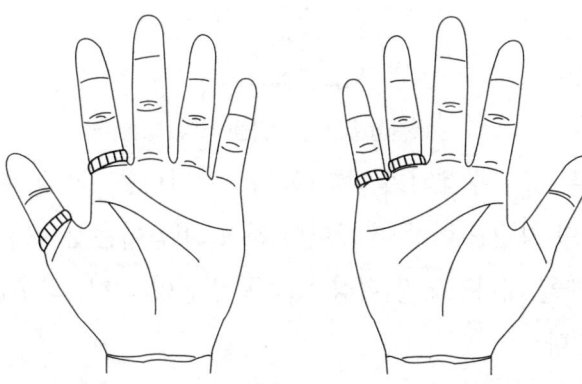

지, 우측은 제4지나 제5지에 끼운다)

저녁에는 꼭 끼우고 자고, 낮에도 끼우고 있을수록 좋다.

② 기능성 음식을 식사 후에 꼭 먹는다. 식후 15분 후에 15개를 온수로 삼킨다.

③ 수지음식 중에서는 비(脾)·폐(肺)기능을 보하는 음식을 먹는다. 먹는 방법은 체질에 따라 연구해서 먹어야 된다.

④ 간실증이나 간기능 이상시 서암뜸을 처음에는 3~5장 이상씩 뜨고, 그 이후에는 5~10장 이상으로, 많이 뜰수록 회복이 잘 된다.

A1·3·6·8·12·16·20·30, E22, N18, C7, N3·7에 서암뜸을 많이 떠 줄수록 피곤이 덜하고 신경과민이 줄어든다.

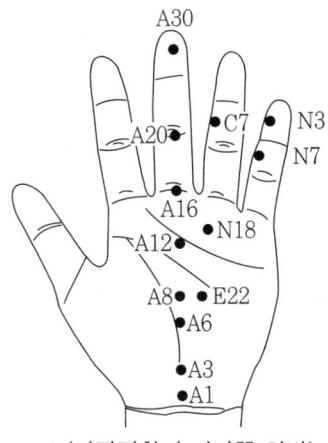

〈간장질환의 서암뜸 처방〉

서암뜸은 뜰수록 효과가 나타나지만, 간장병을 만족한 수준까지 회복하려면 약 2년 이상 떠 주어야 하고, 처음에는 2~3장씩 뜨다가 1~2개월 지나면 5장 이상 뜰수록 반응이 크다.(좌우 모두 서암뜸을 뜬다)

⑤ 발지압판 운동은 30분 정도만 한다. 피곤해서 30분 이상을 하기가 곤란하다.

⑥ 수지침요법 - 신수지침 자동침관을 이용하고, N18, C1, E22는 반드시 금수지침으로 시술한다.(좌측에서는 폐정방을 쓰고, 우측에서는 소장승방을 쓴다)

좀더 자세한 처방은 지회장, 학술위원과 상의하여 시술한다.

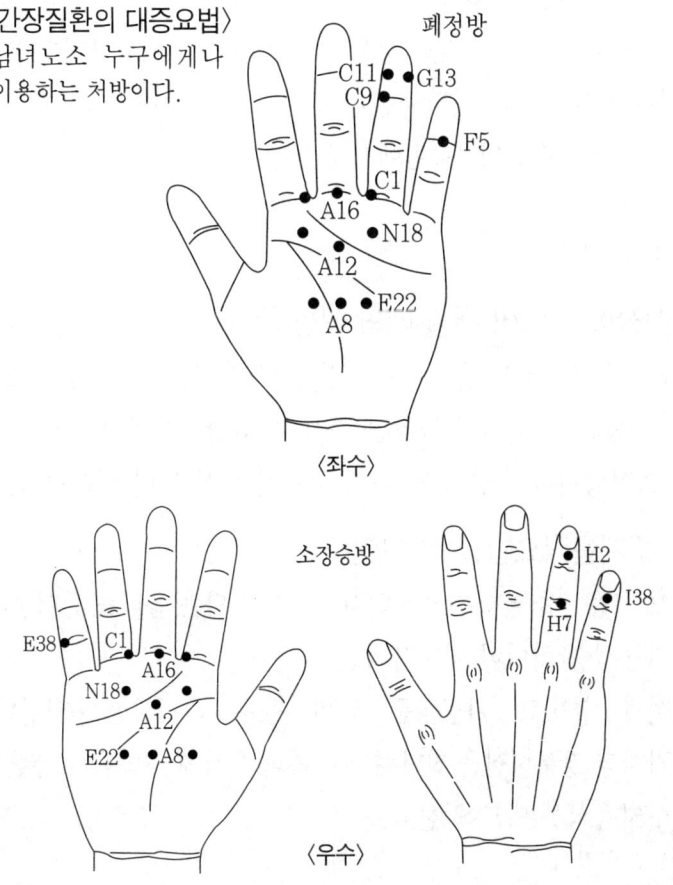

⑦ 간실증으로 나타날 때는 장기 시술을 필요로 하며, 특히 음식을 조심해야 한다.

간질환의 치료는 2~3년 이상 장기간 치료를 각오하고 시술한다. 효과반응은 약 3개월부터 나타나기 시작하고 점차로 좋아진다.

13) 당뇨병

당뇨병은 수지침요법을 실시하여야 만족하게 예방·관리·회복이 가능하며, 합병증(수술한 것은 제외)도 예방·치료할 수가 있다.

현재로서 당뇨병의 혈당조절과 합병증의 예방과 치료는 수지침요법이 가장 우수하다.(뒷편에서 설명한다)

14) 심장병

◐ **심장에 부담이 생길 때의 처방**

가슴이 두근거리고 숨이 차며, 땀 많이 흘리고, 기운이 없고, 부정맥(不整脈), 깜짝깜짝 놀라는 증상, 답답함·불안함·통증 등이 있고, 고혈압이나 손발이 저리고, 무력한 증상 등이 나타난다.

(1) 수지음식요법을 꼭 지킨다
- 모든 음식을 골고루 소식하고, 소화 잘 되는 음식을 선택한다.
- 기능성 음식이나 수지음식을 먹는다.
- 설탕·조미료·가공식품·키위·율무·다시마는 주의한다.
- 각자의 장부허실을 진단해서 부족한 오장에 영양을 보충한다. 수지음식을 먹도록 한다.

심장에 가장 큰 영향을 주는 것은 위장 부담이 심장을 자극하는 것이므로 음식 주의가 첫번째이다.

율무·다시마가 들어간 모든 생식은 주의해야 한다.

율무·다시마·설탕·조미료·키위는 심장에 큰 부담을 주고 있으므로 반드시 주의해야 한다.

(2) 걷는 운동, 발지압판 운동을 한다

심장은 스스로 완전하게 혈액순환을 조절할 수가 없다. 반드시 가볍게 전신을 움직이는 운동을 할 때에 심장기능을 활성화 시키는 데 도움을 줄 수 있다.

(3) 온열자극 - 서암뜸을 뜬다

신체가 차면 혈관에 저항이 생겨서 수축이 되고 순환장애가 일어난다. 비만자는 일부 뜨거운 곳이 있으나, 대부분이 피부가 차다. 살을 갑자기 빼도 손발·신체가 찬 곳이 나타난다. 사우나·목욕·찜질 등은 전신을 동일하게 체온을 상승시킬 수 있으나, 열을 중지하면 원래대로 찬 곳, 뜨거운 곳으로 분리된다.

이것은 한열조절, 체온상승·보호가 안 된다는 뜻이다.

서암뜸을 기본방의 요혈처에 떠 주면 한열(寒熱)조절, 체온보호·상승에 효과가 우수하고, 서암뜸을 뜨고 나면(특별하게 차게 하지 않는 한) 온열효과와 원기증진 효과가 있다.

이처럼 서암뜸은 한열조절, 체온조절·상승(上昇)의 효과가 있으므로, 말초의 혈액순환을 조절하고, 심장의 혈액순환에 도움을 주고, 이어서 원기증진·면역력 증진을 크게 도와준다.

심장병 환자는 서암뜸을 많이 뜰수록 효과가 크다.

서암뜸은 매일 1회씩 뜨되, 처음에는 2~3장을 뜨다가 10여 일 후에는 5장 이상씩 떠 준다.

모든 심장병은 반드시 서암뜸을 떠야 한다.

(4) 수지음식요법을 반드시 이용한다

모든 음식을 골고루 먹고 소식을 하되, 소화 잘 되는 음식을 먹고, 육식은 적게 먹어야 한다. 그리고 기능성 음식이나 기능성 알음식을 식후에 꼭 먹는다.

더 좋은 방법은 지회장과 상의하여 심장을 다스리는 음식을 먹어야 한다.

(5) 수지침요법을 시술한다

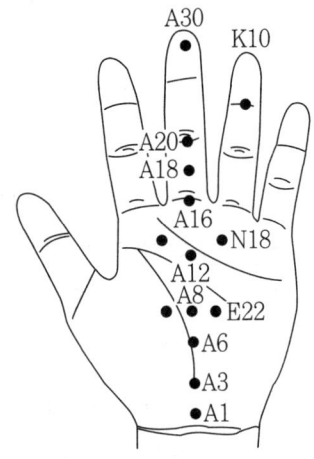

이 처방에 수지침을 찌르고 뺀 다음에 서암뜸을 뜬다.

수지침은 2~3일에 한 번씩 시술한다.

2. 뱃속을 편하게 하는 방법

식사를 조절하면 위장은 항상 민감하게 반응한다. 평소에 위장병이 있는 사람들은 위장질환이 더욱 심하게 나타난다. 또한 채식을 위주로 할 때 위장병이 많이 나타날 수 있다.

40~50대가 넘으면 퇴행성 질환의 하나로 소화력이 크게 약해진다. 위장질환들은 식욕감퇴 · 식욕증진(음식을 너무 많이 자주 먹으려는 증상), 거식증(음식을 거부하는 증상), 헛배부름(한 숟가락만 먹어도 배가 그득하고 답답하다), 위장의 꿈틀거림, 가스 · 하품 · 변비 · 설사 · 긴장통 · 쓰린 증상 · 위산과다 · 신물 구토 · 메스꺼움 · 구토 · 배고픔을 모르는 경우, 위장의 압통(누르거나 만지면 아프다) · 긴장통(누르면 딱딱하게 만져진다) 등의 증상이 나타난다.

이러한 위장질환이 있으면 빈혈 · 두통, 머리가 명랑하지 못함, 뒷목의 긴장통, 어깨 근육통, 신부전증, 사지 무력증, 나른함, 관절통 등이 나타난다.

위장질환에 대한 한약 · 양약은 급성 · 준급성의 고통증상을 해소하는 데 도움이 되나, 만성 위장질환은 약을 먹을 때 뿐이고, 다시 재발되는 악순환으로 양약 · 한약을 장기간 복용하게 된다.

또한 여러 가지 대체요법들이 있으나, 흡족할 만한 효과가 없어서 위장질환은 난치성 · 고질성 질환으로 판단한다.

이때는 다음과 같은 방법을 이용한다.

1) A12에 12호 서암봉을 붙이고 식사한다

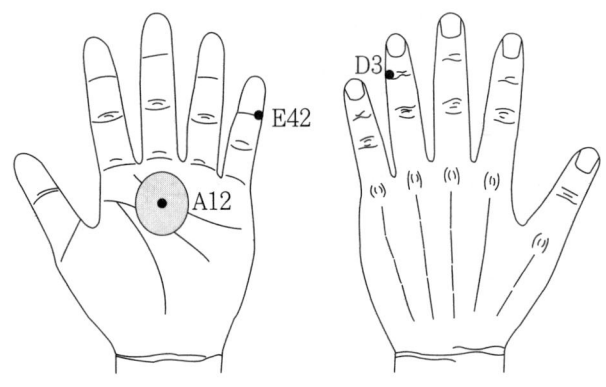

위장 증상이 있는 경우는 A12에 12호 서암봉이나 6호 신서암봉을 붙인다. 또는 신서암봉으로 E42, D3에 붙이도록 한다. 그러면 한결 뱃속이 편안해진다.

특히 저녁 취침시에 12호봉을 붙이고 자면 아침에 일어나서 뱃속이 매우 편하다.

위장 증상이 있을 때 항상 붙이고 있어도 좋다. 신서암봉도 매우 우수하고 유색 서암봉도 좋다.

2) 만성 위장질환에 서암뜸을 뜬다

만성 위장질환자는 만성 피로증후군이 있어서 항상 기운이 없고 우울하고 머리가 명랑하지 못할 때가 있다.

이때는 A1·3·6·8·12·16·20·30, F5, K10에 서암뜸을 뜬다. 매일 3~5장씩을 떠 주면, 특히 큰 반응이 있다. 가급적 매일 뜨는 것이 좋다.

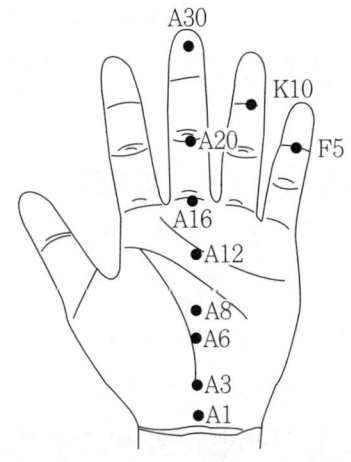

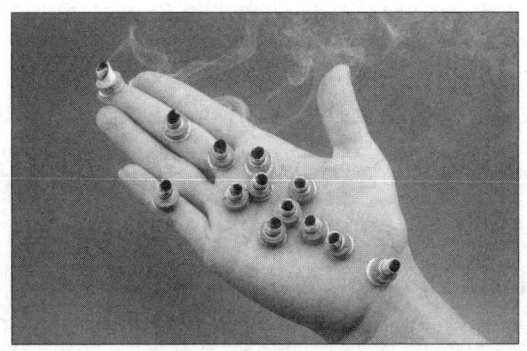

〈뜸 뜨는 모습〉

3) 기능성 음식을 식후 15분 후에 15알씩 먹는다 (뱃속을 편하게 하는 음식)

　기능성 음식은 사람의 손으로 만졌을 때 음양맥진 조절효과가 나타나는 음식을 말한다. 음양맥진법과 삼일체질 등으로 테스트를 한다.
　먼저 음양맥진이나 삼일체질을 진단한 후에 음식을 손으로 만진다. 모든 실험은 손으로 만지거나 팔뚝·목부위에 접촉하였을 때만 변화한다. 다른 곳에 접촉하였을 때는 음양맥진·삼일체질상에 변화가 분명하지 않다.
　맥진 반응이 분명한 음식들은 무말랭이·검은참깨·시금치·녹차·마늘·검은콩·잣·호두·바나나·땅콩·김·미역·토마토·레몬 등이다.
　이러한 음식들을 다시 가공한다. 검은참깨는 9번 정도 쪄서 말려야 하고, 콩은 살짝 익혀야 하고, 마늘도 적당하게 익혀야 하는 등의 법제(法製)를 해서, 처방하여 만들어 알음식으로 먹어도 좋다.
　이것을 식사 후, 간식 후, 음료수·술을 마신 후 15분 정도에서 15알을 온수로 먹으면 참으로 뱃속이 편하다.
　이렇게 만든 것이 기능성 음식이다. 기능성 음식은 마늘 냄새가 나기 때문에 일부에서는 기피하는 현상이 있었다. 더욱 연구하고 보완하여 좋게 만든 것이 기능성 음식 II이다.
　기능성 음식 II는 공복시, 굶었을 때 식사 대용으로 먹어도 좋다. 기능성 음식 II는 식사대용이므로 15~20알을 먹으면 음식을 먹고 싶은 생각이 크게 줄어든다.

피곤이 덜하고 머리가 맑아지고 전신이 가볍고, 뱃속이 편하고 영양보완에 참으로 좋다.

오래 먹을수록 뱃속은 지극히 편해져서 복부 비만증이 있었던 사람들은 뱃살이 빠지는 사례도 있었다. 뱃속이 편하면 만사가 편하다. 기능성 음식의 선택은 지회장이나 학술위원과 상의해서 선택한다.

4) 갑자기 복부 긴장통증이 있을 때

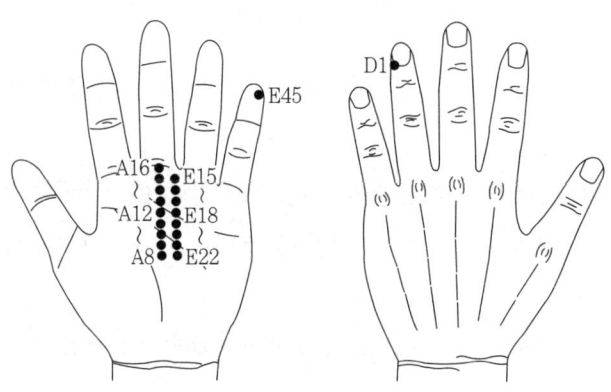

E45, D1 강자극, A8~16까지 다침, E15~E22까지 시침한다.

심한 스트레스를 받거나 찬 음식을 먹었을 때 복부가 땅기면서, 복부를 펴거나 굽히지 못할 때가 있다.

이때는 상응부위에 강자극을 주면 좋다. A8·9·10·11·12·13·14·16과, E15·16·17·18·19·20·21·22까지 다침(多針)하면 진통·진정·안정효과가 매우 우수하다.

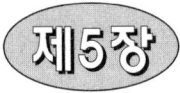

에너지 소비의 방법들

앞에서는 영양의 조절방법과, 효과적인 수지요법들을 알아보았다. 이제는 효과적으로 에너지 소비하는 방법을 연구하고 실천해야 한다.

에너지의 소비도 효과적인 방법으로 해야 하고, 방법에 따라 실시하여야 한다.

인체의 에너지는 기초대사량(基礎代謝量)에서 57%가 소모되고, 운동요법에서 20%, 음식물의 소화·흡수·배설에서 23%가 소모된다.

기초대사량에서 소모되는 에너지가 제일 많으므로, 기초대사량을 높이는 방법을 연구하고 실천해야 한다.

운동은 아무리 많이 하여도 20% 정도이며, 몇 시간 운동을 하여도 약간 상승하는 정도이다. 운동은 심하게 하면 오히려 부작용이 나타난다.

음식물의 소화에서도 에너지가 소모되고 있으나, 먹는 방법으로 에너지를 소모하는 것은 효과적이지 못하다. 먹을수록 비만이 되기 때문이다.

그러므로 기초에너지 대사를 이용하고, 운동을 하여 에너지대사를 상승시키는 방법이 제일 타당하다.

1. 기초대사를 상승시키는 방법들

사람이 저녁에 잠을 자고 아침에 깨어나, 잠자리에 가만히 누워 있을 때의 에너지 소비를 '기초대사' 라고 한다.

이렇게 가만히 있어도 인체의 에너지를 57% 정도 소비한다고 한다. 생각하고, 듣고, 말하고, 보고, 심장이 움직이고, 간(肝)·심(心)·비(脾)·폐(肺)·신장(腎臟) 등의 기관들이 움직이면서 소비하는 에너지가 대단히 많다.

만약에 기초대사량을 높일 수만 있다면 체중감소를 쉽게 할 수 있다. 그러나 불행히도 기초대사를 높이는 특별한 방법은 없는 것 같다.

다만, 기초대사량을 높여서 에너지를 소비할 수 있는 방법은 '체온'을 상승시키는 것 뿐이다.

예를 들어서, 열대(熱帶)지방에 사는 사람들은 열이 많고, 땀을 많이 흘려 대부분이 말라 있다.

한대(寒帶)지방이나 온대(溫帶)지방에 사는 사람들은 오히려 신체가 차기 때문에 비만이나 과체중자가 많다.

사람의 경우에서도 신경질적이고 예민하면서 성격이 급하고 열이 많은 사람은 살이 잘 찌지 않고, 성격이 원만하고 행동이 느리고, 신체가 찬 사람들은 대체로 비만이나 과체중자가 많다.

갑상선 기능항진으로 맥박이 빠르고 열이 나고, 화끈거리고 갈증을 느끼는 사람들은 말라 있다. 신체에 열이 많은 사람일수록 정상체중이거나 말라 있는 것을 볼 수 있다.

체온이 1℃만 상승하여도 기초대사량이 크게 높아져 57%에서 60~65%까지 올릴 수가 있다.

식사하고, 목욕탕 속에 들어가면 소화가 잘 되고, 공복시 목욕탕 속에 들어가면 배가 고프고, 기운이 없고 어지럽다. 체온을 높임으로써 기초대사량이 갑자기 상승하기 때문이다.

기초대사량을 높이기 위해 어떻게 체온을 상승시킬 것인가도 연구하여 보자.

1) 목욕의 허실(虛實)

목욕은 온수에 몸을 담그거나 샤워함으로써 신체를 따스하게 하고, 때를 벗겨 주어 불순물을 제거시키는 것으로 좋은 방법 중의 하나이다.

목욕탕에 들어가 있으면 전신의 체온이 올라가고 좋기는 하나, 지나치면 땀을 많이 흘리고 너무 피곤하다. 목욕을 자주 하면 피부가 거칠어지고 피곤을 자주 느낄 수 있다.

목욕을 하여도 지나치지만 않다면 신체를 따뜻하게 하고 긴장을 풀어 주고 상쾌하게 하여 준다.

최근에는 반신욕(半身浴)을 많이 하고 있는데, 배꼽까지만 탕 속에 담그고 20분 정도 있으면 전신에서 땀이 나오고 상쾌하다.

그러나 반신욕은 가만히 한참을 있어야 하므로 심장병·고혈압·고지혈증 등에는 좋지 않다. 가만히 있으면 심장의 혈액순환이 잘 안 되어 오히려 나쁠 수가 있고, 지나치게 뜨겁게 하는 것도 문제가 있다.

목욕할 때는 체온이 상승하여 전신이 뜨거우나, 목욕탕에서 덥혀진 열기가 식으면 다시 원래대로의 한열 부조화(寒熱 不調和)가 생긴다. 즉, 상체는 덥고 손발이 찰 때 목욕탕에 들어갔다 나오면 전신이 따스하지만, 열이 식으면 찬 곳과 더운 곳의 온도 차이가 다시 분리(分離)된다.

그러므로 목욕은 온열요법으로 완전한 방법은 아니다. 반신욕을 할 때는 가만히 있는 것보다는 다리를 움직여서 운동을 하는 것이 좋다. 탕 속에 들어가 하지(下肢)·상지(上肢) 운동을 하는 것이다.

목욕탕에 들어가기 좋아하는 계층은 대부분 중년 이상이다. 중년 이상은 대개 운동이 부족하여 관절통·근육통, 특히 슬관절·고관절·어깨관절에 통증을 느낀다.

이때는 가만히 반신욕으로 앉아 있는 것보다는 탕 속에 들어가서 손발을 많이 움직이는 것이 좋다.

수영에서 배영(背泳)을 하듯이, 팔을 뒤로 하여 바닥을 짚고, 양다리는 교차로 굽혔다 펴기를 2~3~5분 정도 힘차게 운동을 한다. 많이 할수록 에너지의 소비가 크게 늘어나지만 뜨거운 물 속에서는 쉽게 지친다. 약간 미지근한 보통탕이 좋다.

〈반신욕〉

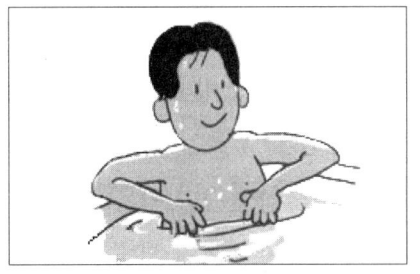

약 20분 정도 있으면 상체에서 땀이 나와 좋으나, 가만히 있는 것은 심장에 무리를 줄 수 있고, 땀을 많이 흘리는 것은 피해야 한다.

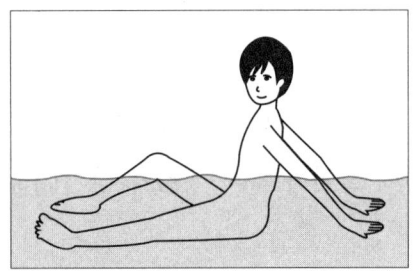

팔을 뒤로 짚고, 양발을 교대로 폈다 굽히는 동작을 3~5분씩 한다.

다음에는 양팔의 손을 붙여서 앞쪽으로 밀면서 폈다가 뒤로 젖히는 헤엄치기 동작을 반복한다.

온수탕에서 관절운동을 하면 관절의 근육긴장이 풀어지고, 혈액순환이 잘 되면서 운동도 원활하여진다. 이때 다리·팔 운동을 하면 퇴행성 관절질환의 예방과 관리, 치료에 큰 도움이 된다.

목욕탕에서 반신욕을 한다며, 가만히 앉아 있는 사람들을 보노라면 참으로 건강에 대해서 관심은 많으나, 좀더 나은 방법으로 하였으면 하는 아쉬움이 남는다.

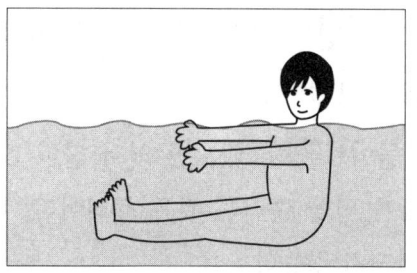

탕 속에서 양팔을 앞으로 헤엄치듯이
팔을 펴고 뒤로 젖힌다.

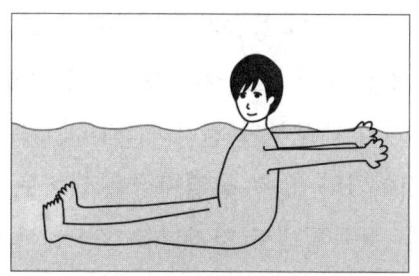

탕 속에서의 스트레칭은 기초대사량을
높이는 좋은 방법이다.(팔을 뒤로 젖히
는 운동)

  목욕탕에서 가만히 앉아 있는 것보다 간단한 스트레칭(stretching)을 하는 것이 좋은 방법이다. 40대 이상일수록 손·발을 많이 움직여야 퇴행성 질환인 견관절·슬관절 통증이 생기지 않는다.
  목욕은 온열효과가 있어서 기초대사량을 상승시킬 수는 있어도 목욕의 문제점이 있기 때문에 기초대사량을 상승시키는 방법으로는 완전하지 못하다.

2) 사우나·찜질방·찜질핫백·온돌침대 등의 온열 자극도 불완전하다

사우나 도크에 들어가 앉아 있으면 역시 땀이 많이 난다. 살을 빼려고 날마다 많은 땀을 흘리는 것은 무리이다. 너무 피곤하며, 그리고 살도 잘 빠지지 않는다.

요즘에는 찜질방을 많이 이용하는 것 같다. 신체를 따뜻하게 하는 효과는 있어도 비만해소에 도움을 주는 것 같지는 않다.

그러나 찜질핫백은 복부나 등줄기를 따뜻하게 하고, 핫백을 깔고 잠을 자면 따뜻하게 잘 수가 있고, 체온보호나 상승에 도움이 된다.

시중의 핫백은 거의 대부분이 전자파(電磁波)가 나오므로 위험성이 있다. 일시적이거나, 일부 온열자극은 되어도 전신을 따뜻하게 하기가 어렵다. 옥돌침대도 전자파를 조심해야 하고, 강한 열자극은 좋지 않다.

수지뜸질핫백으로 뜸질을 하면 신체가 참으로 따뜻하고 상쾌하다.

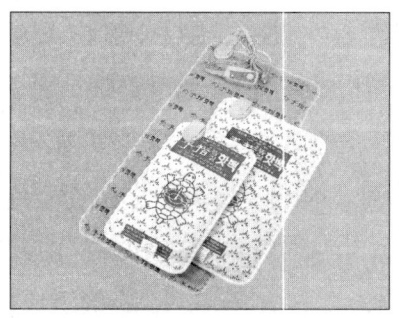

〈수지뜸질핫백(大·中·小)〉
대형은 깔고 자는 데 좋다. 간편·이동성이 좋고 뜸질효과가 뛰어나다.

수지뜸질핫백을 잠자리에 깔고 따뜻하게 잠을 자는 것도 체온상승과 보호에 매우 효과적이다.

모든 전열기(電熱器)와 전선(電線)에서는 전자파(電磁波)가 나온다. 전자파는 자계(磁界)와 전계(電界)가 있다.

전계는 인체에 해롭지 않다고 하나, 고성능 컴퓨터나 전자기기는 나쁘다고 한다. 전계는 차단이 가능하며, 시중에서 전자파를 차단했다는 핫백들은 거의 모두 전계만을 차단한 것이다.

자계는 인체의 건강에 영향을 준다는 것으로 100% 차단이 불가능하다. 미국 파코사의 기술로 97% 이상 자계를 차단하여 세계 25개국 특허를 가지고 있다. 수지뜸질핫백도 파코사의 열선(熱線)과 기술을 이용하고 있어서 핫백 중에서 가장 안전하고 좋다.

또한 원적외선(遠赤外線)의 방사량이 많은 청맥반석(靑麥飯石), 옥돌, 크리스털 등을 넣은 것으로 온열요법으로 우수하다.

취침시에 바닥에 깔고 뜸질을 하고 자면 전신이 따뜻하여, 이불을 덮고 있으면 땀이 난다. 이동이 편리하고 효과반응도 매우 좋다.

3) 복부의 뜸은 복부 표피만 온열자극을 줄 뿐이다

체온보호나 온열자극을 주기 위해서 복부에 뜸질을 많이 한다. 특히 쑥뜸이나 온구기(溫灸器), 뜸기 등을 올려 놓고 뜸을 뜬다.

복부에 뜸을 뜨거나 온열자극을 주면 내장에 온열을 전달시킨다는 생각으로 뜬다.

그러나 복부에 뜸질하는 모든 것은 내장에 온열자극 전달이 안 된다.

복부의 뜸이나 뜸기·온구기·뜸질의 온열자극이 내장까지 전달이 안 되는 이유가 있다.

(1) 첫째는 장벽(腸壁)이 두꺼워 피부의 온열이 내장 깊숙이 전달되지 못한다

복부에 뜸을 뜨면 복부 전체와 내장까지 온열이 전달될 것으로 생각하고 있으나 실제는 그렇지 못하다.

일본 침구계(日本 鍼灸界)에서 뜸에 관한 논문을 보면, "직접구(直接灸 : 피부를 태우는 뜸)를 할 때 크기에 따라서 약간 차이는 있으나, 직접구의 경우, 피하 3~5mm 정도 깊이에 온열자극을 줄 수 있다"는 것이다.

복부의 장벽(사람에 따라서 차이는 있으나)은 3~5cm 이상 두껍고 피하지방이 아니면 피하지방층이 두껍다.

복부에 직접구나 뜸질이나 서암뜸을 뜰 때에 3~5cm 이상에 있는 장기에까지 열 전달은 불가능하다.

다만, 표피(表皮)에 뜸을 떠서 표피의 차가운 감각을 없애주고, 신경계 자극을 주어서 다소 긴장을 완화할 수 있을 것이다.

(2) 복부에 뜸을 뜰수록 복랭증에 걸린다

복부에 직접구나 온구기·뜸질기로 상복부·하복부나 배꼽 부위에 뜸을 뜨는 초기에는 복부가 매우 따뜻해서 좋으나, 2~3주 이상 뜰수록 복랭증(腹冷症)이 심하다. 복부의 뜸은 열을 빼앗는 것 같다. 이것은 좋은 현상이 아니다.

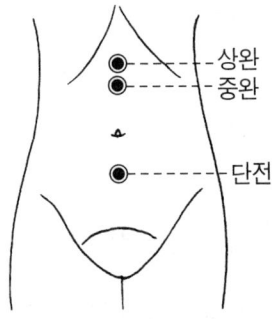

복부에 뜸을 많이 뜰수록 복랭증이 생기고, 내장까지 온열자극 전달이 안 된다.
처음에는 느낌이 좋으나 오래 할수록 주의해야 한다.

(3) 복부의 온열자극은 심장에 온열전달 하기가 어렵다

복부는 피하지방이 많고, 모세혈관도 풍부하지 못하다. 복부에 뜸을 뜰 때 동맥혈(動脈血)을 따뜻하게 한다 하여도, 하복부·하체에서 다시 상행(上行)하여 복부·심장에 이르는 동안 온열 기운은 모두 식어 버린다.

복부의 정맥(靜脈)혈관 위에 뜸을 떠 주어도 복부에는 혈관의 분포가 풍부하지 못하고 지방이 많아 심장에 열 전달이 쉽지 않다.

(4) 상복부에 뜸을 뜨면 상기·긴장상태가 된다

상복부인 중완·상완·하완·거궐에 서암뜸을 뜨면 심장박동이 크게 항진된다.

즉, 모세혈관은 가늘어지고 심장박동은 항진되어(심하게 뜰수록) 심장은 두근거리고 총경(總頸)동맥은 더욱 굵게 박동한다.

이것은 총경동맥이 박동하지 않을 때는 매우 좋은 방법이나, 총경동맥이 굵은 사람일 때는 나쁜 영향을 일으킬 수가 있다.

또한 위실증·대장실증·소장실증일 때는 질병을 악화시켜서 가슴답답·위산과다·위궤양·소화불량 등이 나타날 수가 있다.

위와 같은 상황으로 보아서 복부의 온열자극이나 뜸은 일시적으로 온열감을 주지만, 장벽이 두꺼워서 내장에 온열전달을 할 수 없으므로, 복부의 뜸은 널리 권장할 방법은 아니다.

4) 하지(下肢)의 뜸도 심장에 열 전달이 잘 안 된다

일반 중국 침술에서 하지의 족삼리(足三里)에 뜸질을 많이 한다. 예로부터 일본에서는 "족삼리에 뜸을 뜨지 않는 사람과는 길을 같이 가지 말라"는 말이 있다. "족삼리는 건강장수의 구혈(灸穴)"이라고까지 하고 있다.

그러나 30대 이전의 젊은 층에서 뜸을 뜬 바, 무력해지는 현상이 나타나고, 다만 상기(上氣)된 것을 약간 하기(下氣)시키는 작용이 있어서 양증(陽症) 환자들에게는 다소 도움이 되나, 음증(陰症 : 비만형)의 경우는 질병을 악화시킬 수도 있다.

족삼리 뿐만이 아니라, 하지의 여러 요혈처에 뜸이나 뜸질을 할 때 모세혈관이 손처럼 풍부하지 못하고, 설사 체온을 따뜻하게 상승시켜도 발에서 심장까지는 거리가 먼 관계로 가는 도중에 열이 식어 버린다.

발 부위에 뜸뜨거나 뜸질 등은 심장에 온열전달이 잘 안 되고 느리다. 발은 온수에 담그고 있으면 좋다고 하는 것은 발의 혈액순환을 도와주기 위함이다. 발을 오래도록 따뜻하게 한다고 하여도 그 열이 심장과 전신에 퍼지는 데는 더 많은 시간이 필요하고, 효과적인 온열(溫熱)자극을 얻을 수가 없다.

5) 등줄기의 뜸도 내장에 온열전달이 잘 안 되고, 심장에도 온열전달이 잘 안 된다

등줄기에 뜸을 뜨거나 뜸질을 하고, 또한 온열치료기로 척추와 등줄기에 온열자극을 하고 있다. 요즘 시중에서 온열치료기로 척추지압을 많이 하는 것 같다.

이것을 이용하는 계층은 주로 노인층이다. 전동용(電動用) 척추지압은 전동으로 일정하게 지압(指壓)하므로 노인들의 척추·갈비뼈 손상을 줄 수가 있어서 매우 위험하다.

지압의 속성(屬性)은 중독성(中毒性)이 있다. 지압할수록 자주 지압하고 싶고, 지압할수록 강하게 해야 한다. 노인들이 강하게 전동 지압을 하다가 척추손상·타박·골절을 일으킬 수 있으므로 특별한 주의를 해야 한다.

그리고 척추·등줄기를 따뜻하게 하면 참으로 시원하고 기분이 좋으나, 자주 할수록 온도를 높여야 한다.

그러면 피부에 화상을 입는 경우가 있다. 넓은 면적에 인체의 체온보다 강한 열을 자주, 반복, 오래 하면 체온을 빼앗아 신체 냉증(冷症)이 생길 수 있다. 온열치료기를 오래 한 사람들일수록 처음에는 손발이 따뜻하다가 나중에는 언 것처럼 손발·복부·등줄기가 차져 있다. 차져 있다는 것 자체가 좋은 현상은 아니고, 좋은 온열요법이 아니다.

그리고 등줄기에 뜸을 많이 뜨는데 신경계 자극은 될지 몰라도 내장에 온열전달은 안 된다.

동통(疼痛)의 압통처에 강한 온열자극은 진통효과가 있다. 등줄기에 뜸이나 열자극을 주면 그 열자극이 심장에까지 미치기가 어렵고 한열조절도 크지 못하다.

6) 심장과 전신에 온열을 보호·상승시키는 데는 서암뜸을 수지침 요혈에 뜰 때 가장 우수하다

기초대사를 높이기 위해 체온을 상승시켜야 한다. 앞에서 목욕이나 사우나, 복부·하체·등줄기의 뜸 뜨기 등을 알아 보았다.

온열자극으로서 효과성은 있을지라도 전신과 심장에까지의 온열전달은 효과적이지 못하다.

최근에는 원적외선(遠赤外線)요법이라고 이용하고 있는데, 열광선도 안심할 수 없다. 인체의 열흡수 파장(波長)과 일치되지 않으므로 심한 부작용이 나타날 수 있으므로 주의해야 한다.

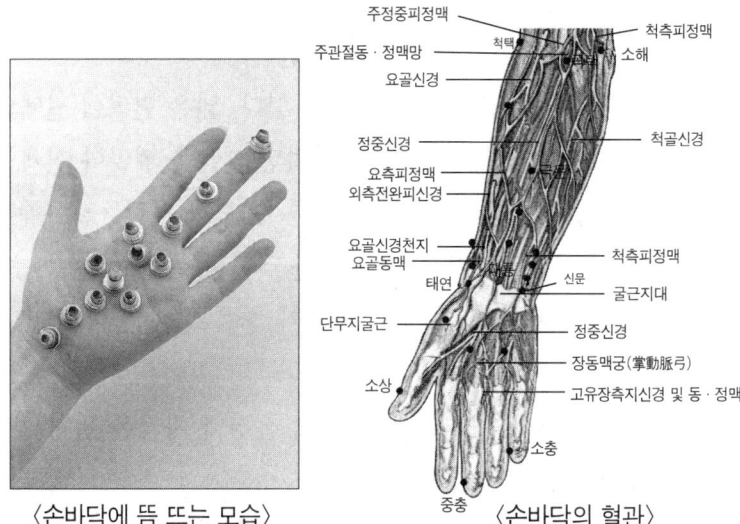

〈손바닥에 뜸 뜨는 모습〉　〈손바닥의 혈관〉

심장과 전신에 온열을 전달하고 체온을 상승시키기 위해서 손부위에 서암뜸을 떠야 된다.

손바닥은 모세혈관이 풍부하고 다른 피부보다 동맥과 정맥의 굵은 혈관들이 분포되어 있고, 피하지방이 적다. 그래서 한열(寒熱) 감각이 뛰어나다.

서암뜸은 쑥진이 묻지 않게 하고, 너무 뜨겁지 않게, 상처나지 않게, 인체에 적당한 온열자극을 오래 주고자 하는 방법이다.

(1) 모세혈관이 확장되어 심장·대뇌압력을 분산시킨다

서암뜸을 손바닥에 떠 주면 혈액이 속히 가열되고, 아울러 모세혈관이 확장되어 손의 혈액량이 크게 증가한다.

모든 사람들은 스트레스를 받으면 심장은 긴장되고 압력이 증가하며, 대뇌의 압력이 증가한다. 머리가 무겁고 어지럽고 기분이 좋지 않다. 심장은 답답하고 뻐근하고 울렁거리고 손이 차진다.

이때 손부위에 서암뜸을 떠서 손부위의 혈관을 확장하여 손부위로 혈액이 하강(下降)하면 심장과 뇌압이 즉시 개선되어 머리와 심장이 지극히 편해진다. 머리가 맑아지고 가슴은 시원하고 편안해지고, 화내는 일, 긴장되는 일들이 없어진다.

그래서 모든 신경성 병과 스트레스를 없애 주고, 중풍 예방에 서암뜸을 뜨면 예방을 할 수 있고 관리와 치료도 할 수 있다.

(2) 서암뜸의 온열이 심장과 전신에 전달된다

 사람은 전신에 체온이 일정하게 분포되어야 한다. 대체로 심장을 중심으로 한 대동맥(大動脈) 부위는 체온이 높고, 사지(四肢)·표피(表皮)로 갈수록 체온이 낮다. 표피나 사지도 한 몸이므로 체온이 일정하게 분포되어야 한다.

 그러나 실제 환자가 느낄 때는 가슴이 뜨겁다, 얼굴에 열이 오른다, 손발이 차다, 복부가 차다, 하복부가 시리다, 어깨가 뜨겁고 차다, 허리가 시리다, 무릎이 차다, 발바닥이 뜨겁다 차다, 손이 화끈거린다, 손이 시리다는 등의 증상을 호소하고 있다.

 그리고 신체를 만져보면 어느 부위는 열감이 있고, 어느 부위는 냉감이 있다. 모두 한열조화가 안 되어 있다는 표시이다.

 이때 수지침 요혈에 서암뜸을 뜨면 뜨거워진 혈액이 심장으로 가고, 심장에서 전신으로 뜨거워진 피를 보내고 있으므로, 전신의 한열이 조절되어 찬 곳, 더운 곳이 없어진다.(찬 곳, 더운 곳이 있을 때 목욕이나 사우나, 찜질을 하면 그때는 없어지나, 온열이 식으면 원래대로 찬 곳, 뜨거운 곳으로 나타난다. 이것은 한열조절이 안 된다는 표시이다)

 그러나 서암뜸을 뜨면 한열조절이 되고, 지속적으로 뜨면 체온 상승 효과가 나타나고 있다.

 서암뜸을 오래 많이 뜬 사람들은 전신과 손발·복부가 항상 따뜻하다. 단, 서암뜸을 뜰 때는 따뜻한 실내에서 뜰 때 효과가 가장 좋다.

(3) 손등에 서암뜸을 뜨면 온열효과가 더욱 좋다

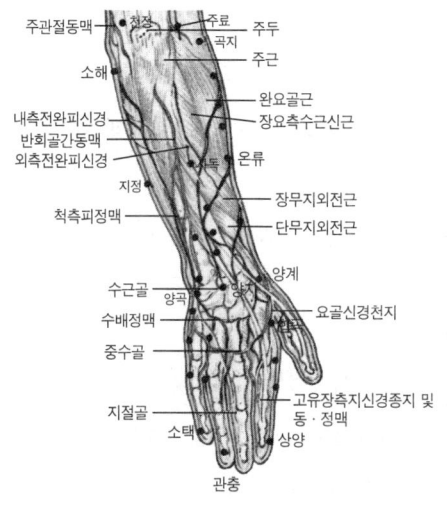

〈손등의 혈관〉

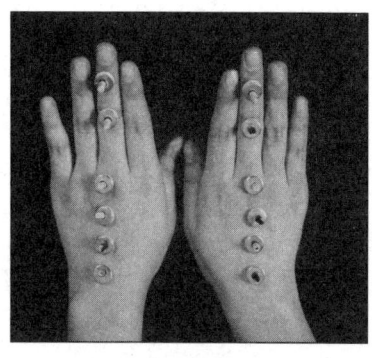

〈손등에 뜸 뜨는 모습〉
반드시 구점지 3장을 붙이고 뜬다.

 손바닥에 서암뜸을 떠서 온열을 심장에 보내는 것보다 손등에 서암뜸을 뜨면 손바닥보다 속히 혈액이 뜨거워져서 심장으로 즉시 올라간다.

 그러므로 신체가 냉한 사람은 손등에 뜰 때 효과가 크다. 그러나 손등은 피부가 얇기 때문에 상처·화상 날 염려가 있다. 구점지를 3장 이상 올려 놓고 떠야 피부에 상처가 나지 않는다.

 가급적 손바닥의 요혈에 뜰 때 안전하다.

(4) 수지침 요혈에 뜨면 상응부위에 온열이 전달된다

앞에서도 언급하였지만 수지침요법의 상응요법은 인체의 목적하는 부위에 자극을 전달시키는 중요한 부위이다.

손바닥의 임기맥은 복부 정중선과 상응되는 부위이다.

수지침요법에서는 손바닥과 복부가 상응된다. 이 상응관계에 대한 실험과 증명은 여러 가지로 확인이 된다.

하복부에 통증이 있을 때 A4~6에서도 압통점이 나타나고, A4~6에 수지침 · 전자빔 · 서암봉 · 서암뜸 등으로 자극을 주면 하복부 통증이 없어지거나 경감된다.

위장통증이 있을 때 A10~14에서 여러 가지 반사점이 나타나고, A10~14 사이에 자극을 주면 위장통증이 감소되거나 해소된다. 이런 실험은 여러 가지로 입증이 된다.

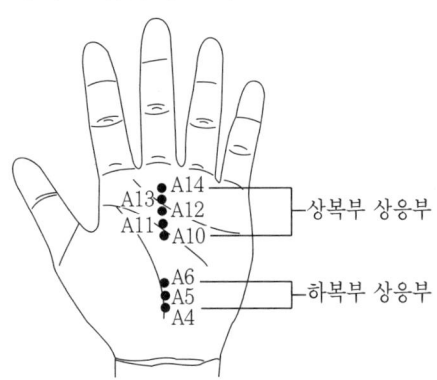

박규현 박사는 상응요법 이론의 상응부위를 체열(體熱)촬영기를 이용하여 실험으로 확인했다.

각각 드라이아이스 · 수지침 · 서암봉을 이용하여 A8(배꼽), A22(인후), A28(코)에 수지부위의 상응점에 놓은 뒤, 시간경과에 따른 인체 상응부위의 변화를 측정하여, 상응이론의 연관성을 입증하였다.

미국의 조민행(M.H.CHO) 박사는 1979년도 '의도(醫道)의 일본지(日本誌)' 2월호에서 밝힌 '델타투영반사(Delta投影反射)'라는 논문에서 "A8에 얼음을 올려 놓고, 복부에서 전자온도계로 측정한 결과, 배꼽의 온도가 떨어졌고, A12에 얼음조각을 올려 놓으니까 위장의 체온이 떨어졌다"는 등의 발표가 있었다.

　2000년 4월에는 부산대학교 의과대학의 박규현 박사는, 복부의 체열(體熱)을 촬영하고 A8에 드라이아이스를 올려 놓고 3~5분 후에 복부의 열을 촬영하여 배꼽의 온도가 하강(下降)한 것을 발견하였고, A12에 드라이 아이스를 올려 놓으면 위장의 열이 하강한 것을 확인할 수 있었다.

〈박규현 박사의 고려수지침 이론의 과학적 입증〉

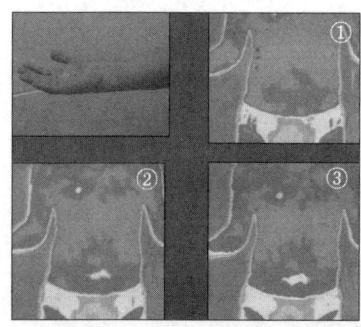

A8-배꼽, A22-인후, A28-코의 상응관계를 체열(體熱)반응으로 확인

◀A8에 얼음을 놓고 상응부위의 온도변화를 체열촬영기로 촬영한 그림이다.
①은 5분 뒤, ②는 7분 뒤, ③은 10분 뒤에 각각 측정한 결과이다. A8의 상응부인 배꼽 부위의 온도변화가 시간이 흐를수록 확실하게 나타나고 있다.

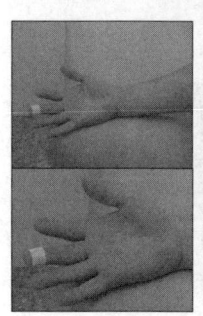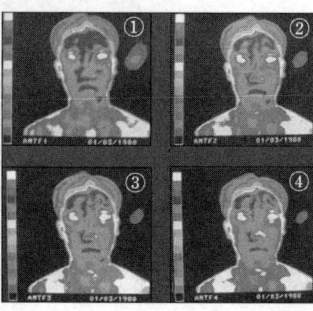

◀A22에는 수지침, A28에는 서암봉을 각각 처방하고 상응부위의 온도변화를 나타낸 그림이다. ①은 2분 뒤, ②는 5분 뒤, ③은 7분 뒤, ④는 10분 뒤에 각각 측정, 그림으로 나타냈다. 인후부위(A22 상응부)와 코부위(A28 상응부)의 온도변화가 시간이 경과할수록 뚜렷하게 확인된다.

일본대학의 야쓰 미쓰오(谷津三雄) 교수도 이러한 실험을 수년 간 밝힌 바가 있었다.

〈야쓰 미쓰오 박사의 고려수지침 효과의 과학적 입증〉

1. 서암뜸 시술 전후의 혈압수치의 변화(하트모니터) : 서암뜸 실험

A1 · 3 · 6 · 8 · 12 · 16 · 33

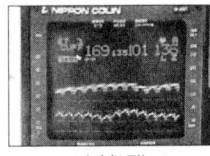
〈시술 전〉

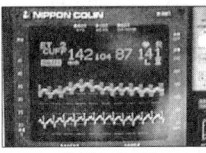
〈1회 시술 후〉

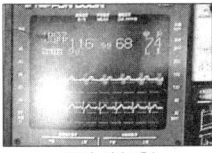
〈3회 시술 후〉

◆서암뜸 뜨기 전의 혈압수치가 169~101, 심박수가 136으로 극심한 고혈압증세를 보이고 있다. 1회 시술로 142~87로 혈압의 수치는 안정됐으나, 심박수는 141로 오히려 빨라졌다. 3회 연속으로 시술하자 116~68, 심박수는 74로 정상수치를 되찾았다.

2. 서암뜸 시술 전후의 체온의 변화(서모그래프) : 서암뜸 실험

A6 · 8 · 16, E22, F19   B14 · 19 · 24

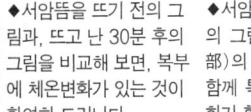
◆서암뜸을 뜨기 전의 그림과, 뜨고 난 30분 후의 그림을 비교해 보면, 복부에 체온변화가 있는 것이 확연히 드러난다.

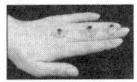
◆서암뜸 시술 전과 20분 후의 그림을 비교하면, 배부(背部)의 전반적인 온도상승과 함께 특히 어깨부분의 온도변화가 확실히 나타난다.

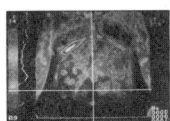
〈시술 전〉

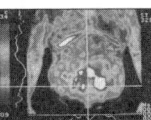
〈시술 30분 후〉

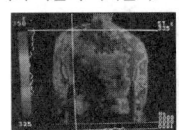
〈시술 전〉

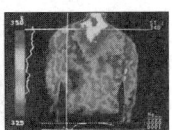
〈시술 20분 후〉

3. 혈압수치의 변화 : 서암봉으로 실험

A1 · 3 · 4 · 8 · 12 · 18 · 33, J1

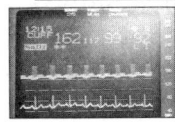
〈시술 전〉   〈시술 10분 후〉

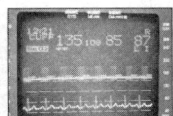
〈시술 20분 후〉

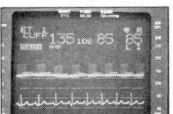
〈시술 30분 후〉

◆서암봉을 붙이기 전의 혈압수치는 162~99를 나타냈다. 서암봉 처방 후에 시간이 지나면서 136~94(10분 경과), 135~85(20분 경과), 135~85(30분 경과)로 조금씩 하강하다가, 일정시간이 흐르면 안정된 상태를 유지하는 것으로 나타났다.

이와 같은 실험·실기를 통해서 복부와 손바닥의 상응관계가 입증된다. 사람은 복부가 냉해서 많은 내장질병이 생긴다. 이때 복부를 따뜻하게 해줄 수 있는 방법은 별로 없다. 복부에 직접 열을 가하면 장벽(腸壁)이 두꺼워 내장에 열전달이 안 되고, 오히려 복부의 열을 빼앗아가 차지는 현상이 나타난다. 복부의 장벽은 지방이 많아서 열을 가해도 내장에 열전달이 되지 않는다.

그러나 손부위는 내장 상응부, 자율신경 조절, 손부위의 온열이 심장에서 곧바로 전달하는 효과가 나타난다. 그래서 서암뜸은 반드시 손바닥의 요혈(要穴)에 떠야 온열효과를 나타낼 수가 있다.

이와 같이 서암뜸을 뜸으로써 원기증진·질병회복, 저항력이 향상된다. 식사를 굶어도 체지방을 분해해서 영양공급을 하기 때문에 살이 빠지면서도 건강해진다.

서암뜸을 떠서 얻어지는 효과는 이 외에도 대단히 많다.

저녁을 굶거나 적게 먹어 살을 빼려고 할 때, 서암뜸을 매일 뜨는 것이 가장 이상적인 방법이며, 후유증 제거, 부작용을 없애는 방법으로도 좋다.

또한 기초대사율(基礎代謝率)을 증가시킬 때, 다이어트의 각종 부작용을 해소할 때에도 서암뜸요법이 매우 우수하다.

서암뜸을 매일 계속 뜨면 각종 난치성 질병의 예방과 악화방지, 치료 후 회복에도 놀라울 정도의 도움을 준다.

이와 같이 저녁을 굶는 대신에 서암뜸을 떠서 체중을 감량시킨다.

(5) 서암뜸을 많이 뜰수록 전신온도를 상승시킨다

 서암뜸을 많이 뜰수록 한열 불균형의 조절, 체온의 상승, 전신의 혈액순환 조절에 효과가 매우 크다.
 그럼으로써 체온상승 반응이 나타나 기초대사를 높인다.
 서암뜸을 많이 떠서 기초대사량을 높이는 것은 체중감량에서 가장 중요하다.
 서암뜸을 많이 뜰수록 기초대사량이 높아져서 인체 에너지 소비에 크게 도움되어 어떤 방법보다도 비만해소에 큰 도움이 된다.
 서암뜸을 5~10장을 떠 주면(실내온도 25℃에서) 등줄기 · 어깨부위가 후끈 달아오르고, 약간의 땀이 흐르고 전신이 훈훈하여 짐을 느끼고, 얼굴도 혈색이 돈다
 계속 떠 주면 과거에 아팠던 곳이 뻐근하게 아프고, 뜨거운 증상들이 나타나면서 통증이 없어진다. 이것은 손의 온열이 심장을 통해서 전신으로 퍼지는 현상이다.
 손은 교감신경이 제일 많이 분포되어 있다. 따라서 손부위에 풍부한 온열자극을 주면 교감신경을 자극하여 진정 · 안정, 자율신경 기능을 조절시켜서 심신 안정 · 정신 안정, 내장기능의 조절, 모든 기관 · 조직을 조절시키는 효과가 있다.
 서암뜸을 매일 5장 이상씩을 뜰 때 나타나는 온열은 심장에서 전신으로 전달되어 체온을 보호 · 유치 · 상승시키므로 기초대사를 상승시켜서 체중감량에 매우 큰 도움이 된다.

2. 운동에너지 대사를 높이는 방법

운동으로 소비되는 에너지는 약 20% 정도이다. 운동을 아무리 많이 해도 에너지 소비는 20% 정도이므로 기초대사에 비하면 적은 편이다.

그러나 20%를 소비하기 위해 운동을 해야 한다. 운동을 하지 않으면 20% 소비를 할 수가 없다.

과격한 운동이나 유산소(有酸素) 운동을 하여도 20%대의 에너지가 소비되지만, 심한 운동의 결과는 관절·근육과 간장·심장 기능에 모두 무리를 주고 있으므로, 운동의 한계성을 알 수 있다.

비만관리나 당뇨병·고혈압 등의 질병치료에 운동이 필요한 것은 사실이다.

운동을 하면 활력을 주고, 현재 건강을 유지시키고 체온발생에 도움을 주고, 근력강화와 각종 기능유지에도 도움이 된다. 의사는 환자에게 운동을 적극 권장하고 있다. 심지어 환자들에게 밥 먹고 자는 시간만 빼고 운동을 하라고 말하고 있다.(이렇게 무리한 운동은 오히려 운동부작용이 생긴다)

운동이 건강증진과 유지·회복에 도움을 주지만, 적당한 운동이 아니면 부작용을 일으킨다.

1) 운동은 적당한 운동이어야 한다

운동의 종류는 매우 다양하다. 기록을 세우기 위한 운동, 취미로 하는 운동, 극심하면서 과격한 운동, 유산소(有酸素) 운동, 행동수정요법 등으로 분류한다.

기록을 세우기 위한 운동은 운동선수들이 하는 운동이며, 대부분 강도(强度)가 센 운동이므로 신체에 무리를 주므로 권장할 만한 운동이 아니다.

심한 운동을 지나치게 많이 한 운동선수들의 맥상을 보면, 맥박이 크게 느리다. 심장에 무리를 주었기 때문이다. 취미로 하는 운동은 기분전환, 건강유지에 큰 도움이 될 수는 있으나, 건강증진·질병치료적인 면에서는 큰 도움이 되지 않는 것 같다.

골프도 기분전환·건강유지·건강증진에 어느 정도 도움이 되나, 질병치료에는 큰 도움은 안 된다. 테니스·조깅·수영·헬스 등도 마찬가지이다.

과격하고 극심한 운동 또는 가벼운 운동이라도 지나치게 많이 오래 하면 오히려 부작용이 나타난다. 이런 운동들은 독성산소(毒性酸素 : 활성산소)가 많이 만들어지고, 신체가 차지면서 심장과 간장, 근육·관절 등에 무리를 주기 때문이다.

보통 호흡을 할 때에도 1~5%의 독성산소가 생기는데, 운동을 심하게 하면 독성산소가 많이 생긴다.

독성산소는 평상시에 항균(抗菌)·항(抗)바이러스 작용을 하지만, 지나치게 많으면 자기 세포를 손상시키기 때문에 모든 기능이 일찍 감퇴하고, 노화현상이 증가한다.

과격하고 심한 운동은 관절과 근육, 내장에도 나쁜 영향을 미친다. 가장 좋은 운동이 유산소(有酸素) 운동이라 하여 가벼운 운동을 소개하고 있다. 걷기 · 조깅 · 가벼운 등산 · 자전거 타기 · 수영 · 에어로빅 · 계단 오르내리기 · 요가 · 단전호흡 등으로 숨이 차지 않는 가벼운 운동을 말한다.

그래서 최근에는 유산소 운동을 적극 권장하는 경향이 많고, 나아가 시간만 있으면 운동을 하고, 운동으로 하루 일과를 보내는 사람들이 대단히 많다.

운동이 좋다고 하니까 밤낮으로 운동하는 사람들을 보면 참으로 안타깝다.

(1) 운동의 부작용에 주의해야 한다

운동이 좋다고 하여 무작정 운동을 하고 있으나, 운동의 부작용에 대해서는 전혀 모르고 있는 것 같다. 운동을 하면서 진단한 경우 검사상에 나타나지 않으면 일단 건강한 것으로 판단하고 있으나, 필자는 음양맥진법과 삼일체질 복진법을 통해서 진단하여 보면, 부작용(副作用)이 매우 많다는 사실들을 알 수가 있었다.

운동을 하였을 때의 부작용은 다음과 같다.

① 운동 후에는 대부분 체온이 떨어진다.

운동을 심하게 할수록 신체가 차진다. 적당한 운동을 하면 체온이 발생되어 좋지만, 그래도 운동을 하고 난 다음에는 체온이 떨어져 신체가 싸늘해져 한기(寒氣)를 느낀다.

운동을 심하게 할수록 체온이 크게 떨어지는 것이 단점이다. 특히 복부를 만져보면 매우 찬 것을 느낄 수 있고, 심지어는 손도 대단히 찬 것을 볼 수 있다.

이렇게 신체가 찬 것은 건강상 매우 나쁘다. 운동을 많이 할 때 독성산소가 많이 생기고, 맥박수가 적어지는 것도 신체가 차기 때문인 것 같다.

그러므로 운동을 한 다음에는 반드시 체온을 보온(保溫)해야 한다. 운동 후에 서암뜸을 3~5장 떠 주어야 냉증현상을 줄이거나 없앤다.

② 운동을 많이 할수록 질병의 증상을 느끼지 못한다.

질병이 발생하면 열도 느끼고, 고통과 불편사항을 느끼게 되어 진단·검사하고 치료를 할 수가 있다.

운동을 많이 할수록 질병에 의한 증상을 거의 느끼지 못한다. 운동으로 인하여 고통증상이 억제되기 때문이다.

고통증상이 없다고 운동으로 질병까지 치료되는 것은 아니며, 오히려 질병은 더욱 악화되고 있으나 증상을 느끼지 못할 뿐이다. 운동을 하면서 고통증상을 느낄 때는 매우 위중(危重)하거나 심한 상태이고, 검사상에서도 심하게 나타날 수 있다.

운동할 때는 자주 정밀검사를 받아야 하며, 특히 수지침요법의 삼일체질이나 음양맥진 진단을 받아 가면서 운동을 해야 한다.

운동을 많이 오래 한 사람들이 장년이 되면 중병을 얻는 경우가 많다.

③ 운동이 지나치면 심장병이 생길 수 있다.

운동을 지나치게 장시간 하거나 과격한 운동을 하면, 심장에 무리를 가져다 준다.

예를 들면, 마라톤을 갑자기 무리하게 하면 심장통증을 일으켜 고생하는 원리와 비슷하다.

운동을 많이 한 경우는 앞에서 언급한 것과 같이 서맥(徐脈)이 나타난다. 보통은 1분당 72박 정도 박동하여야 하는데, 운동을 많이 하면 60박 정도로 크게 떨어진다. 더욱 떨어지면 부정맥(不整脈)이 생긴다. 심장에 무리를 주기 때문이며, 나중에는 허혈성(虛血性) 심장질환인 협심증·심근경색증 등의 증상이 나타난다.

운동을 한 후에는 반드시 신체를 보온(保溫)하고 서암뜸을 뜨거나 수지침 시술을 해서 심장부담을 줄이고 회복시켜야 한다.

④ 운동이 지나치면 근육·관절과 간장에 부담된다.

유산소 운동이나 가벼운 운동이라도 매일 60분 이상을 초과하면 피로물질이 지나치게 많이 생겨 간장에 부담을 준다. 그러므로 항상 피곤증상이 나타난다.

실제 운동을 지속적으로 하는 경우에 피곤증을 항상 느끼는 경우가 많다.

머리가 명랑하지 못하고 어깨 및 허리·척추·목줄기 등의 근육 통증이 나타난다. 무릎관절·족관절·고관절·견관절 등에서도 통증과 관절질환이 나타난다.

이러한 증상들은 치료로 해소될 수가 없고 운동을 줄여야 한다. 30~60분간의 운동이 가장 좋다.

⑤ 운동이 지나치면 동맥경화증이 생긴다.

운동을 많이 하면 고지혈증(高脂血症)이 지나치게 생겨서 동맥경화증을 일으킨다.

운동해서 고지혈증이 높아지고 동맥경화증이 생긴다는 것을 음양맥진법을 통하여 처음 확인했다고 생각한다. 고지혈증은 지방질이 많은 식품을 먹었을 때만 생기는 것으로 생각하고 있었다.

동맥경화증은 내적 인자(內的 因子)와 외적 인자(外的 因子)로 인하여 생긴다. 외적 인자는 지방질이 많은 식품을 먹었을 때에 생기므로 가급적 야채 · 곡류로 식사할 것을 권장하고 있다.

내적 인자에서도 발생한다. 내적 인자로는 간장(肝臟) · 부신(副腎) 등에서 동맥경화증을 발생시킨다.

고지혈증이 높아지면 혈관 내벽에 죽상경화(粥狀硬化)가 생겨서 혈관 내벽이 줄어드는 현상이다.

총경동맥에 죽상경화가 생겼을 때는 뇌동맥(腦動脈) 경화증이라고 하며, 총경동맥의 박동을 촉지(觸知)할 수가 없다.

뇌동맥 경화가 생기면, 여러 가지 뇌질환이 나타나 심지어는 심장병 · 어질병 · 두통 · 인사불성 · 혼수상태에 빠진다.

그리고 촌구맥(寸口脈)이 극히 미세하고, 총경동맥(總頸動脈)이 굵은 때는 세소동맥(細小動脈) 경화증이 나타나, 사지(四肢)의 세소혈관에서 동맥경화증이 발생하는 것으로 판단된다.

수영을 지나치게 많이 하는 경우는 우측 총경동맥의 혈관에서 죽상동맥경화증이 발생되어 박동이 잘 촉지(觸知)되지 않는다.

이것으로 볼 때, 수영은 뇌동맥경화를 일으킬 수 있는 운동으로 주의를 해야 한다. 조금씩 수영을 하는 경우는 건강에 도움이 되지만, 장기간 자주 하는 것은 문제가 있다.

미국인 중산층의 경우, 대개 집안에 수영장이 있다. 수영을 많이 한다는 증거이다.

그러므로 총경동맥의 박동이 거의 미약하거나, 박동을 느끼지 못하는 경우가 많아, 총경동맥의 수술이 대단히 많다고 한다.

한 가지 운동을 지속적으로 하는 사람들의 음양맥진을 진단하여 보면, 현재 하고 있는 운동이 좋은 것인가, 나쁜 것인가를 판단할 수가 있다.

에어로빅을 10년 이상 한 30대 후반의 여성 2명은 총경동맥(부돌맥)이 6성 조맥으로 나타나 있었다. 이들은 에어로빅을 열심히 하는 사람들이다. 이는 심장병·갑상선 이상이나 세소동맥 경화증이 될 수 있다.

요가(yoga)를 오래 하고 있다는 모 대학교수는 앞으로도 요가를 일생 동안 하겠다고 하였다. 음양맥진으로 진단하여 보니까, 부돌 3~4성 평맥이었다. 요가를 하는 사람들에게 만성 위장병이 나타나고 있으며, 간기능 이상으로 인한 관절·근육통과 사지·대뇌의 피곤증상을 많이 느낀다. 부돌맥이 굵어져 거의 대부분이 세소동맥 경화증에 해당한다

골프도 4시간이면 운동량이 지나치다. 처음에는 체중감량에 어느 정도 도움이 되나, 지속적일 때는 큰 도움이 안 된다.

골프 라운딩 도중에 간식을 먹고 음료수를 먹으면 100% 살이 찐다. 음료수만 먹되 간식은 먹지 않아야 한다. 골프를 1주일에

2~3회 실시하면 각종 근육과 관절에 무리가 가고, 심장과 혈액 순환 장애가 생긴다.

골프 라운딩은 9홀(약 2시간 정도)로 하되, 1주일에 2회 정도가 건강증진에 가장 적당하다.

골프를 많이 한 사람에게 고혈압 · 심장병 · 당뇨병 · 신장질환 · 관절통 · 근육통 환자가 많이 나타나고 있다.

단전(丹田)호흡을 5~10년간 이상 매일 1~2시간씩 실시하는 사람들도 위장과 간장에 무리를 주고 있고, 뇌동맥 · 세소동맥 경화증상이 나타나는 것 같다.

운동을 지나치게 하거나 특정 운동을 지속하면, 위와 같은 동맥경화증이 나타나고 있어서 모든 유산소 운동도 반드시 주의해야 한다. 특히 유산소 운동을 오래 · 장기간 지속할 때 부작용이 더욱 심하다.

(2) 가장 좋은 운동은 걷는 운동과 발지압판 운동이다

과격한 운동을 하면 당(糖)이 소비되고 체지방 분해가 잘 안 되지만, 걷기나 발지압판 위에서 걷는 운동을 30분 이상에서 60분 정도 지속적으로 할 때 체지방의 분해가 잘 된다.

체중감량과 건강증진을 위한 치료적인 운동은 걷는 운동과 발지압판 운동 뿐이다.

여러 가지의 유산소 운동이 있다고 하나, 모두 문제점이 있다.

조깅은 관절 · 근육 · 골반 · 심장 · 대뇌에 충격을 주고, 계단 오르내리기의 운동도 좋기는 하나, 관절에 부담을 준다. 자전거 타기 운동도 걷는 근육운동과는 달라, 걷는 운동에 너무 힘이 들어가 하체가 약해질 수 있다.

　전동기(電動機) 위에서의 모든 운동은 심장과 대뇌에 충격을 주어서 좋은 운동은 아니다.

　좋은 운동은 걷는 운동이다. 걷는 운동은 힘들지 않고 가볍게 전신을 골고루 움직이므로 심장의 혈액순환에 큰 도움이 된다. 걷는 운동이라도 30~60분 정도가 가장 좋다. 가벼운 산책 · 등산 등도 매우 좋은 운동이다.

　그러나 걷기만 하는 운동은 운동력이 약하고, 걷는 운동보다 좀 더 강한 운동이 발지압판 위에서 걷는 운동이다.

(3) 가장 이상적인 운동은 발지압판 위에서 걷는 운동이다 30분 이상 60분 이내로 한다

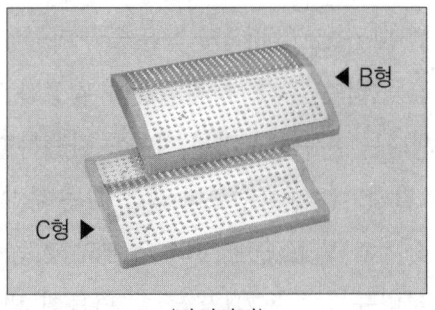

〈발지압판〉

　운동할 때 에너지 소비는 운동 30~40분 정도에서 지방연소(脂肪燃燒)가 최고에 달하며, 60분까지 증가하다가 60분이 지나면 에너지 소비량은 크지 않다.

　걷는 운동보다 약간의 강도(强度)가 높은 운동이 발지압판 위에서 걷는 운동이다. 수지침 건강법은 3가지 방법이 있다. 운동·온열요법, 음식주의이다.

운동 중에서 발지압판 운동을 강조하고 있다. 모든 운동 중에서 건강증진과 질병의 예방과 관리·회복, 특히 체중감량에 최고의 운동이다.

발지압판을 간단히 알아보며, 발지압판 운동의 효과성을 소개한다.

● 발지압판은 알루미늄판이 좋다.

발지압판의 재질(材質)은 알루미늄이 가장 좋다. 알루미늄은 이온화 경향(ion化 傾向)이 강력하다. 전기화(電氣化) 하려는 현상이 강하여 생체의 전기활성화(電氣活性化)에 도움이 된다.

심장에서 발생된 생체전류가 여러 가지 장애에 의하여 전류상에 저항이 생기면 질병상태가 된다. 알루미늄의 이온화 경향은 이러한 전기저항(電氣抵抗)을 제거시켜 주므로 사람들은 알루미늄과 친근감을 갖고 좋아한다. 순도(純度)가 높은 알루미늄일수록 좋다.

알루미늄 재질을 밟는 순간, 생체전류가 활성화 된다.

인체에서 발생되는 전류보다 강한 전류를 사용하면 부작용이 생기지만, 인체에서 발생되는 전류량보다 적을 때는 부작용이 일체 없다.

알루미늄은 전자파(電磁波)로부터 인체의 기능을 보호하여 주기도 한다. 알루미늄판에 돌기(突起)를 만들어 발자극, 지압운동이 된다. 평지(平地)에 서는 것보다 돌기 위에 설 때 인체의 중력(重力)을 더욱 크게 느낀다.

평지에서는 처음부터 30~60분을 쉽게 걸을 수 있으나, 발지압판 위에서는 5~10분을 걷기가 힘들다. 돌기 때문에 그만큼 신체의 무게를 느끼기 때문이다.

(4) 발지압판 위에서의 운동방법

발지압판이라고 하여 간단히 생각하지 말고, 다음 요령에 의하여 운동을 한다.

① 처음 실시할 때는 얇은 타월을 깔거나 양말을 신은 채 운동한다.

처음에는 5~10분부터 시작한다. 심심하면 TV를 보면서 운동한다. 뛰지 말고 걷는 운동이다. 평상시처럼 자연스럽게 걷는다.

② 매일 하되 3~5일 간격으로 운동시간을 늘려간다.

처음에는 3분, 5분, 10분, 15분씩 늘려간다. 조금이라도 무리하면 하지의 장딴지에 근육통·무릎통증·고관절 통증, 어깨·요통 등이 발생한다.

그래도 매일매일 정기적으로 운동해야 하며, 30~60분 정도는 하여야 한다.

③ 발지압판 운동시에 나타나는 효과
- 잠자기 전 운동하면 깊은 숙면을 취할 수 있다.
- 뱃속이 편하고, 소화가 잘 된다.
- 배변이 잘 되고, 운동부족성 변비에 좋다.
- 소변이 잘 나오고, 신부전증에 특히 좋다.(부종 환자에게 좋다)
- 전립선 염증이나 소변색·냄새·찌꺼기가 없어진다.
- 퇴행성 질환으로 인한 무릎·고관절통이 없어진다.
- 요통도 없어진다.(처음에는 더 아픈 경우가 있다)
- 피로 증상, 다리 피로 증상이 없어진다.
- 고혈압·심장병의 예방·관리에 좋다.

- 고혈당(당뇨)에 매우 좋다.
- 두통·빈혈 등에도 좋다.

실제로 체험하지 않으면 느낄 수 없다. 모든 운동 중에서 치료목적일 때의 운동은 발지압판 운동밖에 없다.

④ 발지압판 운동의 시기, 공복시 운동이 좋다.

운동을 하면 에너지가 소모된다. 식사 직후에 운동을 하면 식사한 영양이 소비되므로 체지방이 빠지지 않는다.

비만일 때 운동의 목적은 체지방을 빼기 위함이므로 체지방(體脂肪)을 빼려면 반드시 공복에 해야 한다. 공복에 운동을 하면 체지방이 쑥쑥 빠진다.

그리고 운동은 30~60분간을 지속적으로 하여야 에너지가 많이 소모된다. 오전에 5분, 오후에 10분, 저녁에 10분 정도씩 하면 운동효과가 부족하다.

특히 운동은 저녁에 잠자기 전의 운동이 가장 좋다.

⑤ 운동은 잠자기 전의 발지압판 운동이 가장 좋다.

체지방이 쌓이는 가장 큰 주범(主犯)은 저녁의 과식과 평상시의 육식이다. 특히 포화지방산이 많은 쇠고기는 가급적 먹지 말고, 옛날의 한국식인 '무국에 쇠고기 조금 넣은 것'이 가장 적당하고, 요즘의 불고기·갈비·등심, 갈비탕·설렁탕 등에 많이 넣은 고기는 비만을 유발한다.

저녁에는 육체적·정신적 노동을 하지 않거나 적게 활동하므로 저녁에 먹은 영양은 모두 체지방으로 쌓인다.

그래서 발지압판 운동은 낮보다는 저녁 식사 후 1~2시간 이후에 잠자기 전 30~60분간 발판 위에서 걷는 운동이 참으로 좋다.

저녁에 운동을 하면 낮에 과식하여 쌓여진 찌꺼기나, 저녁에 먹은 영양을 모두 소모시킨다.

잠자기 전에 그 날 먹은 영양을 모두 소모시키고 잠자면, 잠도 잘 오고 뱃속도 편하고 대·소변도 편하다.

비만해소에서 꼭 지켜야 할 사항은 저녁을 적게 먹거나 굶고서 발지압판을 30~60분간 밟는 운동을 하고 잠자는 것이다. 운동요법으로서 이 이상 좋은 것은 없다고 생각한다.

저녁을 굶을 때의 배고픔과 먹고 싶은 생각을 없애는 방법을 앞에서 소개하였다.

저녁에 30분 이상을 한 운동대사(運動代謝)는 약 6시간 정도 간다. 발판 운동을 하고 자면 숙면을 하고, 아침에는 기분이 매우 상쾌하다.

매일 같이 저녁에 발판 운동을 생활화 한다면 목적하는 체중감량을 모두 성공할 수 있다.

체중감량을 원하는 모든 사람들에게 한마디로 권장한다면 "저녁은 될수록 적게 먹고, 잠자기 전에 발지압판을 30~60분간 밟는 운동을 할 것"을 강조하고 싶다.

독자들도 체험을 하여 보면 알겠지만, 이 이상 더 좋은 방법은 없다고 생각한다.

저녁에 러닝머신 위에서 뛰거나 조깅을 하는, 걷는 운동을 한다고 하나, 러닝머신 위에서의 운동은 대뇌에 충격을 주고, 조깅은 모든 사람들의 족(足)관절·슬(膝)관절·고(股)관절에 모두 충격을 주고, 심장에도 나쁜 영향을 주어 권장하고 싶은 운동은 아니다. 특히 대뇌에 충격을 주면 정신건강에 해를 끼칠 수 있어 거듭 주의가 요망된다.

모든 운동은 전동(電動)이 아닌 스스로 하는 운동이 좋다.

헬스장에서의 무리한 근육·관절운동은 취미로 하는 운동으로는 좋다고 하나, 모두 문제점을 가지고 있다. 건강증진을 위하고 질병을 치료하는 운동으로는 걷는 운동, 나아가 발지압판 위에서 걷는 운동 이상 좋은 것은 없다고 생각한다.

발지압판 운동에서 단점이 있다면 처음에는 발바닥이 너무 아프다. 그러므로 양말을 신거나 타월을 깔고서 운동을 하고, 차츰 맨발 운동을 하고, 맨발 운동시 발바닥이 검어지는 것은 운동마찰 때 발바닥의 염분기(鹽分氣)와 알루미늄 접촉 때에 발생하는 현상이다. 발을 닦으면 쉽게 닦아진다. 발바닥 살이 굳어지는 것도 마찰현상 때문이다. 이것도 긁어내면 없어지고 새살이 나온다.

무엇이든 좋은 것이 있는 반면에 일부의 문제점도 있을 수 있다. 발바닥이 검어지므로 자연히 발을 닦게 되므로 좋은 현상이다.

발은 물에 담그기만 하여도 건강에 좋고, 흐르는 물에 씻기만 하여도 좋다. 이처럼 발을 씻게 하는 것은 결코 나쁜 것이 아니다.

발바닥이 굳어지므로 힘들여 굳은살을 벗겨내기 위하여 팔 운동을 하는 것도 나쁜 것은 아니다. 다리 운동도 좋으나 팔 운동도 해야 한다.

이렇게 발지압판 밟는 운동은 여러 가지를 좋게 하는 결과를 가져다 준다.

요통·퇴행성 관절 환자가 처음 발지압판을 밟을 때 며칠간은 일시적으로 아플 수가 있다. 운동의 강도를 높이지 말고, 꾸준히 실시하면 모든 관절·요통들이 해소된다.

발지압판 운동을 하면서 좋은 점, 나쁜 점을 직접 체험하여 보기 바란다.

이 발지압판 운동이야말로 고려수지침에서 인류의 모든 환자들에게 주는 최고의 '치료선물'이라고 생각한다.

최근 비만증으로 인하여 발생되는 '대사장애 증후군(代謝障碍症候群)'이라는 질병이 대단히 많다. 당뇨·고혈압·고지혈증·심장병·퇴행성 질환 등을 대사증후군이라고 하며, 현대의학으로도 난치이다.

그러나 발지압판 운동을 꾸준히 실시하면 비만에서부터 당뇨·고혈압·고지혈증·심장병·퇴행성 질환을 예방하고 관리와 치료를 할 수 있다.

실로 대단한 치료법이라 할 수 있다. 건강하게, 장수하기 위해 늘 발지압판 위에서 밟는 운동을 하자.

⑥ 체중감량시 운동을 병행하지 않으면 제지방(除脂肪)까지 빠져서 생명에 위험하다.

필자가 아는 회원 중에 70대 회원이 있었다. 1~2년 전부터 갑자기 복부 비만증이 극심하여 임신 7~8개월 만삭의 임부처럼 보였다. 음양맥진을 하여 본 바, 부돌 4~5성 조맥이 되었다. 복부 비만에 4~5성 부돌 조맥이면 난치성이고, 대장실로 진단할 수밖에 없었다. "아무래도 질병이 심한 것 같으니 병원 검사를 받으라"고 하였다.

 이 회원은 평상시에 식사를 참 잘 했는데 몇 개월 전부터 거식증이 생겨서 음식을 먹을 수가 없다고 하였다. 음식을 적게 먹자, 약간 야위기는 하여도 보기 좋은 정도였다. 이렇게 몇 개월을 지나도 병원에 가지 않아서 독촉을 하였다. 얼마 후에 병원에서 검사를 하게 되었고 병원에 입원을 하였다.

 원래 음식을 못 먹었었고, 병원검사를 하면서 굶기도 하고 식사량도 적었다. 입원하기 전까지는 식사량은 적어도 얼굴이나 신체는 보기 좋을 정도로 적당히 살이 쪄 있었다. 보기 좋았다.

 입원한 지 약 1개월 후에 가서 보니까, 수술을 기다린다고 하는데 전신의 살이 바싹 빠져서 얼굴·팔·다리 모두 몹시 말라 있었다. 위암(胃癌)과 심한 위하수(胃下垂)라고 하였다.

 위하수가 심하여 대장을 압박하기 때문에 난치성 대장실의 맥상이 나온 것이다. 대장실이면 위장도 함께 나빠져 있는 상태이다.

 수술 후 결과가 좋아서 퇴원을 하고, 집에서는 그대로 가볍게 활동을 하였다. 식사는 입원 전이나 거의 비슷하게 하고 약간의 활동을 하는 정도였다. 1~2개월 후에 보니까 얼굴·팔 등에 근육살이 붙어오고 있었다. 운동을 함으로써 근육살이 붙은 것이다.

 어느 80대 노인은 폐암 진단을 받았다. 식사는 거의 못하고 조금씩 먹었다. 평소에 비해 약 1/3 정도였다. 병원에 왔다갔다하고 집안에서 간단한 활동을 6개월 정도 하였지만, 근육살은 빠지지 않았다.

 투병·항암치료 등에 부담이 되어서인지 활동을 전혀 하지 않고, 누워만 있자, 4~5개월 지나니까 근육살이 완전히 빠져서 가

죽만 남아 있는 상태로 변해져 있었다. 살이 극도로 많이 빠지면 얼마 살지 못한다.

　고전(古典)에 이르기를 "살은 기운의 주머니"라고 했다. 기운의 주머니이므로 살이 말라 있으면 기운이 떨어져 곧 죽게 된다.

　이렇게 말라 있던 노인이라도 활동을 하고 운동을 하면 얼굴·팔·다리·복부 등의 근육살이 붙어서 건강도 회복될 수 있다.

　비만증에서 체중을 감량한다는 것은 체지방·피하지방을 분해시키는 것이다. 다이어트만 하고 운동량을 현저히 줄이면 제지방(除脂肪)까지 빠져서 생명에 위험을 줄 수가 있다.

　위와 같이 근육살, 내장조직, 뼈 속의 지방을 제지방이라고 한다.

　운동을 하면 근육과 뼈에도 지방이 붙어서 건강하게 되나, 운동을 하지 않으면 제지방이 빠진다. 이것은 매우 나쁜 현상이다.

　최근에 살을 빼려는 사람들은 약물요법, 다이어트 음식, 단식과 간단히 먹는 방법만으로 쉽게 살을 빼려고 한다. 그리고 각종 다이어트 식품·생식 등을 먹어서 지방분해를 촉진하여 지방이 쌓이는 것을 억제시킨다고 하나, 실제로는 매우 어려운 일이다. 운동 없이 살을 빼면 제지방까지 빠져 생명이 위험하기 때문에 특히 주의하여야 한다. 체중을 감량하려면 영양조절과 함께 운동을 병행하여야 한다.

　그러므로 기초대사를 높이기 위하여 서암뜸을 뜨면서 걷는 운동이나 발지압판의 운동을 지속적으로 실시하면 체중감량은 쉽게 이루어진다.

　지속적으로 실시할 때 부작용 없이 성공할 수가 있다.

※ 운동요법에서는 운동량을 정하고 있다. 심박수 중심으로 판단한다.

보통 사람은 220에서 자기 나이를 뺀 수에서 0.6을 곱해서 얻은 심박수(心搏數)에 ±10%의 범위가 가장 좋다고 하나, 환자의 건강상태에 따라서 조절해야 한다.

3. 에너지 소비를 위한 행동요법들

음식을 적게 먹는 환자들도 활동만 하면 근육살이 쪄서 건강을 유지할 수 있으나, 활동을 전혀 하지 않으면, 소위 피부만 남는 정도로 살이 빠져서 생명에 위험을 느낀다.

신체 활동이 근육살과 뼈 속에 영양을 보충하는 데 큰 영향을 주고 있음을 알 수 있다.

체중감량에는 반드시 운동과 행동수정요법이 필요하다.

영양을 섭취한 만큼 에너지 소비를 하지 않으면 체지방이 쌓여서 살이 찐다.

에너지 소비에서 가장 좋은 것이 운동이고, 운동 중에서도 발지압판 운동이다. 발지압판 운동도 하고 나면 복부 냉증이 생긴다. 운동 후에는 반드시 서암뜸을 떠서 온열을 보충하여야 한다.

걷는 운동만이 에너지 소비가 되는 것이 아니다. 일상생활에 정신적·신체적인 모든 활동도 에너지를 소비하고 있다.

신체적인 활동을 하지 않고 영양만 섭취하면 모두 살이 찐다.

체중감량을 하기 위해 특수 영양조절이나 특정한 운동요법만을 해야만 되는 것이 아니다. 평상시의 생활도 에너지 소비에 큰 효과가 있다.

일상생활에서 잔일을 부지런히 하는 것만으로도 살이 빠지고 있으므로, 평소에 부지런히 움직이는 방법을 소위 '행동수정요법(行動修正療法)'이라고 한다.

이러한 행동수정요법을 알고, 소모되는 칼로리를 안다면 어느 정도 행동하여야 한다는 계산이 나올 것이다. 여러 가지의 행동수정요법을 알아보자. 이 행동수정요법도 공복에 실시할수록 비만감량에 효과적이다.

1) 행동수정요법(행동요법)

비만관리를 연구하고 다이어트 방법, 운동요법 등을 연구하면서 비만자들의 생활습관이 매우 크게 잘못되었다는 사실을 알게 되었을 것이다.

비만은 우연히 되는 것이 아니라, 일상생활의 습관이 잘못되었기 때문에 나타나는 증상이다.

앞에서 언급하고 있는 여러 가지의 음식요법과 운동요법들을 비교하여 보면, 분명히 비만자들의 생활습관과 다른 점이 있음을 알게 된다.

분명히 잘못된 점을 알았을 때에는 그 잘못된 행동들을 모두 기록하고 개선하도록 노력하고 실천해야 한다.

즉, 아침에 일어나면서부터 식생활·근무·활동 등 저녁 잠자리에 누울 때까지의 상황을 모두 기록한다.

기록한 다음에는 각종 음식요법과 운동요법, 생활활동요법과 비교해서 무엇이 잘못된 것인가를 체크하고, 그 잘못된 생활을 수정하고 실천하여야 한다. 대부분의 행동 프로그램들은 기초대사량(基礎代謝量)을 활성화시키기 위함이다.

제1단계에서는 잘못된 생활습관을 기록하고, 제2단계에서는 개선될 방법과 행동을 제시하고, 제3단계에서는 평가와 수지침요법의 병행을 기록하고 실시한다.

(1) 제1단계 : 잘못된 생활습관과 개선되어야 할 사항

① 아침에 늦게 일어난다 → 일찍 일어나도록 개선한다.(저녁 잠자기 전에 발지압판 운동을 하고 잠자면 아침에 일찍 일어난다) 피로가 심하고 노곤해서 늦잠 자고 잠이 깨었어도 곧 일어나지 못할 때는 서암뜸을 뜨고, 기능성 음식을 먹는다.

② 잠을 너무 많이 잔다 → 잠을 많이 잘수록 암(癌) 발생이 높고 살찐다.

③ 아침에 일어나서 집안일을 하지 않고 가만히 있다가 식사한다 → 일어나서 청소 · 정리 · 정돈 · 식사 등 주변 일들을 모두 스스로 해야 한다.(공복시의 활동이 비만감량에 효과적이다)

④ 식사 전 · 중 · 후에 물을 많이 마신다 → 식사 전 30분, 식사 후 60분까지와 식사 중에는 물을 가급적 마시지 않는다.

⑤ 가공(加工)음료수를 많이 먹는다 → 가급적 미네랄이 들어 있는 생수를 마신다.

⑥ 음식을 속히 빨리 먹는다 → 30분 이상 천천히 먹는 습관을 기른다. 숟가락은 적은 것을 사용한다.

⑦ 육식을 많이 한다 → 탄수화물 60%, 단백질 25%, 지방

15% 정도의 비율이 좋다.

⑧ 야채를 먹지 않는다 → 가급적 저단백(低蛋白)·저지방(低脂肪) 식사, 야채, 곡물(穀物)로 식사한다.

⑨ 생선이나 콩류는 먹지 않는다 → 가급적 생선, 콩제품을 많이 먹는다.

⑩ 맛있는 음식만 먹는다 → 골고루 먹어야 한다.

⑪ 기능성 음식을 먹지 않는다 → 기능성 음식을 온수로 꼭 삼킨다. 또는 수지음식을 먹는다.

⑫ 집안일을 딴 사람에게 시킨다 → 집안일, 청소에 많은 에너지가 소비된다. 운동하는 것보다 에너지 소비가 많다.

⑬ 직장에서 잔일은 다른 사람에게 시킨다 → 잔일을 많이 할 때, 기초대사가 활발하다. 기초대사가 모든 에너지의 50% 이상을 차지한다. 잔일을 하지 않으면 살찐다.

⑭ 직장에서 편하게만 일하려 한다 → 편하게 일하는 것은 건강상·능률상 나쁘다. 부지런히 움직이도록 한다.

⑮ 항상 스트레스 때문에 예민하다 → 얼굴은 항상 웃는 표정을 짓는다.

⑯ 아침을 굶는다 → 굶으면 대뇌의 포도당 부족으로 정신건강·신체건강이 나빠진다.

⑰ 공복시에 물을 마시지 않는다 → 공복시에 물은 가급적 많이 마신다. 하루에 2ℓ 이상 마신다.

⑱ 집안에서 할 일 없어 가만히 앉아 TV를 본다 → 할 일이 없으면 일을 만들어서 한다. TV를 보면서 음식은 먹지 않는다.

⑲ 심심하고 화가 나서 간식(間食)을 한다 → 간식할 때는 100% 살찐다. 먹는 것으로 스트레스를 해소하지 않는다.

⑳ 귀찮아서 가만히 있고, 운동도 하지 않는다 → 걷는 운동, 발 지압판 운동을 매일 30~60분간씩 한다.

㉑ 밥 먹고 즉시 운동한다 → 식사 후 1시간, 또는 공복시 운동이 살 빠진다.

㉒ 운동을 5분 하고 쉬고, 심심하면 한다 → 운동은 가급적 쉬지 않고 지속적으로 한다.

㉓ 손·발·입을 가만히 있는다 → 손과 입은 가급적 많이 움직인다.

㉔ 고단백질, 육식을 좋아한다 → 육식은 필요치 않다고 미국 농무성에서 발표했다.

㉕ 목욕을 하지 않는다 → 가벼운 목욕, 탕 속에서 약간의 땀은 대사활동에 큰 도움이 된다.

㉖ 사람 만나기를 싫어한다 → 가급적 많은 사람을 만나고 대화한다.

㉗ 좋은 것이라면 무엇이든 먹는다 → 반드시 실험검증(實驗檢證)을 한 다음에 선택한다.

㉘ 좋은 대체요법을 이용한다 → 모든 대체요법은 신중히 해야 한다. 수맥(水脈)·단전호흡·생식·녹즙 등을 주의한다. 생식 중에서 율무·다시마 등이 들어간 것은 특히 주의한다.

㉙ 음식은 짜게 맵게 달게 먹는다 → 음식은 싱겁게, 강한 자극성 음식은 먹지 않는다.

㉚ 커피 등 음료수를 자주 먹는다 → 가급적 생수를 마신다. 특히 설탕·조미료·가공식품(색소·방부제·표백제) 등의 식품은 피한다.
㉛ 호르몬제, 영양제를 먹는다 → 부작용에 항상 주의한다.
㉜ 과음을 자주 한다 → 매일 1~2잔 정도의 반주는 도움된다.
㉝ 봉사활동을 하지 않는다 → 매일 남을 위한 봉사, 남을 위해서 협조하고 일한다. 남을 위해서 일하는 목표가 있어야 한다.
㉞ 남에게 듣기 싫은 말을 자주 한다 → 남에게 듣기 좋은 말은 나에게도 도움이 된다. 듣기 싫은 말은 나 자신부터 건강에 나쁘다.
㉟ 거짓말, 나쁜 행동을 자주 한다 → 나쁜 행동은 자신의 건강과 정신건강에 나쁘다.
㊱ 종교가 없다 → 종교를 가지고 자신을 돌아보고, 감사할 줄 아는 자세로 미래와 희망을 갖도록 한다.
㊲ 노래를 잘 부르지 않는다 → 가급적 노래를 많이 듣고 부르도록 한다.
㊳ 운동을 잘 하지 않는다 → 운동은 반드시 필요하다. 발지압판의 운동이 꼭 필요하다.
㊴ 인스턴트 식품을 좋아한다 → 자연식품을 먹는다.
㊵ 육식, 튀긴 것, 기름기 많은 식품을 좋아한다 → 자연식을 한다.
㊶ 저녁에 과식을 한다 → 저녁은 굶거나 반드시 소식한다.
㊷ 음식을 씹어 먹지 않고 서둘러 삼킨다 → 반드시 꼭꼭 씹어 먹고, 천천히 먹는다.

㊸ 밥 먹는 동안 젓가락이나 숟가락을 들고 서두른다 → 밥을 한 번 먹고는 숟가락이나 젓가락을 놓는 습관을 들여 식사 시간을 연장시킨다.

㊹ 밥 숟가락이 크고 밥을 많이 먹는다 → 밥 숟가락을 작게 해서 적게 먹는다

㊺ 건강을 위한 노력을 하지 않는다 → 건강을 위해서 최대한 노력을 해야 한다.

㊻ 질병이 발생했을 때 약에만 의존한다 → 약에 의존하는 것보다 건강관리, 수지침요법을 실시한다.

㊼ 만성 질환으로 약을 장기 복용중이다 → 약을 줄이거나 끊을 수 있도록 노력한다. 대신 수지침요법을 이용하거나 약의 부작용을 없애기 위해 서암뜸을 뜬다.

㊽ 이웃과 항상 다투기를 좋아한다 → 이웃과 항상 친하게 화목해야 한다.

㊾ 수지침요법에서 운기체질을 모르고 있다 → 자신의 운기체질을 알고 있어야 한다.

㊿ 주변에 수지침 기구들이 없다 → 수지침 기구를 항상 주위에 놓고서, 응급시·고통시에 대처한다.

㉑ 살을 빼야겠다는 강력한 욕구·의지가 없다 → 비만탈출은 확고한 의지가 있어야 한다. 생각이 확고하면 대뇌와 신체가 의지대로 따라간다.

㉒ 하루에 1끼만 먹는다 → 하루 2끼는 꼭 먹어야 한다.

㉓ 아침을 굶는다 → 아침은 반드시 먹어야 한다.

(54) 기분 나쁠 때 술이나 음식 먹는 것으로 스트레스를 해소한다 → 스트레스를 술이나 음식으로 풀지 않도록 한다. 스트레스를 운동 · 노래로 풀거나 서암뜸을 뜬다.

(55) 식사중 밥을 먹을 때마다 포만감(飽滿感)을 측정한다 → 속히 포만감을 느끼게 하여 식사량을 줄인다. 식사 전 배고플 때 기능성 음식Ⅱ를 먼저 먹거나, 1시간 전에 12호 서암봉을 A12에 붙이고 먹으면 먹고 싶은 생각이 줄어든다.

(56) 음식은 큰 접시에 많이 담아서 먹는다 → 작은 접시에 담아서 자주, 조금씩 먹는다.

(57) 음식은 남기지 않는다 → 과거에는 음식을 남기지 않았다. 그러나 비만조절을 위해서는 일정 부분을 남긴다. 처음부터 음식을 조금씩 차린다.

(58) 문제가 되는 음식도 먹으려 든다 → 문제가 되는 음식은 구입도 하지 말고, 먹지도 않는다.

(59) 매일 샤워나 목욕을 하지 않는다 → 매일 목욕이나 샤워를 하여 대사(代謝)의 활성화를 높여야 한다.

(60) 건강보조식품 등을 먹는다 → 테스트를 하고서 선택한다. 좋다고 해서 무조건 먹지 않는다.

(61) 모든 음식은 골고루만 먹는다 → 비만 조절시에는 최저열량 식사를 해야 한다. 그리고 골고루 먹어야 한다.

(62) 일정 목표량까지 살을 뺀 다음에는 다이어트를 하지 않는다 → 5년 이상 평생관리를 해야 한다. 다시 살이 찔 수 있다.

(63) 삶의 목표가 없이 되는대로 살아간다 → 삶의 목표를 세운다.

반드시 높은 이상이나 희망을 갖거나, 무엇을 반드시 해야 한다는 의무감이나, 이루어야겠다는 뜻을 세우고 목표를 향해 노력해야 한다. 희망이 없는 삶은 무의미하므로 가치가 없다.

(2) 각종 활동에 의해 소모되는 칼로리

사람은 많은 음식물을 섭취하고 에너지를 소비하지 않으면 반드시 비만증이 된다. 그러므로 음식물을 섭취한 만큼 활동으로 소비를 해야 한다. 그래야 정상체중을 유지할 수 있다.

만약 비만, 과체중을 해소하려면 일상생활을 통하여 칼로리를 더 많이 소비해야 비만이 감량된다.

일상생활에서 하는 모든 작업들에 의해 소모되는 칼로리량을 알아본다.

일상생활의 모든 작업들도 30분 이상~60분까지가 제일 효과적이고, 반드시 지속적이어야 한다. 쉬었다가 다시 하기를 반복하면 칼로리 소모량이 극히 적다.

운동이나 행동수정요법을 통하여 에너지를 소모시키고, 나아가 기초대사율을 높여서 칼로리 소모를 증가시키면 반드시 체중감량은 이루어진다.

탄수화물의 과다섭취는 교감신경계를 자극하여 에너지 대사를 증가시키고, 과다한 에너지의 알코올을 동시에 섭취할 때, 지방의 저장을 촉진하며 체중의 증가를 유발하므로 행동수정요법을 하면서 과식과 알코올도 주의해야 한다.

활동 종별	시간당 소모 칼로리
사교댄스	360
카드놀이	102
목공	210
도끼질	450
운전	168
먹기	96
정원가꾸기	220
집안청소	250(기계청소, 걸레질)
페인트 칠	210
가벼운 집안일	132(다리미질), 150(먼지털기), 240(시트 갈아끼우기)
드러누워 있기	90
풀깎기	300
피아노 치기	200
낙엽 긁기	300
걸레질	300
바느질	94(손), 183(미싱)
성교	300
눈 치우기	420
앉아 있기	80(독서), 110(말), 120(글쓰기)
잠자기	70
서 있기	108
사무	240
계단 내려가기	420
계단 올라가기	800
세탁	156
설거지	135
창문닦기	300

3. 에너지 소비를 위한 행동요법들

4. 상체운동의 중요성

지금까지의 수지침건강법은 걷는 운동, 발지압판 위에서 걷는 운동을 강조하였다. 걷는 운동을 많이 함으로써 하체가 튼튼해지고 하체의 근육이 발달한다.

하체의 운동에 의한 근육발달도 중요하나, 상체(上體)의 근육발달도 매우 중요하다.

상체라 하면 견관절과, 견관절 주위의 모든 근육, 그리고 이두박근(二頭膊筋), 주(肘)관절과 주변의 근육도 발달되어야 균형잡힌 체격을 유지할 수가 있다.

이러한 상체의 근육을 발달시키기 위한 운동으로는 여러 가지의 많은 방법들이 있다.

상체의 근육발달을 위한 운동으로 팔 굽혀펴기 운동이 있고, 각종 체조요법과, 기공(氣功)과 그리고 철봉운동·아령운동·곤봉체조, 배구·야구·골프·테니스·탁구 등의 운동이다.

이 중에서 상체에 무게를 주는 부하(負荷)운동일 때 더욱 효과적이다. 즉, 단순한 체조운동보다는 팔 굽혀펴기처럼 힘을 주는 운동일 때 효과가 크다.

상체 운동에서 가장 좋은 운동이 팔 굽혀펴기 운동이고, 다음에는 아령운동, 그 외에 테니스·골프·야구·배구 등의 운동이다.

상체에 중력을 부가하는 운동은 다음과 같이 한다.

1) 팔 굽혀펴기 운동

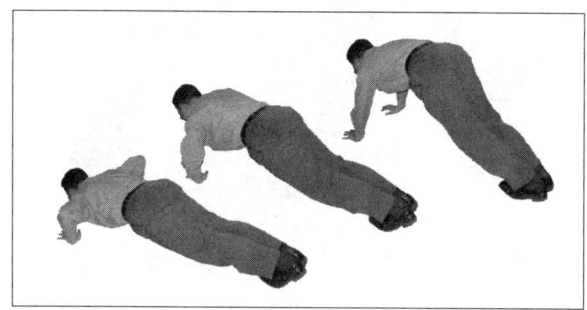

〈팔 굽혀펴기〉

 상체와 견관절, 상지의 근육운동에 가장 좋은 방법이기는 하나, 매우 강력한 운동이기 때문에 조심해야 한다.
 젊은층은 팔 굽혀펴기 운동을 큰 무리 없이 할 수가 있으나, 장년층이나 비만자·과체중자에게서는 대단히 어려운 운동이다.
 처음부터 욕심을 내지 말고 자신의 능력에 따라서 한다. 걷는 운동은 전신을 부드럽게 움직이므로 30~60분간 하여도 좋으나, 팔 굽혀펴기 운동은 순수한 상체 운동이므로 많이 할 필요는 없다.
 비만자의 팔 굽혀펴기 운동은 땅바닥을 이용하지 말고, 책상이나 벽면, 의자를 놓고서 팔 굽히고 펴는 운동을 한다.
 횟수를 처음부터 최대로 하지 말고, 제1단계 비만이라면 연령층과, 남녀의 차이가 있으나, 정확히 할 수 있는 상태에서 3~5회까지 한다.
 처음에는 5회 정도만 하여도 견갑(肩胛)근육이 아프고, 열이 나고 힘이 없어진다. 그러므로 무리하지 않아야 한다. 매일 일정한

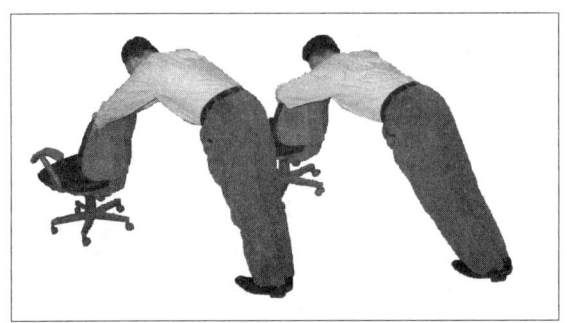
의자를 이용한 팔 굽혀펴는 운동

시간에 운동을 하는 경우, 3~5회를 무난히 할 수가 있으면 2~3회를 추가해서 한다.

팔 굽혀펴기 운동은 보통 10분 정도면 충분하다. 차츰 땅바닥에 손을 대고 팔 굽혀펴는 운동을 한다. 너무 무리하지 않는 한도 내에서 천천히 늘려간다.

팔 굽혀펴기 운동에 익숙하여지면 어깨 근육·견갑골·견관절·상지의 근육은 크게 발달한다.

그러나 견관절통·오십견·견갑골통이 있는 사람들은 할 수가 없다.

상체의 기운을 잘 소통하기 위해서는 팔 굽혀펴기 운동이 제일 좋다. 특히 우울증의 치료와 심폐기능의 강화에 좋고, 상체 허약자에게 좋고, 여성들에게도 좋은 운동이다.

2) 테니스·골프·탁구·배구

한 손을 많이 이용할 때의 운동은 취미운동으로는 좋으나, 건강증진에는 큰 도움이 안 된다.

운동이 좋다고 하니까 각종 운동을 무작위(無作爲)로 좋아하는 운동 등을 하고 있다.

그 중에서 테니스는 한 손을 너무 많은 힘을 주어서 운동하므로 좌우의 균형이 맞지 않는다. 골프도 왼손 운동이므로 오른쪽 어깨까지 불완전한 운동이 되어 견관절 질환이 많이 나타날 수 있고, 탁구도 역시 한 손 운동이며, 배구도 결국은 한 손을 강하게 때리는 운동이다.

이러한 운동은 안 하는 것보다는 좋으나, 질병예방·관리·회복에는 큰 도움이 안 된다. 상체의 근육발달에 도움이 되나, 그 대신 견관절 주변의 근육·관절질환이 나타나고 있으므로 주의해야 할 운동이다.

3) 수영

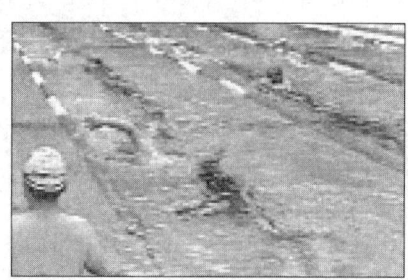

전신근육운동에는 좋으나 중력이 없는 운동이 므로 관절과 근육발달에는 큰 도움이 안 된다.

수영은 견관절과 근육에 많은 도움을 주는 운동이나, 힘을 주는 운동이 아니므로 하체의 근육발달에는 큰 도움이 안 된다.

수영을 지나치게 많이 할수록 뇌동맥경화 현상에 주의해야 하고, 심장병을 조심해야 한다.

4) 아령 · 곤봉 · 철봉운동

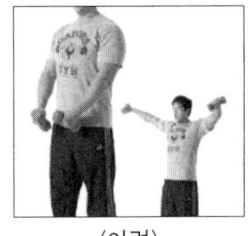
〈아령〉

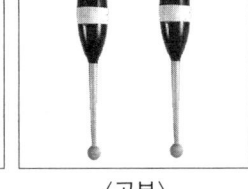
〈곤봉〉

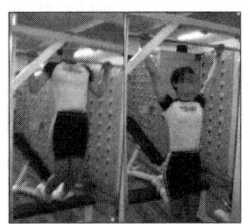
〈철봉〉

아령운동도 매우 좋다. 곤봉은 견관절에 매우 좋은 운동이고, 철봉운동은 젊은층에게 권장할 만한 운동이나, 턱걸이 운동을 자주 할수록 견관절과 상지의 근육발달에 큰 도움이 된다.

철봉운동은 견관절 · 상지의 관절운동과 근육강화에 최고의 운동이나, 장년 · 노년의 경우는 지나치게 과격하므로 주의해야 한다. 가벼운 철봉운동은 큰 도움이 되지만, 장년층은 하지 않는 것이 좋다.

5) 서암추자 운동

추자(錘子)란 저울 추(錘) 같은 기구를 말한다. 30~40대가 지나면 견관절의 운동량이 적어지고 견관절 주변의 근육이 긴장되어 어깨부분이 삐뚤어지며, 견관절이 위축되고 자세불량이 발생한다. 더욱 심하면 50대에서 견관절과 견관절 주변에 통증이 나타난다. 그래서 '오십견'이라고 한다.

견관절 운동을 하지 않으므로 견관절의 주변과 상지 근육이 매우 허약하여 옷을 벗으면, 하지는 근육이 충실하나, 상지 근육은 연약하게 보인다.

견관절의 운동과 견관절 주변의 근육운동과 상지의 근육운동을 위해서 특별하게 제작된 것이 '서암추자(瑞岩錘子)'이다. 이 추자를 양손에 들고서 운동을 한다.

서암추자는 무쇠로 만들어졌고, 손잡이는 알루미늄 지압봉(指壓鋒)으로 이루어졌으며, 성인들은 무게를 늘려서 하고, 허약자와 보통 사람들은 보통의 무게로 운동을 한다.

(1) 발지압판 운동할 때의 서암추자 운동법

발지압판을 밟으면서 손을 앞뒤로 흔든다. 이때 양손에 추자를 쥐고서 흔들면 팔이 당겨지고, 견관절 부위에도 무게가 집중되어 운동효과가 커진다.

30~60분간 추자를 들고서 운동하면 견관절과 그 주변의 관절·근육운동에 큰 도움이 된다.

이 운동은 오십견 즉, 견관절통을 예방하고 치료할 수 있는 운동법이다. 견관절과 근육의 발달을 위해서 반드시 필요한 운동이다.

(2) 상지 팔 굽혀펴기 운동할 때의 운동법

서암추자운동은 발지압판 운동할 때, 또는 별도로 운동하면 상체운동에 매우 큰 도움이 될 것이다.

(서암추자는 현재 개발·실험 중이며, 개발이 완성되면 소개할 예정이다)

제6장

비만과 질병과의 관련성과 수지침요법

1) 세계적인 비만연구 시작

식량의 기근(飢饉)을 경험하였던 세대는 음식을 배불리 많이 먹는 것이 평생의 소원이 되어, 과식·폭식을 하게 되었다.

지금의 젊은 세대들은 과거의 식량기근을 경험하지 못하고 풍요로운 음식문화 속에서 맛있는 음식을 마음껏 먹어서 비만이 늘어나게 되었다.

비만을 단순한 증상이 아니라 하나의 질병으로 보기 시작하였다. 세계보건기구에서도 비만을 치료해야 할 일종의 질환으로 인식을 하게 되었다.

비만을 치료해야 할 질병으로 인식하기까지에는 많은 연구가 뒷받침하고 있다. 첫째, 비만한 사람은 질병에 의해 생존기간이 현저히 줄어든다는 임상적·역학적(疫學的) 증거가 보고되기 시작했으며, 둘째 체중감량이 질병의 위험도를 줄이고, 치료도 가능하다는 연구결과가 나오기 시작했고, 셋째 비만치료에 대한 여러 가지 시술, 약제가 개발되기 시작하였으며, 넷째 비만유전자의 발견이다.

1996년부터 세계 각국은 비로소 비만치료지침(治療指針)을 제정하여 발표하기 시작했다.

1996년 스페인 바르셀로나에서 개최된 유럽비만학회에서는 '비만을 신속히 치료해야 할 질병'으로 규정하였고, 1998년에 세계보건기구(WHO)에서는 연구팀을 구성하여 비만의 규정과 치료지침을 제정하도록 하였다.

구미 각국은 세계보건기구의 진단기준을 근거로 자국의 치료지침을 개발 발표하였고, 세계보건기구의 서태평지역기구가 주관이 되어 '아시아·태평양 비만지침'이 새로이 제정되어, 우리 나라와 일본에서도 이 기준을 치료지침으로 이용하고 있다.

2) 비만의 증가와 대사장애증후군과 관련

최근 일간신문에 발표된 내용만 보아도, 비만의 증가와 비만으로 인한 질병의 심각성을 알 수가 있다.

비만은 날이 갈수록 점점 더 증가되어 가고 있어 사회적·국가적인 문제로까지 대두되고 있다.

최근 비만의 유병률(有病率)은 전세계적으로 빠르게 증가하고, 비만은 단순한 미용문제 뿐만이 아니라, 신체적·정신적 건강에 심각한 장애를 초래하고 있어 세계보건기구는 비만을 주요 보건문제로 제안하였다.

미국에서는 성인의 1/2 이상과 어린이의 1/4이 과체중이나 비만으로 보고 있으며, 증가추세는 더욱 빨라지고 있다.

이렇게 비만이 빠르게 증가하고 있는 반면에, 아직 이렇다 할 효율적인 예방법이나 치료법·관리법이 정립되어 있지 않는 까닭에, 공중보건상 큰 문제가 되고 있다.

비만의 경우, 총지방량(總脂肪量) 뿐만이 아니라, 신체분포 양상에 따라 하체 비만(여성들)보다 상체 비만·복부 비만이 비만 관련질환의 발생위험도가 더 크며, 피하지방보다는 복강내(腹腔內) 지방과 내장지방의 분포도가 질병의 위험성이 높은 것으로 나타나고 있다.

비만을 더욱 연구하면서 지역적인 분포, 유전적·환경적·사회적·문화적 요인에 의해 비만의 양상이 다르다고 밝혀지고 있으며, 비만의 역학적(疫學的) 상태에 따라서 비만의 예방과 치료도 연구되고 있다.

이러한 질병에 대한 예방과 치료법이 없으므로 비만으로 인한 사망률이 높아가고 있는 것이다.

비만관련 질병의 위험성은 다음과 같다.

(1) 정상체중이면서 허리·엉덩이 비율이 0.8(여자 0.7 이하) 이하일 때(BMI 22.9 이하)

질병의 위험도가 없다 또는 보통이다.

그러나 허리·엉덩이 비율이 0.9 이상이면 질병의 위험도가 크다. 허리둘레가 굵다는 것은 복부에 내장형(內臟型) 비만이 있다는 것이다. 더욱 노력해서 복부 비만을 해소해야 한다.

복부 비만을 해소하려면 저녁을 줄이고 발지압판 운동을 한다. 매일 30~40분간씩 한다.

또는 부항마사지를 복부에 하면 복부의 피하지방을 해소할 수 있다.

정상체중일 때, 비만·과체중이 되지 않도록 노력해야 하고, 1주일에 1~2회씩 수지침 시술을 해야 한다. 반드시 수지침건강법을 매일, 또는 1주일에 3~4회씩 실시하면서 해야 한다.

(2) 과체중일 때(BMI 23 이상일 때)

과체중에서 제1단계 비만으로 되기는 매우 쉽다. 따라서 비만관련 질환에 걸리기 쉽고, 특히 허리둘레가 가늘면 위험률이 적으나, 허리둘레가 굵을수록 비만질환 위험률은 증가한다.

과체중일 때는 체중감량법에 대해서 좀더 관심을 가지고 해야 한다. 수지침건강법과 아울러 수지침 시술을 적극적으로 실시한다. 그리고 체중의 증가를 막아야 한다.

체중증가를 막는 방법은 저녁을 적게 먹고, 잠자기 전에 발지압판 운동을 하고, 수지침 시술은 좀더 적극적으로 시술한다. 3~6개월 이내에 정상체중으로 돌아오도록 노력을 해야 한다.

(3) 제1단계 비만이면서 위험요인이 없을 때와 있을 때

제1단계 비만(BMI 24~24.9)이면서 복부 비만이 아니거나, 허리둘레가 굵지 않으면 위험요인이 적고, 1단계 비만이면서 허리둘레가 굵으면 위험요인에 노출되어 있다.

수지침요법 비만관리를 적극적으로 실시하여 3~6개월 이내에 체중감량을 해야 한다. 식사조절, 에너지 소모방법, 수지침건강법을 열심히 실천해야 한다.

제2단계 비만(BMI 25~29.9)은 6개월 이내에 10%, 또는 20~30%의 체중감량을 해야 한다.

제1·2·3단계(BMI 30 이상) 비만에서 복부 비만일수록, 허리둘레가 굵을수록 비만관련 질환에 노출되기가 쉽다.

그러므로 적극적으로 체중감량에 노력을 해야 한다.

(4) 허리 굵기를 줄이는 방법

수지침 비만건강교실 제1기생 반장 김미화 씨의 연구·발표한 내용을 소개한다.

수지크림으로 허리 주위를 모두 바른 다음에, 쿠킹호일을 두 겹으로 감싸고 랩(wrap)으로 다시 감싼 후, 저녁에 잠을 자면 허리살 빼는 데 도움이 된다고 한다.

그리고 신장생부항기로 허리를 마사지하는 것도 좋다. 허리살과 복부 비만은 반드시 해소하여야 한다.

비만증이 심할수록 대사장애 증후군의 질환들이 크게 증가하고, 특히 복부 비만증이 심할수록 대사장애 증후군은 더욱 심하다.

복부 비만에서 제일 많이 발생하는 질병들로는 당뇨병·고혈압·고지혈증·동맥경화증·심장질환·수면무호흡증·부인과 질환·퇴행성 질환과 통풍(痛風), 내분비기능의 이상·피부질환 등, 질병이 대단히 많다.

이 중에서 가장 많고, 큰 관심을 가지고 있는 몇 가지의 질환에 대해서 검토하여 보자.

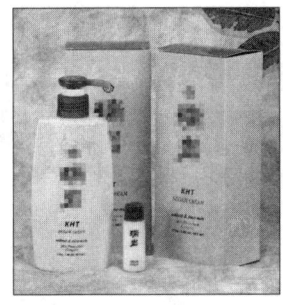

〈수지크림〉

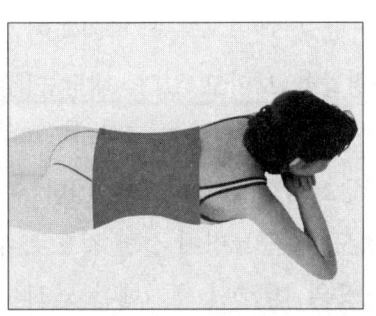

허리 주위를 수지크림으로 바른 다음, 쿠킹호일과 랩으로 감싸고 저녁에 잠을 자면 허리살 빼는 데 도움된다.

〈허리 굵기를 줄이는 방법〉

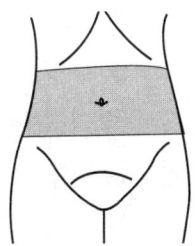

허리·하복부에 수지크림을 충분히 바르고 마사지한다.

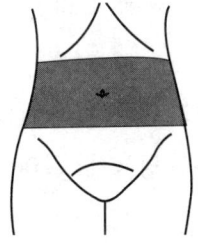

쿠킹호일을 2겹으로 감싼다.

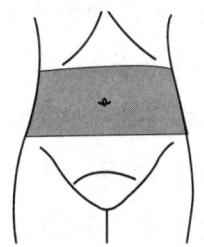

랩으로 꼭 감싸고 잠잔다.

1. 비만과 당뇨병의 수지침처방

향후 20~30년이면 전국민이 당뇨병에 노출될 수 있다

현재 당뇨병의 현황을 파악하면 매우 심각한 상태이다.

1970년대 초에는 통계상으로 0%였으며, 1975년경에 가서 2%로 늘어났고, 매년 꾸준히 증가하여 2002년에는 전국민의 약 10%의 유병률을 보이고 있다. 내당능(耐糖能)장애자나 당뇨병이면서 모르고 지내는 사람까지 포함하면 약 20% 정도로 추산하고 있다.

대한당뇨학회에서는 향후 10년 후에는 약 1,500만명(전국민의 1/3 정도)이 당뇨병에 걸릴 것으로 추산하고 있다.

당뇨병은 1970년 초기에는 과식·운동부족, 설탕·조미료·약물의 오·남용, 가공식품의 과다 사용 등의 환경적인 요인에서 발생하다가, 유전적인 요인으로 발전하여 발생하고 있다.

당뇨가 있는 배우자와 결혼하면 나머지도 당뇨에 걸릴 확률이 높고, 부모 중에서 1명이 당뇨에 걸리면 그 자손들의 약 26%가 당뇨에 걸릴 확률이 있다.

가족 중에서 2명이 당뇨에 걸리면 약 60%가 당뇨에 걸리고, 일가친척·친구·직장 동료가 당뇨에 걸리면 당뇨가 없는 사람에 비해 걸릴 가능성이 높다.

몽고반점(蒙古斑點)이 있는 한국인·일본인들이 당뇨에 취약하고, 과식과 운동부족에 의한 비만이 늘어갈수록 당뇨도 점점 많아지고 있다.

이와 같은 추세에서 전통적인 한방(한약)에서는 당뇨병에 대한 이론도 부족하고, 치료법은 매우 추상적이고, 한약의 단방요법에 의존하고 있는 정도이다. 이러한 방법으로는 당뇨조절은 곤란하다.

침구학에서도 분명한 이론체계와 방법이 크게 부족하다.

현대의학에서는 당뇨치료의 3대 요법으로 운동·식이요법, 약물요법을 이용하고 있으나, 혈당을 관리하는 수준이며, 치료적인 개념이 아니다.

약물요법을 사용하면 초기에는 공복 혈당을 80~110mg/dl까지 유지할 수 있으나, 날이 갈수록 혈당은 높아져 126mg/dl 이상이 되고, 약물의 내성(耐性)이 생기면 차츰 300·400·500mg/dl 이상의 고혈당(高血糖)이 된다. 고혈당인 경우는 126mg/dl 이하로 하강시키기가 현재 상태에서는 거의 불가능하다.

126mg/dl가 넘어 10년이 되면 합병증이 생긴다. 합병증의 예방이나 치료는 거의 없는 것이 현재의 상태이다.

그러나 수지침요법은 고혈당을 인하(引下)시킬 수 있고, 126mg/dl 이상이던 혈당도 126mg/dl 이하로 조절이 가능하며, 정상혈당으로 조절시킬 수 있고, 약물요법을 중지해도 정상혈당의 유지가 가능하다.

또한 수술을 필요로 하는 질환과 불치병을 제외하고는 웬만한 합병증은 거의 모두 치료가 가능하다.

이와 같은 수지침요법의 입장에서 볼 때, 당뇨병의 완전한 예방과 합병증의 치료는 대안(代案)이 없고, 수지침요법이 우수하고, 당뇨병에 대한 이론과 체계와 치료법을 가지고 있다.

당뇨병은 비만과 밀접한 관련성이 있는 것으로 알려지고 있다. 지금까지 확인된 제2형 당뇨병의 대표적인 병인인자(因子)인 인슐린(insulin) 저항성이 비만에서 많이 나타나고 있음이 인정되고 있다.

당뇨병은 인슐린 분비장애에 의해서도 발생하고, 비만에서 당뇨병이 발생되지 않는 경우도 있다.

인슐린 저항성(抵抗性)과 인슐린 분비장애(分泌障碍)의 일차적인 원인은 아직 불확실한 상태이다.

최근의 급격한 비만인의 당뇨병 증가현상을 고려하면 비만과 당뇨의 병인론적인 상호관련성을 이해할 수 있고, 더욱 연구가 필요하다.

췌장의 베타(β)세포에서 분비되는 인슐린은 약 2mg/kg 정도로, 혈액 속에서 작용하고 있다.

비만이 되면 혈관도 늘어나고, 체온이 떨어져서 인슐린의 저항성이 생겨 인슐린의 기능을 발휘하지 못한다.

이때 비만증을 해소하면 혈액순환이 잘 되고, 체온이 상승하여 인슐린의 작용이 원활하여진다.

비만자의 경우, 위실(胃實)·신실(腎實)·간실(肝實)로 인하여 인슐린의 생성이 안 되거나 부족한 경우가 생긴다. 이때는 췌장의 기능을 보강시켜 주면 인슐린의 분비를 촉진시킬 수가 있다.

당뇨병의 경우, 제1형이나 제2형이든 비만과 관련이 있을 때는 반드시 체중감량을 하지 않으면 당뇨를 조절하기가 곤란하다.

인슐린의 저항성을 제거시키기 위해서는 우선 운동을 해야 한다. 운동은 반드시 걷는 운동을 30~60분간 하거나, 발지압판 위에서 걷는 운동을 30~60분간 해야 한다. 다른 운동들은 취미나 건강유지에 도움은 되어도 당뇨병의 치료적 효과는 부족하다

설사, 걷는 운동·발지압판 운동이 좋더라도 장시간 하면 신체가 차져서 인슐린의 저항성이 더욱 커질 수가 있다.

이때는 서암뜸을 5~10장 이상을 기본처방에 떠 준다. 신체의 찬 곳과 더운 곳을 조절시키고, 체온상승을 위해서는 모세혈관이 풍부하고 피하지방이 얇은 손부위에 서암뜸을 떴을 때 온열효과가 크고, 이어서 인슐린의 저항성을 제거시킬 수 있다.

비만증이나 과체중자가 당뇨가 있거나 합병증이 있을 때, 체중을 감량하면 인슐린의 저항성이 크게 떨어지고, 인슐린의 분비와 기능에도 큰 도움을 준다.

당뇨의 3대 요법에서 식이요법·운동요법·약물요법이 있으나, 관리수준에서 머물고 있다. 당뇨의 예방이나 관리·회복, 합병증의 예방과 치료를 위해서는 수지침건강법을 적극 이용해야 한다.

어느 50대 남자는 약 15년간 당뇨로 고생하고, 당뇨 3대 요법을 열심히 이용하고 있다고 하였다. 아침마다 3~4시간씩 운동장에 나가서 뛰고 걷고 하고, 식이요법도 병원에서 시키는 대로 철저히 하고, 약물요법도 이용했는데, 이제는 고혈당(高血糖)으로 악화되어 480mg/dl 이하로 떨어져 본 적이 없었다.

이때 수지침건강법을 듣고 발지압판 위에서 걷는 운동을 매일 60분간씩 하였다. 식사요법·약물요법은 그대로 실시하였다. 약 3개월이 지난 후에는 거의 7~8년간 480mg/dl 이하로 떨어져 본 적이 없었던, 공복 혈당이 90mg/dl로 떨어졌다는 것이다. 물론

약물요법을 완전히 끊은 것은 아니나, 현저히 줄이고 있었다.

 이 환자의 경우는 놀라지 않을 수 없었다. 지나친 운동을 하면 반드시 신체가 더 차가워진다. 운동 중 땀이 날 때 피부를 만져보면 모두가 차갑다. 피부가 차가울수록 인슐린의 저항성이 높아져 고혈당이 될 수밖에 없다.

 그러나 발지압판 위에서 걷는 운동을 약 60분 정도 하면 전신이 화끈거릴 정도로 열이 약간 오른다. 신체는 훈훈하고 따뜻함을 느끼고, 또는 약간의 땀이 나는 정도이다.

 이처럼 따뜻하면 인슐린의 저항성이 낮아져서 인슐린의 작용이 잘 된다.

 운동요법이 좋다고 하여 당뇨환자에게 지나치게 운동요법을 권장하고 있는 것은 좋지 않다. 60분 이상의 운동, 신체가 차가워지는 운동은 당뇨에는 나쁘고, 걷는 운동·발판 운동도 지나치게 오래하여(60분 이상) 복부나 신체가 차지는 것은 좋지 않다.

 운동은 걷는 운동, 발판 위에서 운동이 제일 좋으나, 반드시 온열(溫熱)요법을 꼭 함께 써야 한다.

 당뇨환자들이 서암뜸만을 떠서 당뇨를 정상으로 회복시켰다는 사례가 제일 많다. 서암뜸을 뜨면 왜 당뇨가 좋아질까? 하고 의문이 날 수 있다.

 앞에서 설명한 바와 같이, 비만해소에서 기초대사량을 높이는 것이 최대의 과제이다. 기초대사를 높이려면 체온을 상승시키는 방법밖에 없다.

 사람의 체온은 중심부가 다소 높고 액와(腋窩) 부위와 특정 장기의 체온이 높기는 하나, 사지(四肢)로 갈수록 차진다.

 그러나 사람의 질병특성에 따라서 각각 한열(寒熱)의 편차가 있다. 어떤 사람은 머리가 뜨겁거나 차다, 어깨·가슴·얼굴이 화끈거리고, 어느 사람은 손발이 차거나 뜨겁다.

 이러한 한열 분포가 일정하지 못해서 질병이 생긴다. 이때 목욕·사우나·찜질을 하면 당시에는 전신이 모두 따뜻하나, 열이 식으면 원래 상태의 한열 편차(寒熱偏差)가 남는다. 신체의 복부·하지·등줄기에 뜸질을 하여도 마찬가지이다. 복부는 오히려 체온이 낮아진다. 목욕·온열요법, 신체의 뜸질요법은 효과적이지 못하다

 그러나 서암뜸을 수지침 이론에 따라서 모세혈관이 풍부하고, 피하지방이 적은 손에 떠 주면 뜨거운 혈액이 심장으로 올라가서 전신을 따뜻하게 덥혀 주고, 뇌압·심장압력을 낮추어 주고, 전신의 한열을 조절시켜 준다.

 나아가 상응요법 등의 효과성에 의하여 특정부위의 한열을 조절하고, 체온을 상승시킴으로써 기초대사량을 높여 체중감량 효과와 신체의 한열조절을 시켜주는 체온상승으로 인슐린의 저항성을

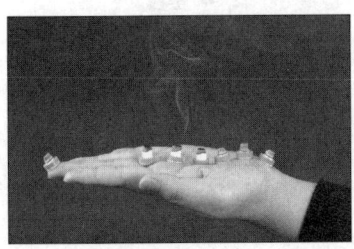
〈황토서암뜸을 뜨는 모습〉

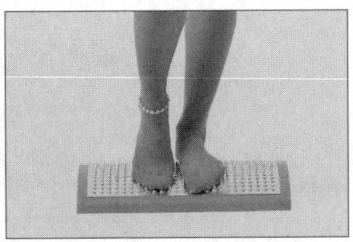
〈발지압판 위에서 운동하는 모습〉

1. 비만과 당뇨병의 수지침처방

제거시켜 준다. 상응부위의 자극효과, 기맥자극의 효과성 등으로 췌장의 인슐린 분비기능을 촉진시켜서 혈당을 조절할 수가 있다.

기타 자세한 내용은 필자가 쓴 「당뇨병의 수지침처방 연구」를 참고하기 바란다.

〈당뇨병의 서암뜸 처방〉

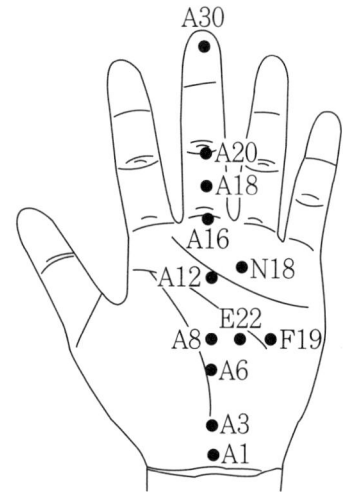

서암뜸을 매일 뜬다. 1회에 3~5장 정도씩 뜬다.
속히 좋아지려면 5장 이상 많이 뜰수록 좋다.

2. 비만과 고혈압 · 심장질환의 수지침처방

날이 갈수록 평균수명이 크게 늘어나면서 고령자의 60~70% 이상이 고혈압이다.

젊은층에서도 비만이나 과체중자가 늘어나기 때문에 고혈압이 늘어나고 있다.

비만이 되면 피부나 지방층의 면적이 늘어나고, 지방 때문에 혈관이 압박을 받고, 또한 신체는 차져서 혈관에 저항성이 생긴다. 혈관은 수축되고 가늘어져 혈액순환장애가 일어나므로 심장에 부담이 가중되어 고혈압이 된다.

동양의학에서 비만인을 중풍체질이라 한 것은 그만한 이유가 있기 때문이었다.

그리고 고혈압 환자는 이미 심장질환을 가지고 있다. 다만, 심장병이 심하지 않아서 증상을 느끼지 못할 뿐이지, 심장부담이나 질환을 가지고 있다.

고혈압은 원인을 알 수 없는 본태성(本態性) 고혈압과 증후성(症候性) 고혈압으로 분류한다.

증후성 고혈압이란 신장이나 부신피질 호르몬 등에 이상이 생겨서 고혈압이 된 경우이다. 이것은 병원의 검사와 진단 · 치료가 필요하다.

본태성 고혈압은 유전적인 요인과 환경적인 요인으로 구별한다. 유전적인 고혈압이라도 부모 탓만 하지 말고, 환경적인 노력을 하면 정상유지가 가능하다.

환경적인 원인은 비만 · 냉증 · 스트레스 · 끽연, 염분의 과다섭취, 운동부족 등이다.

환경적인 생활을 개선한다면 혈압은 조절할 수 있다. 고혈압은 이와 같이 원인이 다양한데, 요즘의 고혈압 치료를 보면 생활개선은 하지 아니하고, 약만 먹어서 혈압을 조절시키려고 한다.

즉, 운동부족에서 혈압이 발생했을 때 운동은 하지 않고, 혈압약만 먹는 경우는 심장에 크나큰 부담을 줄 수밖에 없다.

고혈압인 경우는 그 원인을 파악해서 해소하는 것이 순리(順理)이다. 운동이 부족하면 운동을 하고, 신체가 차가우면 따뜻하게 하고, 비만이면 비만을 해소하고, 스트레스는 해소하여야 혈압이 조절된다.

요즘 고혈압 환자들은 거의 모두 혈압약을 먹고 있다. 초기에는 어느 정도 고혈압이 안정되지만, 장기간 먹는 경우는 내성(耐性)이 생기고, 심장에 무리를 주어서 반드시 심장병이 생긴다. 특히 심장마비와 관상동맥·고지혈증에 영향을 미친다.

비만이 심장비대와 순환장애에 관련이 있다는 것은 1933년부터 연구되었다.

심장은 혈량 및 심박출량 증가에 적응하기 위해 편심적(偏心的)으로 비대해지고, 심한 비만은 그 자체가 심부전을 일으키기도 한다.

비만은 심혈관 질환, 즉 허혈성 심장질환이나 뇌졸중(腦卒中)으로 인한 사망률과도 직접적인 증가와 관련이 있다.

일반적으로 남성과 여성에서 비만은 관상동맥 심질환을 약 2배 이상 증가시키는 것으로 알려지고 있다. 비만 자체만으로도 다른 요인과 함께 관상동맥 심질환의 한 위험인자(危險因子)가 된다.

비만 중에서도 복부 비만인 경우가 더욱 심각하고, 사망률도 증가된다. 사지 비만보다 복부 비만에서 심혈관 질환이 2~3배 이상 높게 나타난다.

비만은 이와 같이 고혈압과 심장질환에 큰 영향을 미치고 있으므로, 고혈압과 심장질환을 치료하기 위해서 가장 먼저 비만을 해소하여야 한다.

비만을 해소하면 심장질환이 나아지고, 심장병을 치료하면 비만증도 감량하는 현상을 발견할 수 있다.

비만은 질병의 한 증상이라고 말하였듯이, 질병을 치료하면 비만은 치료가 된다. 이러한 이론은 심장병과 비만에서도 적용된다.

그러나 비만을 조절하는 순서가 심장병을 먼저 치료하는 방법이 있고, 두 가지를 함께 하는 시술방법도 있다.

비만자의 심장병이나 고혈압 치료도 수지침건강법과 수지침요법으로 시술하면 된다.

그리고 고혈압 환자는 이미 심장에 이상이 있는 경우이며, 고혈압약을 장기간 복용하면 반드시 심장질환이 악화되어 가슴두근거림 · 울렁거림 · 답답함 · 무기력 · 호흡곤란 · 심장통증 · 피곤 · 흉통 · 어지러움 등이 나타난다.

고혈압약을 장기간 먹는 경우는 반드시 수지침건강법을 하되, 특히 수지뜸요법을 해야 한다.

비만자의 고혈압과 심장병을 다스릴 때 수지침건강법의 효과성은 다음과 같다.

수지침건강법 중의 대표적인 운동이 발지압판 위에서의 운동이다. 발지압판 위에서 걷는 운동은 치료적 운동이다. 심장의 압축에 의하여 심장의 혈액을 전신으로 내보내는 힘은 강력하지만, 정맥을 통해서 흡입하는 능력은 상대적으로 약하다.

그러므로 운동하지 않고 가만히 있으면 반드시 혈압이 상승한다. 이때 걷는 운동에서 좀더 강도를 주는 발지압판 위에서의 운동은 심장의 혈액순환에 크나큰 도움을 준다.

계속 발지압판 운동을 하면 혈압강하에 큰 도움을 준다. 그리고 신체가 차지거나, 비만 때문에 혈관에 저항성이 있을 때 서암뜸을 떠 주면 신체가 따뜻하여지고, 기초대사량이 크게 증가하여 혈관의 저항성이 해소되어 혈액순환이 잘 되므로 혈압이 떨어진다.

서암뜸을 뜨는 순간은 열자극으로 인하여 혈압이 일시적으로 상승할 수가 있다. 그러나 서암뜸을 뜨고 나면 혈압은 크게 인하된다.

모든 음식은 골고루 먹고, 소식하고, 소화 잘 되는 음식을 먹으면 혈압강하에 매우 큰 도움이 된다.

나아가 수지음식인 기능성 음식이나 장부조절 음식을 먹으면 더욱 효과적이다.(지회장·학술위원과 상의하여 선택한다)

이와 같은 수지침건강법만으로 혈압을 조절시킬 수가 있다. 억지적인 약물요법보다 자연적인 요법이다. 다만, 수지침건강법을 꾸준히 하여야 한다.

고혈압의 경우는 증상해소 방법과 장부기능 조절법으로 나누어서 시술을 해야 한다. 고혈압이 있으면 여러 가지의 증상들이 나타난다. 고혈압 증상들이 심하게 나타날수록 혈압도 항진되어 있다. 고혈압이 증가되어도 증상만 없으면 안심해도 된다.

먼저 증상에 따르는 수지침의 처치법을 알아보자.

1) 뒷목이 뻐근하고 고통스러울 때

고혈압은 악화될수록 증상이 나타난다. 가장 뚜렷한 증상이 뒷목의 항강증·두통·피로·눈의 건조와 피로, 심장두근거림, 하체 허약증으로 분류할 수 있다.

뒷목이 항상 뻣뻣하고 옆으로, 앞뒤로 굽히기가 힘들 때는 수지침의 상응요법을 이용하면 효과가 매우 좋다.

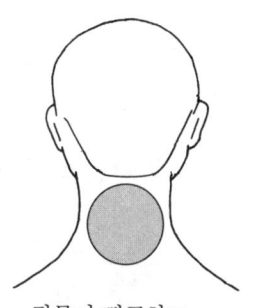

뒷목이 뻐근하고
운동곤란을 일으킬 때

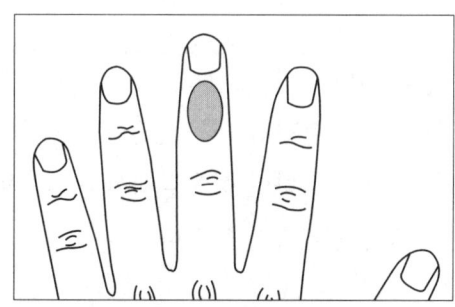

상응점을 찾아서 다침한다.
신수지침 자동침관을 이용한다.
또한 압진봉으로 압통점을 약간
아프게 지속적으로 눌러 준다.

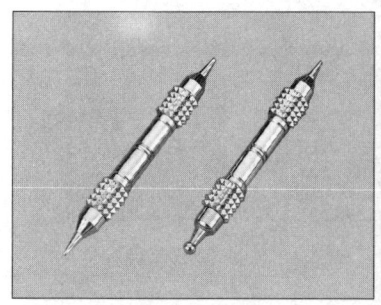

〈압진봉〉

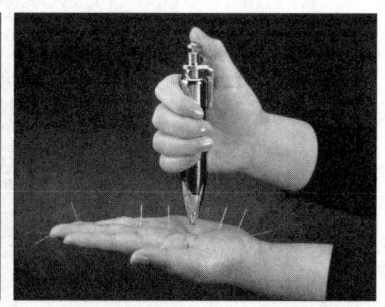

〈신수지침 자동침관으로 시술하는 모습〉
반드시 『고려수지학 강좌』를 연구
하고 이용 바람.

2) 두통이 오고 눈의 시력이 크게 떨어지고 약간 어지러울 때

수지침에서 제3지의 손톱부위는 머리부분에 해당된다. 두통이 올 때 아픈 부위가 분명하면 상응점을 찾아 시술하기가 쉬우나, 전체가 무겁고 어지러울 때는 상응부를 알기가 쉽지 않다.

이때는 중지 끝부분을 압진봉으로 모두 눌러보면 반드시 아픈 곳이 나타난다.

눈의 시력이 떨어질 때는 눈의 상응부에서 상응점을 찾아 시술한다.

- 두통이 분명한 때는 상응부에서 상응점을 찾는다.
- 두통이 심하면 상응점에서 서암출혈침관으로 몇 방울 정도 사혈하면 효과가 빠르다.

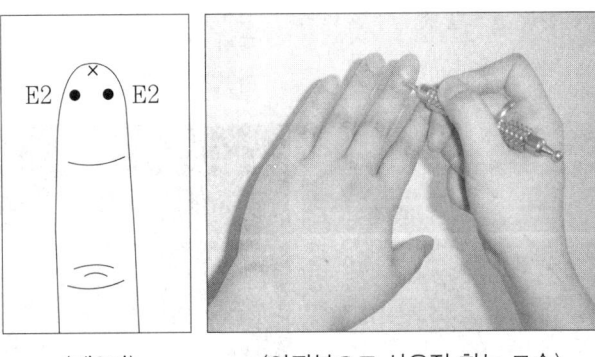

〈제3지〉　　〈압진봉으로 상응점 찾는 모습〉

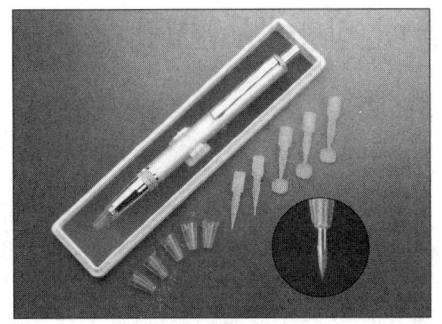

〈신서암 출혈침관〉

- 두통이 불분명하면 중지두(中指頭) 전체를 눌러서 상응점을 찾아서 수지침을 시술한다.

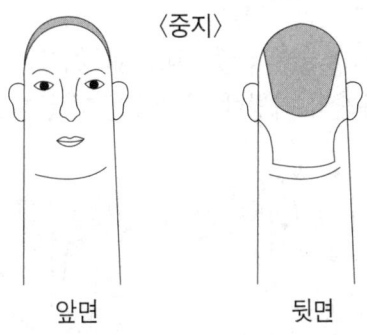

〈중지〉

앞면   뒷면

- 만성 두통이면 신수지침이나 금수지침으로 시술한다.
- 두통이나 두중증, 빈혈증은 잘 없어진다.
  이렇게 증상을 없애면 혈압도 크게 안정된다.

3) 무기력할 때, 심장이 두근거릴 때, 뻐근하고 아플 때

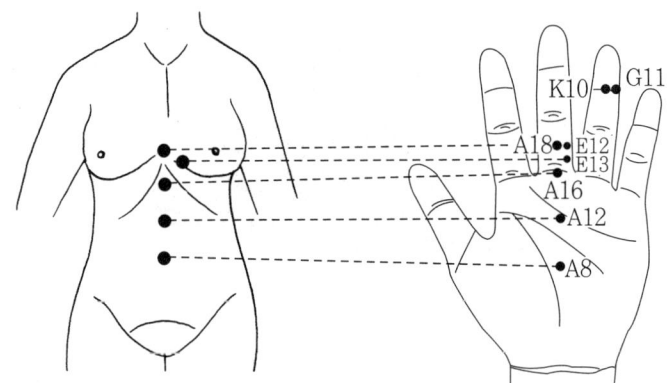

상응부위에 수지침을 시침한 후에 신서암봉을 부착시킨다.

다음 처방에 서암뜸을 뜨되, 매일 5~10장씩을 뜬다. 처음에는 3~5장씩을 뜨다가 늘려간다.

심장에 갑작스런 통증을 느낄 때는 G15, K15, D1, E45에서 사혈을 한 후에, 아래의 처방에 서암뜸을 떠 준다.

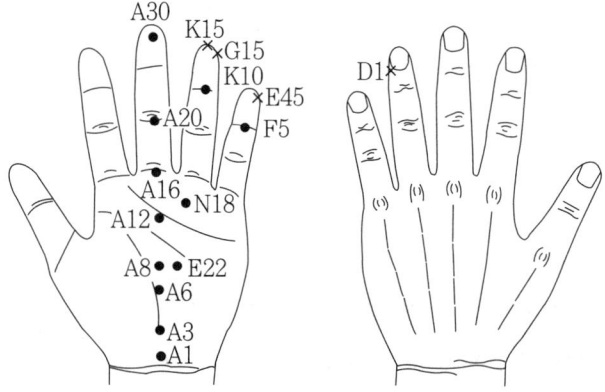

고혈압약을 장기 복용할 때도 이 처방을 따라서 매일 서암뜸을 뜨면 심장부담을 줄일 수 있다.(×표 자리는 사혈하는 위치, 뜸은 뜨지 않는다)

4) 심장 이상증상을 많이 느낄 때(남성)

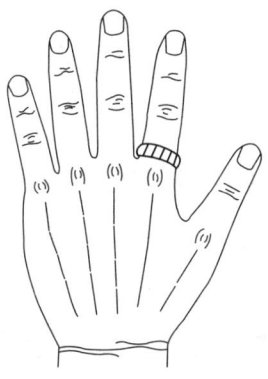

제2지는 심장에 관련된 손가락이다. 좌수의 제2지에 끼우고 있는다. 주로 남성 환자에게 적용된다. 서암이온반지나 구암무색반지를 끼운다.

5) 고혈압의 수지침처방

고혈압은 환경적·유전적인 요인과 질병적인 요인이 있다. 많은 고혈압 환자들을 진찰하여 보면 모두 장부기능상에 문제점들을 가지고 있었다. 이들 장부기능상의 이상 때문에 심장에서 부담이 생겨 혈압이 높아진다.

예를 들어, 만성위염이나 위열(胃熱)이 있으면 심장에 부담을 주어서 혈압이 높아지고, 대장실증이 심하면 변비, 과민성 대장증후군이 발생되어 심장기능에 이상이 생겨서 혈압이 높아지는 등, 다른 장기에 문제가 있어서 심장부담을 일으켜 혈압이 높아진다.

그러므로 장부의 기능을 조절시켜 주면 혈압은 안정된다.

◐ 고혈압의 공통처방

아래 처방에 서암봉, 서암침 등을 시술한다.
특히 E22, B24에는 6호T봉이 좋다.

〈일반적인 고혈압을 안정시키는 처방〉

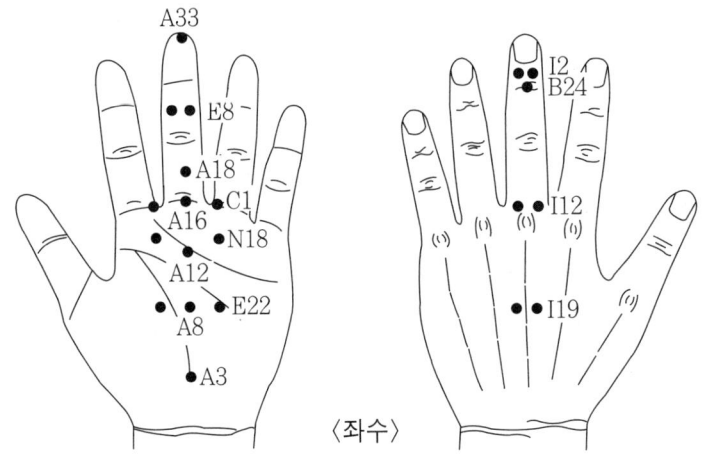

손바닥에는 서암뜸을 뜨는 것이 좋다.
매일 1회에 3~5장 이상을 뜬다.(손등은 뜨지 않는다)

3. 비만과 고지혈증의 수지침처방

　비만의 증가는 고콜레스테롤증(高cholesterol症)과 관련이 있다.
인체에 유리하다고 생각되는 고밀도 지단백(HDL)인 콜레스테롤은 비만한 남성 및 여성에서 감소되고, 체중이 증가할수록 고밀도 지단백(HDL)은 현저히 감소한다.
　동맥경화증을 유발하는 저밀도 지단백(LDL)은 체질량지수가 과체중 이상으로 증가할수록 지단백 콜레스테롤이 0.26mm/dl 증가되어 5~10년 후에는 허혈성 심장질환이 10% 정도 증가될 수 있다고 한다.
　이와 같은 현상은 복부 비만이 심할 때 더욱 두드러진다. 복부 내부의 지방세포는 지방분해 활성도가 높아, 많은 양의 유리지방산이 간(肝)으로 이동하게 된다.
　이런 결과로, 간에서는 중성지방의 합성이 증가되고, 인슐린을 효과적으로 분비해 내는 능력이 떨어져, 인슐린의 농도가 증가한다. 이러한 고인슐린 혈증과 인슐린 저항성은 여러 대사장애와 관련되어 혈압의 상승, 당불내인성, 중성지방의 증가, 고밀도 지단백(HDL) 콜레스테롤의 감소와, 저밀도 지단백(LDL) 콜레스테롤의 증가를 초래한다.
　고지혈증은 고지방질(高脂肪質)을 많이 섭취할 때도 발생하지만, 위와 같이 비만으로 인하여 간에서 중성지방의 합성이 증가되는 등으로 간장·부신 등에서 고지혈증이 증가되어 동맥경화증을 발생시킨다.

고지혈증이 심해지면 결국 동맥경화증이 되는데, 죽상동맥(粥狀動脈) 경화증을 유발시킨다.

비만환자들의 70% 이상이 총경동맥(總頸動脈)이 가늘거나 미약하게 박동하며, 30% 정도가 총경동맥의 박동을 촉지할 수가 없다. 이것은 뇌동맥 경화증의 현상이다.

이와 같은 동맥경화증은 뇌동맥 경화증과 세소동맥 경화증으로 분류되는데, 비만자의 대부분이 뇌동맥 경화증으로 발전하게 된다.

뇌동맥 경화증이 발생되면 심장질환은 물론이고, 뇌증상(빈혈·두중·두통)과 무기력, 관절·근육통까지 나타난다.

이러한 고지혈증이나 동맥경화증이 있을 때는 반드시 체중을 감량하여야 한다. 고지혈증에 가장 좋은 방법 몇 가지를 소개한다.

고지혈증은 운동과 온열요법, 수지음식요법을 반드시 이용해야만 적어지거나 동맥경화증을 제거할 수 있다.

1) 발지압판 위에서의 운동

수영, 과격한 운동, 심한 운동, 60분 이상의 운동을 하는 거의 모든 사람들은, 뇌동맥 경화증 현상이 나타날 수 있다.

걷는 운동이나 발지압판 위에서의 걷는 운동을 해야만 동맥경화증을 예방·해소할 수 있다. 유산소 운동도 가볍게 할 때는 동맥경화증의 예방효과가 나타난다.

발지압판 위에서의 걷는 운동은 잠자기 전 30~40분 걷는 운동을 매일 하여야 한다.

고지혈증과 동맥경화증의 해소에 매우 탁월한 효과가 있다. 탁월한 효과가 있다는 것을 명심하기 바란다.

2) 서암뜸을 손부위에 뜬다

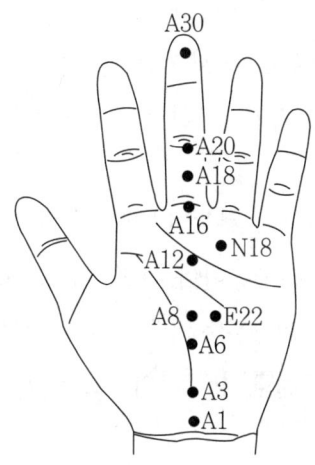

A1·3·6·8·12·16·18·20·30, E22, N18 등에 서암뜸을 매일 5~10장씩 떠 주면 혈액이 뜨거워진다. 뜨거워진 혈액이 전신을 돌면서 불순물을 모두 분해시켜 주고, 생체의 분자활동을 활성화시켜 준다.

서암뜸을 오래, 많이 뜬 사람들의 맥상은 지극히 부드럽고 조화되어 안정된 건강맥을 회복·유지시켜 준다. 발판 운동 후에 뜨면 효과반응이 더욱 크다.

3) 전자빔의 시술을 한다

고지혈증의 대부분은 전해질(電解質)로 구성되어 있다. 죽상경화(粥狀硬化)를 일으키는 고지혈증(高脂血症)은 고지방인 음식을 기름에 튀기거나 화학식품 등에 의해 발생되는 것이 대부분이다.

이러한 것은 각각의 특성이 있어서 분해되지 않으므로 적당한 자극을 주어야 한다. 운동을 해서 혈액순환을 활성화시키거나, 온열자극을 주어서 분해시키거나, 전자자극을 조사(照射)하여 분해시켜야 한다.

전자자극도 체침에서 사용하는 직접적인 통전방식의 전자침술은 효과를 논하기 전에 부작용이나 위험, 쇼크 등의 문제가 있다.

수지침용 전자자극은 피부로부터 3~5mm 정도 떨어져서 자극을 주는 간접통전(間接通電)방식이며, 10~20~30~60초 정도의 단시간 자극이다.

전자빔(電子Beam)이 있어도 함부로 자극을 주는 것이 아니라, 다음의 2~3가지 방법에 따라서 자극을 주면 전기활성화와 아울러, 음양맥상이 조절되고 동맥경화증이나 고지혈증이 크게 개선된다.

(1) 3기(三氣)요법

3기요법은 앞에서 설명하였듯이 A1·8·20을 좌우로 측정하여, 바늘이 가장 많이 상승하는 지점에만 ⊖도자 자극을 20~30초씩 준다. 1일에 1~2회 정도의 자극을 준다.

이렇게만 자극을 주어도 피로가 회복되어 머리가 맑아지고 눈이 시원해지면서 전신의 피곤도 덜해진다.

계속 시술하는 것만으로도 음양맥상이 개선된다. 전자반응점에 신서암봉이나 금T봉이나 서암뜸을 떠 주면 더욱 좋다.(앞의 '제3장' 내용 참조)

(2) 기모혈과 기맥·상응점 자극

3기요법(三氣療法)만 사용하여도 고지혈증의 해소에 큰 반응이 있으나, 삼일체질과 기모혈을 진단한 다음에, 기모혈과 기맥의 4의혈(四醫穴)과 상응점에 자극을 주면 매우 효과가 크다.

예를 들어, 진찰도자로 좌수좌측, 우수우측의 기모혈을 진단해서 미터의 바늘이 가장 높이 올라가는 기모혈 1~2개를 선정한다.

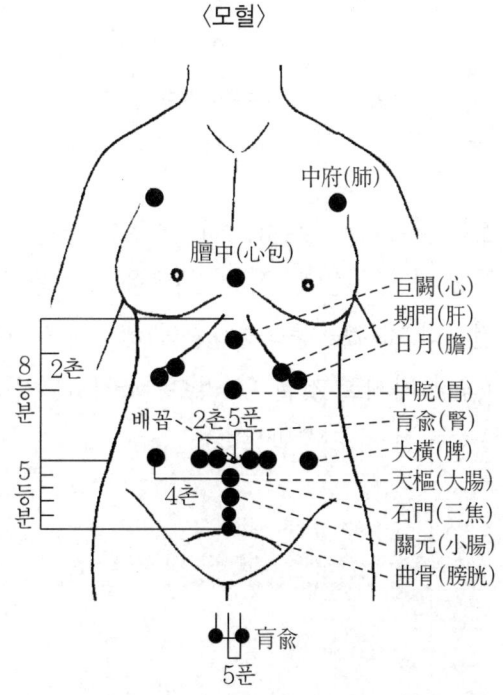

〈모혈〉

〈기모혈〉

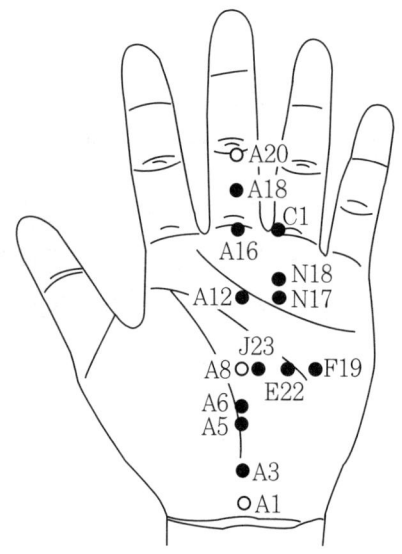

A3, N17이 높을 때는 A3 - 방광, N17 - 담에 ⊖자극을 준다. 그리고 신체 아픈 곳의 상응점에 ⊖도자 자극을 주는 방법이다.

이와 같은 전자빔 자극도 동맥경화증의 해소에 큰 도움이 되고 반응도 좋다.(좀더 자세한 것은 『고려수지학강좌』 연구 후에, 전자빔 특강에 참석하여 지도를 받는다)

4. 비만과 내분비 기능이상과 수지침처방

비만환자는 스테로이드 호르몬, 성장 호르몬, 인슐린 등의 다양한 내분비 변화가 동반된다. 이러한 내분비 이상은 말초성이나, 둔부형(臀部型) 비만보다 복부형(腹部型) 비만에서 더욱 현저하다.

말초성 비만 · 여성형 비만은 내분비의 이상과는 큰 연관성이 없으며, 남성들처럼 복부 비만이 생기는 경우에 내분비 이상과 관련이 있는 것으로 보인다.

비만자 중에서도 복부의 지방축적이 중요한 역할을 한다. 과도한 복부의 지방축적은 시상하부 뇌하수체 부신쪽의 과민반응이 내분비계의 이상을 일으킨다.

특히 과도한 복부 비만은 고나도트로핀(gonadotrophin) 결핍성 성선기능 저하양상을 나타내고, 인슐린의 저항성이 증가하며, 베타세포의 박동성 분비변화가 일어나는 등, 성선호르몬 · 여성호르몬 · 성장호르몬 · 지방조직에 많은 영향을 일으킨다.

이와 같은 내분비계의 이상을 해소하는 가장 완전한 방법으로는 체중을 감량하는 것 뿐이다. 다만, 비만이라도 각종 내분비계의 기능을 정상적으로 조절시키려면, 발지압판의 운동을 열심히 하고, 특히 공복에 서암뜸을 많이 떠야 하고, 수지음식요법 중에서 기능성 음식이나, 각자의 장부허실에 따르는 음식을 먹어야 한다.

또한 비만자의 운기체질(運氣體質)과 음양맥진에 따르는 처방에 따라서 수지침 시술을 하면, 각종 내분비계 이상들을 조절하는 데 큰 도움이 된다.

내분비계 이상으로 복부 비만을 유발시키는 경우가 더 많을 수 도 있다.

그러므로 수지침요법으로 각자의 장부허실(臟腑虛實)에 따르는 오치처방(五治處方)과 상응처방을 하고, 수지침건강법을 하면 내 분비 기능이 회복되면서 급속도로 복부 비만이 해소된다. 비만자 의 정상체중 회복은 결국 질병이 치료되어야 가능하다.

비만자로서 내분비 기능에 이상이 있으면, 각 지회장이나 학술위 원들과 상의하여 수지침요법 처방을 받아서 각자가 시술하기 바란 다.(각자가 수지침건강법만 열심히 실시하여도 좋아질 수 있다)

5. 비만증과 관절 · 근육통의 수지침처방

과체중이나 비만자의 경우, 각종 질병이 많이 발생한다. 비만에 서는 특히 관절 · 근육계통의 질병을 많이 가지고 있고, 신경통 등 도 많이 나타난다.

지나친 체중을 유지하기 위해서 관절에 무리가 가고, 근육에도 무리가 가고 있다.

그러므로 슬관절통 · 주관절통 · 고관절통 · 견관절통 등이 많이 발생하고, 요통 · 좌골신경통이나 견갑통까지도 많이 발생한다.

비만에서 발생하는 질병은 비만을 먼저 해소하거나 체중을 먼저 감량하는 것이 중요하다.

특히 관절질환에서는 퇴행성 관절질환이 제일 많이 발생하고 있다. 퇴행성 관절질환의 치료방법은 먼저 수지침건강법을 실시하고, 관절통에 관련된 처방을 시술한다. 그러면 웬만한 관절통·관절염도 잘 회복될 수가 있다.

비만자로서 고관절이나 슬관절·족관절에 이상이 있을 때는 걷는 운동, 발지압판 운동부터 시작한다. 또는 목욕탕 속에서 하지를 굽혔다 폈다 하는 운동을 5~10분씩 하면 더욱 효과적이다.

운동 후에는 반드시 서암뜸을 수지침 요혈에 뜬다. 각 관절통이 있는 상응부에 뜨면 더욱 좋다. 서암뜸은 5장 이상을 뜰수록 좋다.

이와 같은 방법만 하여도 초기의 관절통은 나아진다. 그 대신 운동요법은 꾸준히 하여야 한다.

최근에는 수술의 발달로 관절수술을 많이 한다. 보다 나은 것은 수지침요법으로 시술해서 치료되지 않을 때 수술하는 것이 좋다.

각 관절통증이 심할 때의 수지침처방 몇 가지를 소개한다.

그리고 하지에 퇴행성 관절통증이 오면, 제5지에 구암반지를 끼우고 있으면 통증해소에 큰 도움이 되며, 상지(上肢)에 퇴행성 관절통이 올 때는 양손에 수지침 팔찌를 낄 때 반응이 빠르고 좋다.

최근에 연구되고 있는 수지크림요법을 실시한다. 손부위의 상응점이나 신체의 통증부위에 수지크림을 바른다. 통증을 느낄 때마다 자주 바르면 진통효과가 매우 우수하다.(지회장, 학술위원과 상의한다)

1) 고관절의 통증

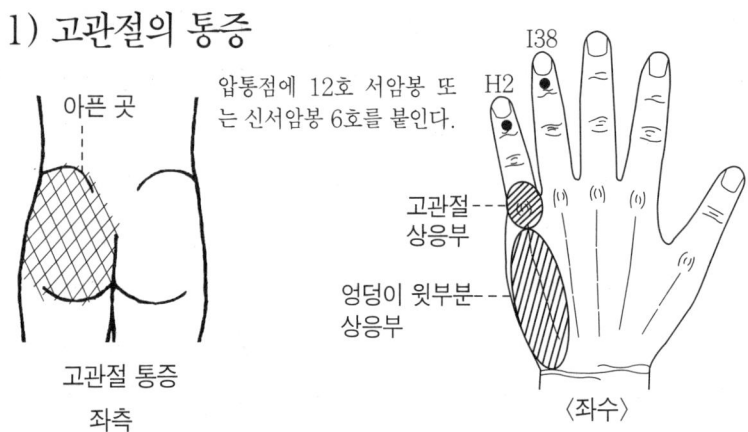

고관절부위에서 통증이 나타나면 잘 치료되지 않고 매우 오래간다. 이때는 원기부족에 의한 혈액순환장애에서 온 것이므로 기본처방과 상응점에 서암뜸을 많이 떠 주면 좋다. 통증이 극심하거나 발생된 지 얼마 안 되는 것은 다음과 같이 시술한다.

우선 그림부위에서 상응점을 찾은 다음에 서암봉을 상응점마다 붙인다. 이때 범위가 넓으면 12호 서암봉을 붙인다.

2) 무릎관절 외측이 아플 때

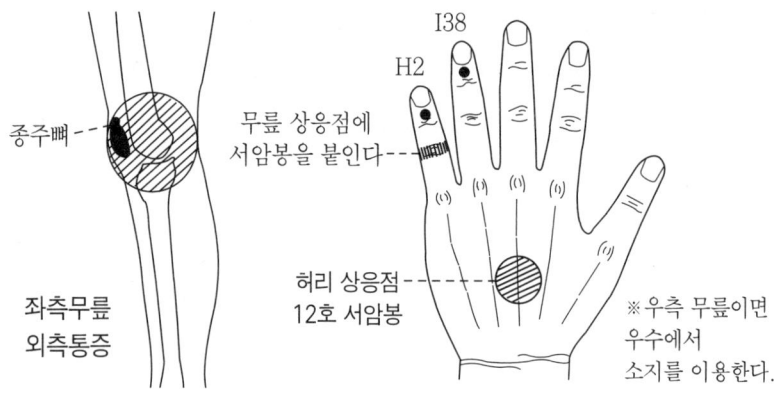

노인성·퇴행성 관절통과 운동부족에 의한 것, 허리디스크나 내장질환에서 반사성으로 나타나는 것 등이 많다. 그 중에서도 무릎 전면 중앙에서 외측부분에 동통(疼痛)을 호소하는 경우가 많다. 이 부분은 대부분이 제3·4·5요추의 디스크 탈출에서 발생하는 통증과 연결되어 있다. 그러므로 허리와 함께 다스려야 한다.

허리 상응점과 무릎 상응점을 따라서 서암봉이나 신서암봉을 붙여 준다. 그리고 늘 I38·H2에 신서암봉을 붙여 주어서 허리 긴장을 풀어 주어야 한다.(우측 무릎이면 우수에서 소지를 이용한다)

3) 무릎관절 내측이 아플 때

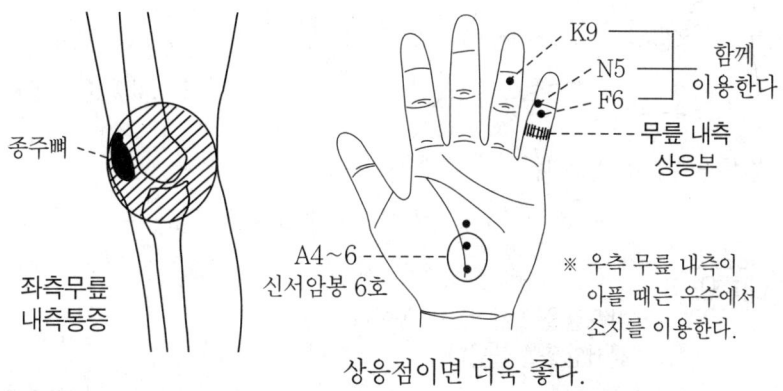

무릎관절 내측이 몹시 아플 때가 많다. 특히 류머티스 관절염·퇴행성 질환 등에서 많이 일어난다. 내측이 아픈 경우는 대부분이 골반내장 중에서 생식기·방광·신장·소장에 이상이 있어서 나타난다. 역시 제5지 내측에서 상응점을 찾아 12호 서암봉이나 신서암봉을 붙여 준다.

4) 발목관절통

준비운동 없이 갑자기 운동을 하거나 심한 운동시 또는 원기가 허약하면 발목을 삐고 관절통이 나타나는 경우가 많다. 발목이라고는 하지만 범위가 넓으므로 앞면, 내측면, 외측면, 뒷면으로 나누어서 시술한다. 발목이 삔 것, 인대(靭帶)가 늘어난 것도 수지침요법으로 회복이 잘 된다.

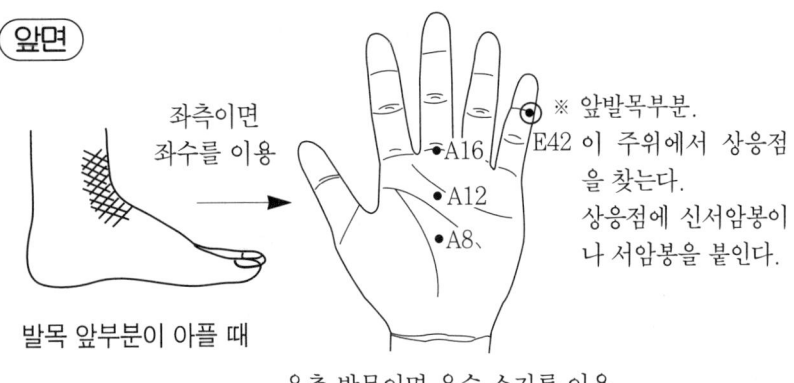

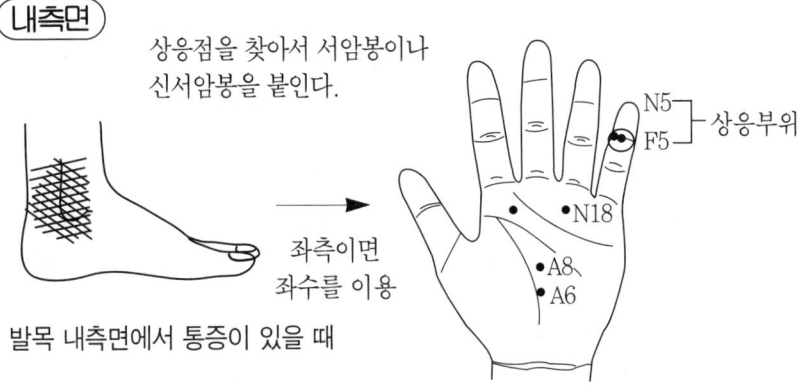

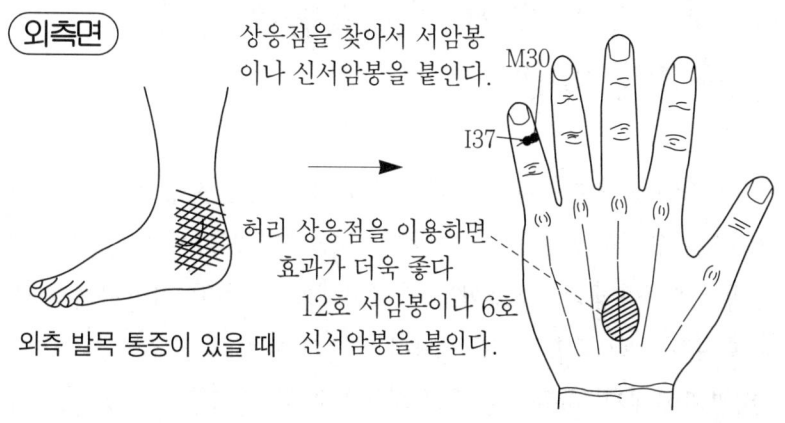

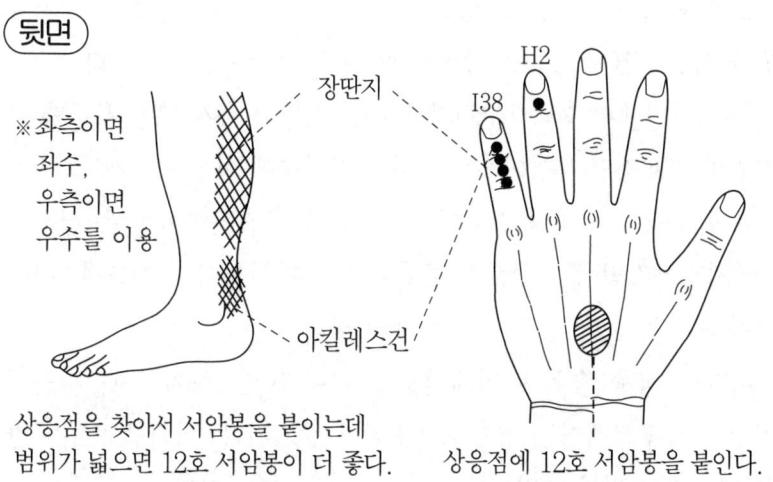

※ 아킬레스건에 통증이 있거나 장딴지가 아플 때는 직접적인
  침자극을 주의하고, 가급적 장딴지는 만지지 않는 것이 좋다.

5. 비만증과 관절·근육통의 수지침처방

6. 폐기능과 수면 무호흡증후군의 수지침처방

비만자에게는 호흡기능에 많은 변화가 온다는 사실은 널리 알려져 있다. 수면시에 숨을 쉬지 않고 한참 있다가 다시 숨을 쉬는 수면 무호흡증후군과, 코골이도 비만자에게서 많다. 평상시에도 매우 숨이 차거나 호흡부전(不全)이 발생하고 있다.

비만자에게서 나타나는 폐기능 이상과 수면 무호흡증후군은 비만이 감량되어야 정상으로 회복이 가능하다.

그러나 비만을 속히 감량하는 것은 매우 곤란하지만, 수지침요법을 이용하면 폐기능을 정상회복시키는 데 큰 도움이 된다.

복부 비만에서 흉벽(胸壁)과 복부에 지방이 축적되면, 흉부와 횡격막의 기계적인 특성이 변화되어 호흡기능에 이상이 초래된다.

폐와 흉곽의 탄력이 떨어지고, 누울 때 호흡곤란이 더욱 심해지고, 지방조직의 중압감으로 호흡기계의 저항성이 증가된다. 이를 극복하기 위해 더 많은 노력을 해야 한다.

비만인 경우 숨쉬는 기계적인 노력이 30% 증가하고, 비만 - 저환기 증후군에서는 정상보다 3배나 증가된다. 이처럼 호흡곤란을 일으키는 것이 비만이다.

수면 중에 호흡은 짧은 무호흡 현상이 자주 일어날 수 있으며, 수면 초기에는 불규칙한 호흡과 동맥혈 저산소증(低酸素症)과 환기저하, 인두근 긴장저하, 저산소증과 과(過)탄산가스 혈증에 대한 호흡반응 저하 등이 적은 폭으로 나타나서 짧은 무호흡 발작이 일어날 수 있다.

깊은 수면에서는 무호흡 발작도 드물고, 호흡도 규칙적이나 얕은 잠에서는 수의근(隨意筋)의 긴장저하, 저산소증과, 과산소증에 대한 반응저하, 기도폐쇄, 동맥혈액내의 산소포화도 감소와 이산화탄소, 장력증가, 불규칙한 호흡, 간헐적 무호흡 발작 등이 체중 증가에 따라서 호흡기관(呼吸器管)의 변화와 빈도가 증가한다.

원광대학교의 조정구 교수가 비만한 남성을 대상으로 검사한 결과에 의하면, 지방조직이 증가할수록 나이에 관계없이 수면중 산소포화도(酸素飽和度)가 감소하며, 심한 비만자일수록 산소포화도가 감소하여 폐쇄성(閉鎖性) 수면 무호흡이 동반해서 나타나고, 남성의 성선기능(性腺機能) 저하증도 나타난다고 한다.

비만한 남자는 코를 잘 골고 자주 잠을 깨며, 잠을 설치는 경우가 많다.

중년 남성 비만자에서 수면 무호흡증후군이 4%, 중년 여성 비만자에서 2% 정도가 각각 발생하는데, 수면 무호흡은 수면중 코와 입에서 기류가 간헐적으로 정지하는 것으로 최소 10초 간격에서 20~30초 간격으로 나타나며, 길게는 2~3분 동안 무호흡이 지속되기도 한다. 그리고 시간당 10~15회 이상의 무호흡이 나타난다.

수면 무호흡은 중추형(中樞型)·폐쇄형(閉鎖型)·혼합형(混合型)으로 분류된다.

이와 같은 코골이, 수면 무호흡증후군, 수면 불충분 등은 치료하기가 쉽지 않으나, 비만을 해소하고 수지침 시술을 하면 크게 개선된다.

 잠잘 때 코골이나 수면 무호흡이 심한 경우는 제3지에 골무지압구를 양손에 끼우고 잠을 잔다. 그러면 코골이와 수면 무호흡증이 현저하게 줄어들 수가 있다. 코골이의 경우는 상당한 반응이 나타나고, 수면도 충분히 취할 수가 있다.

 또한 수면을 취하지 못하는 경우에는 육체적인 노동이나 운동이 부족해서 나타나므로 저녁 잠자기 전에 30~60분간 발지압판 운동을 하고 잠을 자면 숙면이 가능하다. 신경을 많이 쓰면 깜박잠, 얕은잠을 많이 잔다.

 그리고 기본처방과 A30과 N18을 추가해서 서암뜸을 뜨면 숙면할 수가 있다.

〈숙면할 수 있는 서암뜸 처방〉

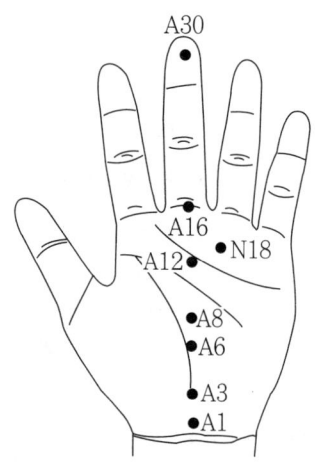

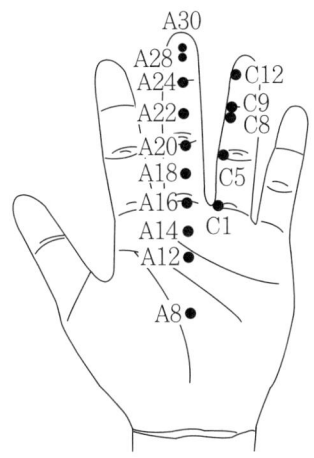

〈수면 무호흡증의 처방〉

수면 무호흡증일 때는 신수지침으로 A8·12·14·16·18·20·22·24·28까지 자침하고, C1·5·8·9·12에 시술한다. 그러면 수면 무호흡증이 크게 개선된다.

수면 무호흡증은 비만자에게서 많고, 비만자들은 음증(陰症)이

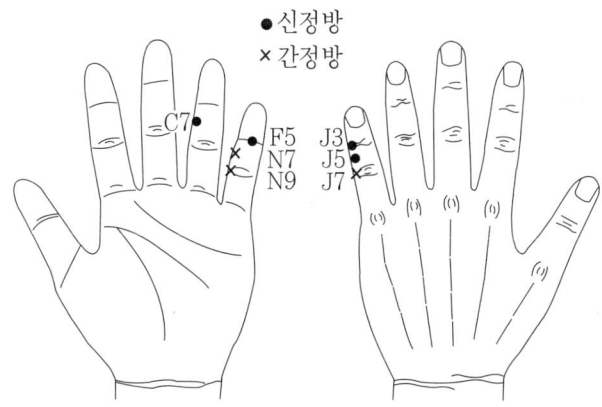

남성의 수면 무호흡이 심하면 위의 처방을 함께 시술한다.

많다. 심한 비만은 총경동맥 박동이 거의 없어서 음실증으로 판단되어 신정방이나 간정방을 시술하고, 대증요법, 상응요법으로 시술한다.

신실증으로 진단되면 신승방이나 심정방을 이용하면서 시술한다.

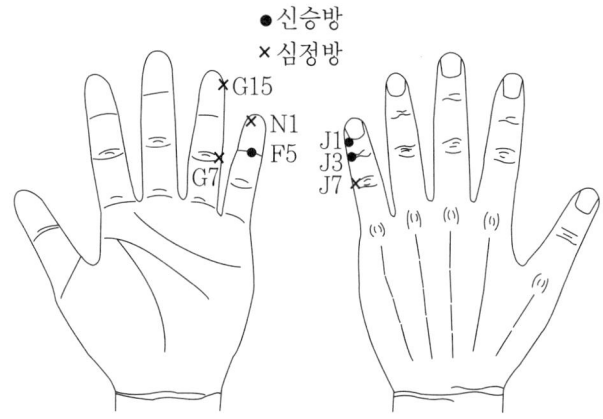

여성의 수면 무호흡증이 심할 때 추가한다.

수지침 시술을 마친 다음에는 신서암봉 등을 붙이고 잠자면 깊은잠을 자는 데 큰 도움이 된다.

7. 비만과 여성질환의 수지침처방

　여성질환에 있어서 비만증은 매우 심각한 정도이다. 여성이 비만에 대하여 큰 관심을 갖는 것은 미용적인 면도 있으나, 여성질환을 예방하고 치료하는 데도 큰 영향을 미치기 때문이다.
　정상 체중의 여성은 매우 건강한 반면에, 비만한 여성들은 비만으로 인하여 여성질환이 매우 많다.
　한양대학교 조수현 교수의 "여성의 비만"이라는 논문에 비만이 여성질환에 미치는 영향이 매우 크다고 강조하고, 다음과 같이 발표하였다.
　해마다 여성의 체질량지수가 높아가고, 1989년과 1999년의 체질량지수 변화를 조사한 바에 의하면, 체질량지수가 크게 증가하고, 체질량지수의 증가에 따라서 여성 당뇨병·골관절염·심혈관질환 등의 발생위험을 증가시킬 뿐만 아니라, 여성 특유의 생식생리에 영향을 미쳐서 월경장애·불임을 초래하고, 임신 및 산모·태아에까지도 영향을 미친다. 또한 유방암·자궁암의 위험을 증가시킨다고 발표하였다.

1) 비만과 월경장애

초경은 비만과 명백한 관련이 있다. 여학생들은 비만할수록 초경 연령이 빠르다는 것이 연구조사에서 밝혀졌고, 체지방 1kg 증가에 따라 초경은 13일 정도 빨라지고, 초경이 일찍 나타나는 것은 골다공증·유방암과 관련이 있다고 한다.

비만은 배란장애를 유발하여 무월경·불임을 초래한다. 비만여성은 정상여성에 비하여 난소 자체의 초자화·퇴화가 일어나고 난포가 증가한다. 결과적으로 난포가 성숙되지 않아 황체 호르몬의 생성이 감소하고, 희발월경 또는 무월경을 초래하고, 비만여성에서 월경장애의 위험도가 정상체중의 여성보다 3.1배 높다고 한다.

불임인 기혼 간호사 2,527명을 대상으로 시행된 조사에 의하면, 체질량지수가 24인 여성은 불임의 상대위험도가 1.3인 반면에, 32인 여성은 27이라고 하여, 비만과 무배란성 불임과 관련이 된다고 하였다.

비만은 자연유산과 관련이 높아 체질량지수 19.0~24.9의 여성에서 11%가 유산이 되는 반면, 체질량지수 28 이상인 여성은 15%가 유산이 된다.

시험관 아기를 출산하는 여성의 체질량 비만지수는, 25 이상인 여성은 체질량지수가 낮은 여성에 비하여 난자의 수가 적고, 임신 6주 이내에 유산되는 위험도 높아 생존아 분만의 확률도 낮다고 하였다.

비만인 여성은 당뇨병, 임신성 고혈압 등과 각종 합병증이 많아진다. 자궁내에서 태아 사망도 체질량지수가 증가할수록 사망률도 크게 증가하고 있다.

 여성은 나이가 들면서 지방분포의 위치가 변하여 둔부·대퇴부에서 복부로 전환되며, 결과적으로 허리와 둔부의 길이 비(比)가 증가한다.

 폐경 이행기에는 1년에 평균 800g의 체중이 증가하며 특히 복부조직이 증가한다.

 이러한 복부조직 증가의 복부 비만은 남성형 비만으로써 당뇨·심혈관계 질환·고지혈증·심장병·퇴행성 질환·암 등의 악화 또는 발생률이 높다.

 그리고 비만한 폐경 여성은 유방암 위험이 50%가 증가되며, 유방암은 성호르몬과 관련이 높다.

 12세 이전(비만으로 초경이 빨라진다)에 초경이 시작된 여성에서 유방암 위험이 30~50% 증가된다.

 폐경으로 복부 비만이 되어도 유방암의 위험이 높아진다고 한다.

 이처럼 비만은 여성의 불임과 임신에 막대한 영향을 미치는 데도 불구하고, 대부분의 산부인과 의사들은 여성비만을 중요하게 인식하지 못하고 있는 것 같다.

 비만 여성이 불임을 호소할 경우 배란 유도제(誘導劑)를 투여하는 치료방법보다는, 체중감량을 통하여 배란능력을 회복하는 것이 더욱 시급한 문제이다.

 이와 같은 비만 여성들의 질병에 대하여 수지침 시술을 하면 여성질환을 예방·치료하는 데 도움이 되고, 수지침으로도 여성불임을 치료하여 큰 도움이 되고 있다.

2) 여성질환의 수지침처방

비만 여성들의 특징은 수지침요법의 삼일체질 진단법으로는 신실증에 해당한다. 보통 정도의 비만은 삼초실·소장실·위실이 많으나, 비만 여성의 신실증은 신실·간실이나 위실로 나타나는 경우가 많다.

비만 여성질환에서는 질병치료의 방법도 중요하나, 더욱 중요한 것은 수지침건강법이다.

수지침건강법은 결과적으로 발지압판 밟는 운동과, 서암뜸요법과, 수지음식요법이다.

매일 저녁 잠자기 전에 발판 위에서 걷는 운동을 약 30분 정도 하고, 공복이나 운동 후에 서암뜸을 5~10장 이상을 기본처방에 뜨도록 한다. 건강유지·피로회복 목적일 때는 2~3장을 떠도 좋으나, 건강증진·질병회복·치료적 목적일 때는 많이 뜰수록 좋다.

그리고 저녁을 적게 먹거나 굶는 방법이 좋고, 육식을 줄이고 간식·알코올을 줄이고, 물 먹는 방법을 개선하면 살은 반드시 빠지고, 아울러 건강증진에 큰 도움이 된다.

지금까지, 여성들의 질병을 진단하여 보면 배꼽 아래에 적(積)이 있고, 눌러보면 돌멩이처럼 단단한 근육조직이 만져진다.

⟨신실증 적의 반응⟩

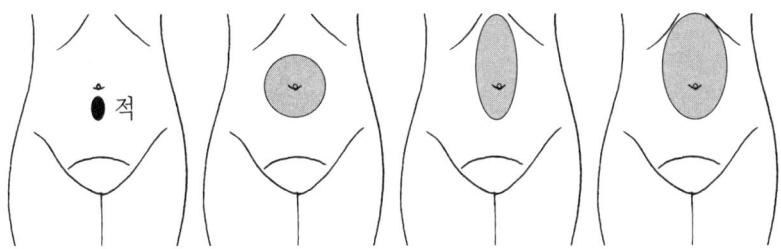

※ 신실증 체질의 반응 - 적이란 근육이 긴장되어 굳어진 상태로서 꼭 누르면 딱딱하고 누르면 아프다. 옮겨지지 않고 잘 없어지지도 않는다. 적 덩어리가 클수록 난치이다.

꼭 누르면 대단히 아프고, 평상시에도 차거나 아프고, 위장장애도 심하다.

이 적(積)이 여성질환의 원인이다.

비만 여성은 이러한 적통은 없으나 하복부가 매우 차져 있다. 하복부의 적을 제거시킬 때 가장 좋은 방법이, 수지침을 시술하면서 발지압판을 밟는 것과 서암뜸을 뜨고, 기능성 음식을 먹는 것이다.

그러므로 여성의 비만이나 과체중·정상체중·체중미달자에게 발지압판 운동, 서암뜸, 기능성 음식의 이용은 절대적이다. 절대적으로 필요하다는 뜻은 어떠한 의술보다도 가장 큰 도움이 된다는 뜻이다.

하복부 냉증과 적통이 있을 때 한약이나 양방으로 치료하거나, 수많은 대체요법으로 시술하여도 잘 해소되지 않는다.

그러나 위와 같은 수지침건강법은 매우 큰 도움이 되고, 비교할 수 없을 정도로 효과적이다.

● 여성질환에 가장 좋은 5대 요법

① 발지압판 운동

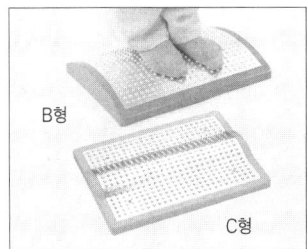

② 황토서암뜸

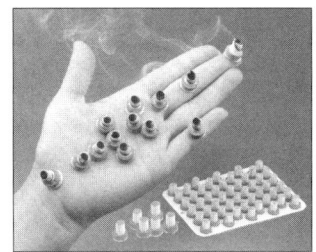

③ 기능성 음식

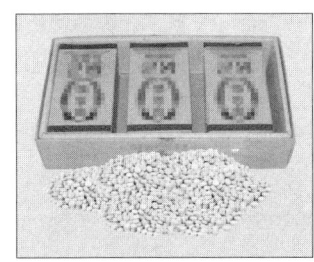

④ 사이버 수지침

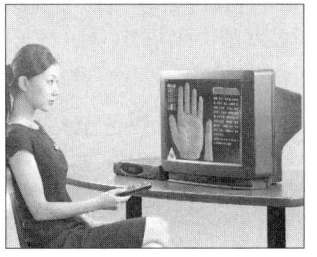

⑤ 심비정방 수지침처방(2일에 1회씩 시술한다)

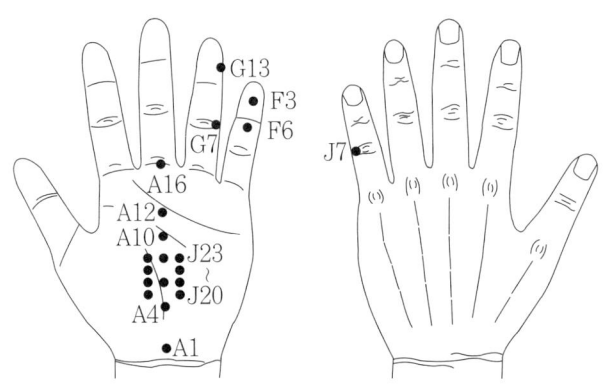

여성질환은 다음의 처방을 따라서 수지침요법을 이용하면 비만 해소와 더불어 각종 여성질환을 해소할 수가 있다.

(1) 여성질환에 도움되는 방법들

비만 여성들은 신실·간실이 된다. 제1지나 제5지에 서암이온반지나 구암반지(금색)를 끼운다. 양손에 끼울수록 좋다. 보통 제5지에 많이 낀다.

생리불순·생리통·자궁질환의 회복에 큰 도움이 된다.

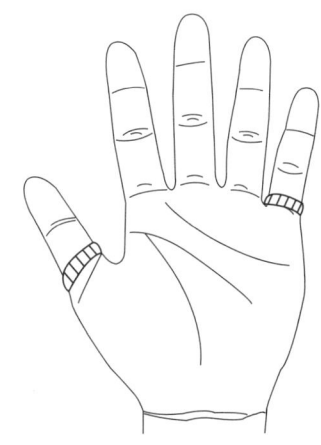

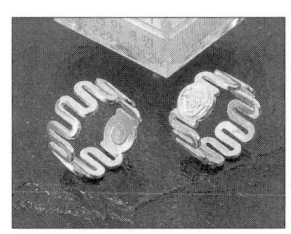
〈서암이온반지〉

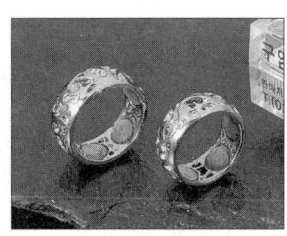
〈구암반지〉

(2) 여성질환의 수지침처방 해설

여성은 심장쇠약, 비·췌장기능 쇠약에서 나타난다.

심정방(N1, G7·15, J7)과 비정방 (F1·3, N1, G13)의 처방을 합방하고 생략해서 사용한다.

심비정방

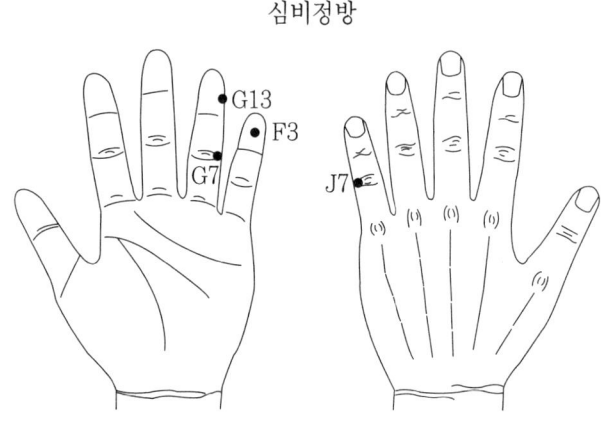

비정방(F3·G13) 약치방과 심정방(G7·J7) 약치방을 시술한다.

처음에는 매일 시술하다가 3~4주 지나서부터는 매일이나 격일로 시술한다.

이 처방을 하면 피곤이 없어지고, 머리가 맑아지고, 눈의 피곤이 덜하고, 심신이 편하고, 고통증상들이 차츰 덜해진다.

(3) 상응요법

여성질환의 대부분은 하복부의 냉증과 적통 때문에 발생한다.

그러므로 A1·2·3·4·5·6·7·8·9·10까지와, A1~10까지의 옆의 위기맥을 모두 시술한다. F6에도 수지침과 서암뜸을 반드시 뜨도록 해야 한다.

상응요법 처방에 앞 내용 (3)의 심비정방을 합해서 시술한다.

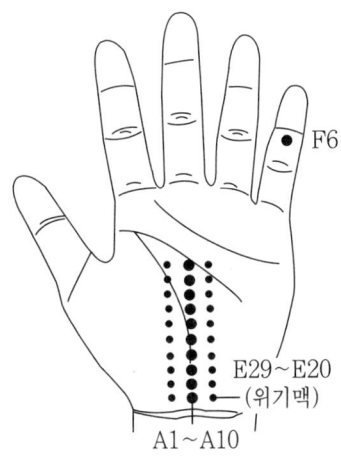

(4) 여성의 각종 질환의 통치방 - 소장승방 + 상응요법

여성들은 신실·간실·위실이 아니면 거의 모두 삼초실이나 소장실이다. 앞에서 말한 대로 과체중이나 제1단계 비만에서는 삼초·소장실이 많고, 제1단계 이상의 비만에서는 신실·간실이 많고, 심한 비만은 비실에서 많이 나타난다.

소장승방은 여성의 각종 질환을 치료하는 데 도움이 된다.

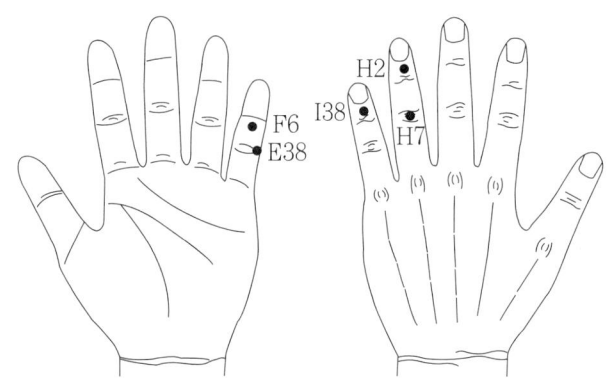

※ 여성질환의 뜸요법
특히 F6을 뜨면 여성의 생리기능이 좋아진다.
(기본방 상응요법은 공통처방이다)

  기타 비만증으로 인한 질병들이 발생되거나 악화되는 경우가 대단히 많다.
  비만증은 속히 감량하기가 매우 어려우므로 비만자의 질병치료도 매우 어렵다.
  수지침요법에서는 비만증을 해소하면서 각종 질환을 해소하고, 기능을 회복시키는 방법들이 많고, 그 효과 또한 우수하다.
  이 부분은 필자가 쓴 『비만질환의 수지침처방 연구』를 참고하기 바란다.

제7장
부항마사지와 비만관리

1. 국소비만 해소방법

　비만의 유형(類型)은 여러 가지로 분류된다. 남성 비만은 대부분이 복부형 비만이다. 사지는 가늘면서 복부에만 비만이 있는 상태이다. 여성도 폐경기가 지나면 복부 비만으로 바뀐다.
　여성 대부분은 둔부형 비만으로서 엉덩이와 하지 비만이 많다. 또는 종아리 비만도 있으며, 상지 비만·어깨 비만·견관절 부위 비만으로 나뉘어진다.
　그 외에 전신성(全身性) 비만으로서 전신에 일률적으로 비만이 되는 경우이다.
　앞에서 설명한 체중 감량방법은 전신성 비만을 줄이는 방법들을 설명하였다. 전신성 비만감량법을 사용하면 국소비만도 자연히 해소된다.
　남성의 복부 비만이나 여성의 폐경기 이후 복부 비만도 수지침 다이어트를 하면 복부 비만이 해소된다.
　필자도 단전호흡을 하면서 하복부·허리 비만이 심하였는데, 수지침요법 비만관리를 하면서 복부 비만이 줄어들었고, 허리 비만은 아직도 완전하게 해소되지 못하고 있다.

단전호흡을 많이 하면 하복부가 단단해지고, 하복부가 불룩하게 튀어나와 단전에 기운이 모인다고 하며, 단(丹)이 형성되면 양쪽 옆구리에도 살이 튼튼하게 뭉친다고 한다. 양쪽 옆구리에 살이 붙는 것도, 결국은 내장이 확장되거나 내장 장간막 사이의 체지방이 허리쪽으로 몰려서 생기는 것으로, 단이나 기운이 하는 것과는 거리가 멀다. 하복부가 불룩 튀어 나오는 것도 내장하수나 내장의 장간막에 체지방이 쌓인 것이며, 특정한 기운이 뭉친 것이라고 보기 어렵고, 단전 호흡을 해서 복부가 튀어나오는 것은 여간해서 들어가지 않는다. 단전호흡으로 복부 비만이 되는 것은 문제가 있으므로 성인들의 단전호흡은 주의해야 한다.

수지침요법 비만관리를 하면 하복부의 비만증상도 제거되지만 좀더 빠른 국소비만을 감량하기 위해서 부항마사지를 이용한다.

2. 부항마사지의 방법

1) 부항마사지의 장점

마사지라 하면 손으로 피부를 밀고, 당기고, 비벼 주고, 눌러 주어서 긴장된 근육을 이완(弛緩)시키고, 뭉쳐진 근육을 풀어 주어 고통스러운 증상을 해소시키려는 데 그 목적이 있다.

그러나 일반적인 마사지는 시술자의 많은 시간과 노동력이 들어간다. 또한 환자는 마사지를 하면 할수록 약간의 중독성이 생겨서 자주 마사지하려 하고, 점점 강하게 해 주어야 한다. 점점 더 강하게 하면 결국에는 근육통증과 근육손상이 생기는 부작용이 나타날 수가 있다.

그리하여 손으로 마사지하는 일반적인 방법보다 더욱 간편하고 효과적이며, 부작용이 없고, 국소 비만감량에 큰 도움 주는 부항마사지를 개발하였다.

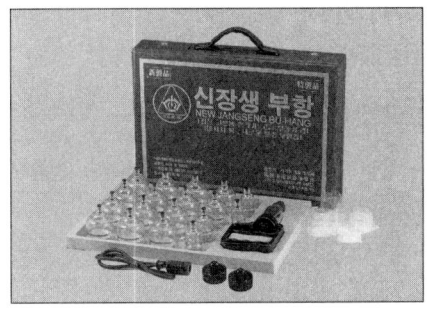

〈부항기〉
내용물 : 고급펌프 1개, 부항컵(단지) 18개,
마사지봉 2개, 고무호스 1개

(2) 부항마사지는 제3의 부항요법

부항(附缸)이라고 하면 신체의 근육긴장 · 통증 · 혈액순환에 이상이 생긴 부위에 부항을 붙여서 진공(眞空)상태를 만들어, 피부를 당기는 방법이다. 이것은 근육의 긴장완화와 혈액순환 촉진,

혈액을 개선하거나 진통시키는 방법들을 말한다.

부항요법은 건(乾)부항과 습(濕)부항이 있다. 습부항은 피를 뺄 목적으로 실시하며, 건부항은 피를 빼지 않고 혈액개선과 진통·긴장완화 등을 목적으로 하는 방법이다.

부항마사지는 습부항도 아니고 건부항도 아닌 제3의 방법이다.

부항마사지는 부항단지를 피부에 붙이고, 흡각기로 약간의 진공상태를 만들고, 피부를 붙잡고 상하·좌우로 피부를 마사지하는 방법이다. 피부·근육의 긴장을 완화하고 혈액순환을 촉진시키는 자극을 주며, 피부의 음압자극으로 국소 비만해소에 효과가 있다.

3) 부항마사지할 때의 준비기구

부항마사지할 때는 다음과 같은 기구가 필요하다.

(1) 부항기

부항기는 펌프가 생명이다. 성능 좋은 펌프여야 하고, 부항단지는 크고 튼튼하고, 마사지봉이 있는 것이면 더욱 좋다.

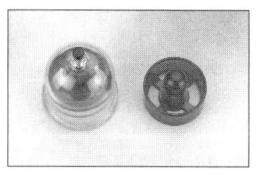
대형 고급부항컵과 마사지봉 보조단지(피를 뺄 때 위생적이다)

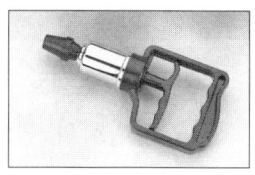
고성능 부항기 펌프

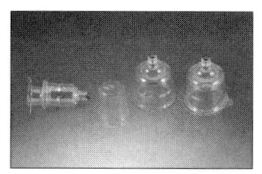
보조단지와 부항컵

그리고 보조컵이 있어야 한다.
(2) 특제 고급컵 · 대형 마사지컵
복부나 둔부 등의 넓은 부위의 부항마사지용 컵이다.
(3) 수지부항기는 좁은 부분의 부항마사지용이다.
(4) 알코올과 탈지면
(5) 수지뜸질핫백은 뜸질용으로 반드시 필요하다.
(6) 베이비 오일이나 크림 · 수지크림

4) 부항마사지의 시술준비

(1) 국소 비만부위를 찾는다.
전신 중에서 비만이 가장 심한 부분부터 1~2곳씩을 실시한다. 예를 들어 복부 비만이라 할 때, 복부를 노출시키고 눕게 한다.
(2) 복부 마사지 할 부분을 깨끗이 닦는다.
깨끗한 물수건으로 닦는다. 가급적이면 따뜻한 물수건(물을 꼭 짜고 사용)이 좋다. 알코올 탈지면을 이용하면 열이 증발되어 차가워서 나쁘다.
(3) 손이나 골무지압구로 마사지할 부분을 충분히 주물러 준다. 피부를 밀거나 당기고, 또는 눌러 주어서 피부자극을 주도록 한다. 충분히 비벼 준다.
(4) 마사지 할 부분에 베이비 오일을 충분히 발라 준다.
넓게 발라 준다.
(5) 부항단지에 마사지봉을 끼워 넣는다.
또는 부항단지 보조컵(마사지용일 때는 보조컵 날개부분을 잘

라낸다)을 넣은 후, 마사지봉을 끼워 넣는다.

(6) 흡각기로 부항단지에서 공기를 뽑아낸다. 너무 많이 배출시키면 흡입이 지나쳐서 아프다. 1~2번 가볍게 흡입시킨다. 부항단지를 만져보아서 약간 여유가 있도록 한다.

(7) 다른 한 손으로는 피부를 잡고(또는 눌러서 고정시키고) 다른 한 손으로는 서서히 상하로 밀어간다. 위로 밀고 갔다가 다시 (위쪽의 피부를 고정 또는 붙잡고) 아래로 밀어 내려가기를 반복한다. 이때 너무 빨리 밀고 당기면 피부가 아프다.

서서히 천천히 밀고 당기는데, 한 곳의 부항마사지는 1~3분 정도로 한다. 상하에서 좌우로 밀고 당기기를 반복한다.

(8) 물수건(또는 물휴지)으로 피부의 오일을 닦고, 알코올 탈지면으로 닦는다.

(9) 옷을 입히고 수지뜸질핫백을 올려 놓고 약 10~20분간 찜질한다. 그리고 수지크림을 발라 주어 피부를 보호한다.

(10) 이와 같이 하면 우선 피곤이 풀어지고, 기분이 상쾌하고 신체가 가볍다.

(11) 부항마사지 후에는 반드시 무리하지 않는다.

(12) 이와 같이 매일 또는 2~3일에 1회씩 부항마사지를 하면 복부 비만이 줄어든다.

5) 부항마사지 부위

• 복부 비만 : 복부에 부항마사지를 한다. 매일 하여도 무방하나, 2~3일에 1회씩 한다. 1~3개월간 하면 복부 비만이 해소된다.

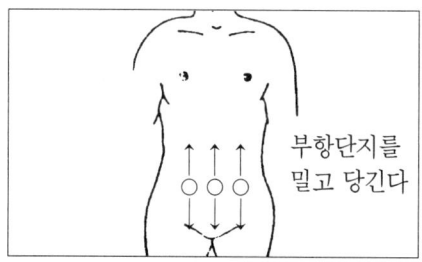

• 대퇴부 비만 : 대퇴부에 부항마사지를 한다.

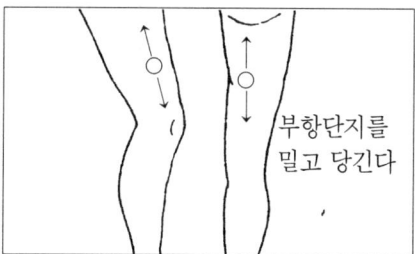

• 둔부 비만 : 엉덩이에 비만이 있을 때도 부항마사지를 한다.

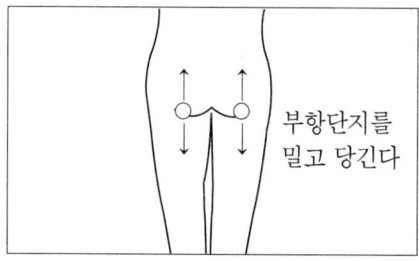

• 종아리 비만 : 종아리에 비만이 있을 때 한다. 지나치게 강하게 하지 말고 가볍게 한다.

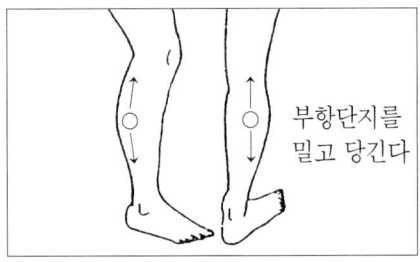

• 어깨 비만 : 어깨 비만은 반드시 눕힌 상태에서 마사지한다. 쇼크 현상이 올 수 있다.

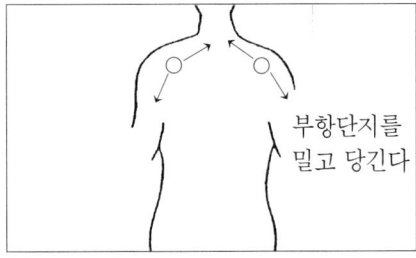

• 상완골 비만 : 상지 비만일 때 이용한다.

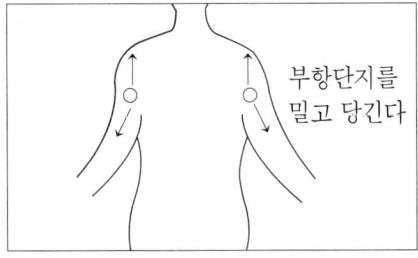

• 등줄기 비만 : 엎드리게 한 후에 이용한다.

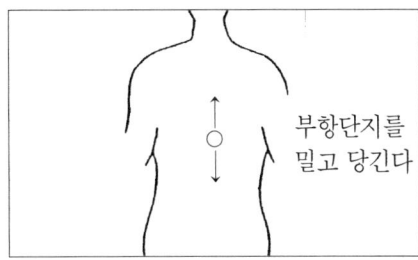

• 뒷목 비만 : 엎드려서 한다.

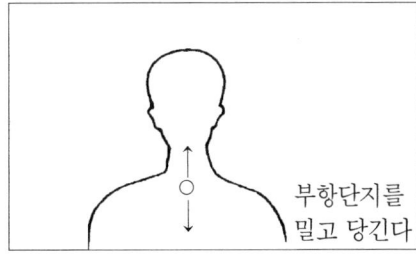

• 얼굴 비만 : 얼굴 비만시 누워서 한다.

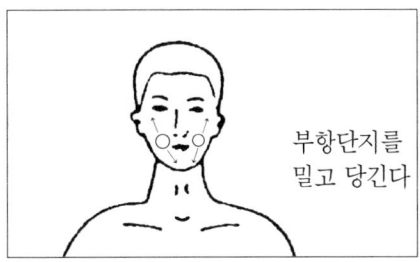

6) 부항마사지의 주의사항

(1) 소독을 철저히 한다. 시술시 물건을 새로 만질 때마다 손가락 소독을 실시한다.

(2) 12시간 이내에는 목욕을 삼간다.

(3) 후속 조치로 수지뜸질핫백이나 서암뜸을 꼭 떠 준다.

(4) 부항마사지를 금지해야 하는 부위

눈·눈동자·귀부위, 모든 동맥부위, 목의 경동맥, 후두부위, 건(힘줄), 뼈의 돌출부위, 유두, 남녀 생식기, 아킬레스건, 팔 내측의 근건, 무릎관절 오금, 발목부위는 금지한다.

(5) 부항마사지를 금해야 하는 질환

암, 어린아이들, 노약자, 굶었을 때, 허약·탈진·고열·전염병·당뇨병·부종·출혈되는 부위, 냉증환자, 경련·종기·알레르기·피부병이다. 건강한 피부일 때만 마사지한다. 화상 부위 등도 금한다. 심장병·간장병 등 내장병이 심한 때

(6) 부항마사지를 금해야 하는 증상

술에 취했을 때, 지나치게 과로·흥분·슬퍼할 때, 노동한 직후, 차 타고 온 직후, 빈혈증, 무기력할 때, 건강상태가 아니면 부항마사지를 금한다.

(7) 부항마사지의 적응증

국소 비만증을 해소하는 것 외에 피로·근육통·신경통이나 동통이 있을 때, 혈액순환이 잘 안 될 때 등이다.

(8) 부항마사지할 때의 참고사항

① 건부항이나 부항마사지를 너무 오래 하면 피부가 탄력을 잃어서 늘어질 수 있다. 이때는 수지크림을 바른다.

② 부항마사지나 건부항 시술 후에는 수지뜸질핫백으로 10분~20분 이상 따뜻하게 덥혀 준다. 부항마사지로 시술한 위치를 보온시킨 후, 수지크림을 발라서 피부를 보호한다.

③ 부항단지를 대고서 부항펌프로 1번 정도 흡입하는 정도가 좋다. 지나치게 흡입하여 피부이완이 되지 않도록 한다.

④ 가급적이면 시계방향으로 돌려 주거나

⑤ 부항단지를 앞으로 당길 때는 앞부분을 살짝 들어 주면서 밀어간다. 뒤로 당길 때는 뒷부분을 살짝 들어 준다.

⑥ 부항마사지할 때 한 곳에서 1~3분 정도씩 하되, 여러 곳을 할 경우는 모두 합해서 10분 정도가 좋다.

⑦ 마사지가 끝난 다음에는 따뜻한 물수건으로 닦는다.

7) 부항마사지의 위치

(1) 전신이 비만이어도 복부 비만이 있을 때는 복부 비만부터 해소해야 한다. 복부 비만은 체지방이 축적된 것이므로 부항마사지로 이완시켜 부드럽게 마사지하여 지방분해가 잘 되도록 한다.

복부 비만이 심할 때는 복부를 손으로 짚거나 꼬집어도 잡혀지지 않는다. 이때 부항마사지를 하면 복부 비만 정도에 따라 차이는 있으나, 1~3개월 정도 꾸준히 하면 복부 비만이 해소된다. 완전하게 복부 비만을 해소하기 위해서는 자주 지속적으로 해야 하고, 수지침 비만관리를 해야 한다.

나중에는 피부가 꼬집혀지고 짚어지며 부드러워진다.

(2) 하지 비만에서도 단단하게 축적된 체지방을 부항마사지로 부드럽게 이완시켜서 지방분해가 잘 되도록 도와주는 것이다.

(3) 어깨 · 상지 · 둔부의 비만도 부항마사지로 국부비만을 조속히 해소하는 데 큰 도움이 된다.

8) 기타 증상의 부항마사지

(1) 각종 근육통 · 요통 · 신경통

부항마사지는 국소 비만을 해소하는 것뿐만 아니라, 신체에서 발생하는 근육통 · 요통 · 신경통일 때도 좋다. 환부에 부항마사지할 때 베이비 오일을 바르는 것보다 수지크림요법용 크림을 바르고 부항마사지를 하면 근육통 · 요통 · 신경통의 진통에 큰 도움이 된다.

근육통이나 요통이 심한 때에는 부항마사지를 끝내고 피부를 따뜻한 물수건으로 닦은 다음에, 황토뜸판의 뜸을 떼지 말고 뜸판에

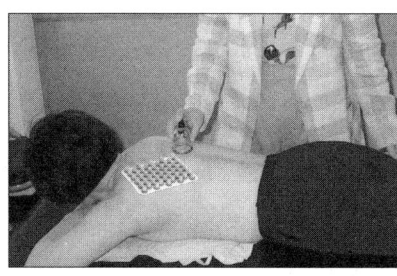

〈뜸판으로 뜨는 방법〉

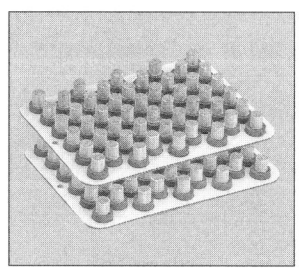

〈황토뜸판〉

서 불을 붙여 환부에 올려 놓으면 매우 따뜻하게 뜸질을 할 수 있다. 1~2판을 떠 주면 대단히 좋다.

(2) 감기

배유혈(12兪穴)에 부항마사지 시술을 하고 황토뜸판을 흉추 2~3번 위치에 올려 놓고 뜬다. 열이 내리고 감기가 곧 회복된다.

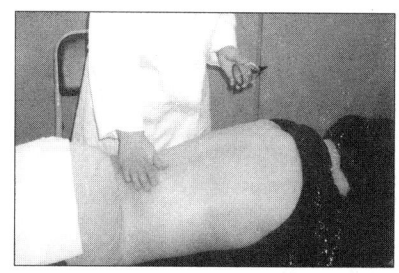

감기해소를 위해서는 독기맥을 중심으로 부항마사지를 한다.

(3) 남성의 피로회복

등줄기 · 옆구리 · 복부 · 하지를 매일 건부항 요법이나 부항마사지를 하여 주면 피로회복이 매우 빠르고 좋다.

그리고 제2 · 3요추 근방에 황토뜸판을 올려 놓고 2~3장 뜸을 뜬다.

(4) 비만체중을 감량할 때

단기간에 급속히 체중을 저하시키면 얼굴에 주름이 생길 수 있다. 얼굴은 급히 하지 말고 서서히 하고, 마사지 후에는 골무지압구를 따뜻하게 해서 마사지하거나, 기본방과 얼굴 상응부위에서 암뜸을 떠 준 후, 골무지압구를 중지에 끼우고 잠을 잔다. 피부에 탄력이 생기고 혈액순환이 잘 된다.

기본처방에 서암뜸을 반드시 떠 주어야 주름이 덜 생긴다.

(5) 비만관리의 종합적인 이용법

수지침건강법은 필수적이다.

기능성 음식을 먹어야 피곤이 덜하고, 수지음식이나 서암뜸도 꼭 필요하다. 기타 수지침요법의 기구를 사용할수록 좋다.

제8장
사이버 수지침과 비만관리

고려수지침요법(이하 '수지침요법')은 미래 지향적인 의학이며 정보화 시대의 의학이다.

수지침요법의 이론은 체계적이고 인체의 기능을 조절하는 학문이며, 과학적인 의학이다.

수지침요법의 모든 이론이나 방법, 처방은 확실한 효과성과 근거를 중심으로 연구하고 있다.

실험상에서 효과성이 확인되지 않는 방법들은 수지침요법에서는 요법으로서 인정하지 않는다.

전래적인 한방의학은 과학성이 너무나 부족하고 지나치게 경험주의적이며, 실험의 방법이 크게 부족하므로 앞으로 몇 백년이 지

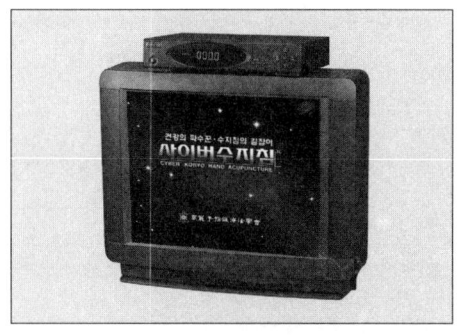

〈사이버 수지침 영상기〉

나도 발전할 수가 없다. 발전하더라도 약 먹는 방법, 약을 짜고 만드는 방법 정도이며, 전통한의학에서는 새로운 연구나 개발이 극히 어렵다.

발전되지 않는 이유는 학문의 체계성과 과학성의 결여(缺如)와 지나치게 고전주의적(古典主義的)이기 때문이다.

고전에 있는 학문만이 학문이고 고전에 없는 학문은 학문으로 인정하지 않기 때문이다. 수많은 한의계 논문들이 쏟아져 나와도, 고전에 있는 학문이나 처방을 입증하는 연구자료에 불과하다.

전래적(傳來的)인 침구학도 크게 다르지 않다.

고려수지침은 과학적인 사고와 방법에 기초하여 가장 효과적인 학술과 기술·기구를 끊임없이 연구하고 있다. 이제 정보화 시대의 의학으로까지 발전하여, 앞으로는 사이버(cyber) 수지침으로 모든 국민들의 질병, 나아가 전세계 인류의 질병을 치료할 날이 다가오고 있다.

1. 인체의 마지막 신비는 대뇌에 있다

 현대의학은 고도로 발달하였으나 대뇌의 신비는 아직도 초보단계라고 한다. 대뇌는 모든 사물에 대하여 인식·기억·종합·정리·판단·명령하며, 오감(五感)과 모든 감각을 느끼면서 신체의 모든 기관과 조직을 통솔하고 있다.

 신체는 뇌의 명령에 따라 움직이는 실행기관에 불과하다. 대뇌의 작용은 실로 초과학적이다. 지구상에는 수많은 생물과 무생물들이 존재하면서 작용하고 있다. 대뇌에서도 이 우주세계와 모든 인간세계의 존재와 역사, 미래와 현실에 대해서 모두 파악을 하고 있는 것 같다.

 다만, 인간이 우둔해서 그러한 사실들을 깨닫지 못할 뿐이다.

 이러한 대뇌는 끊임없이 연구하여도 끝이 없는 것은 심오(深奧)하기 때문이다.

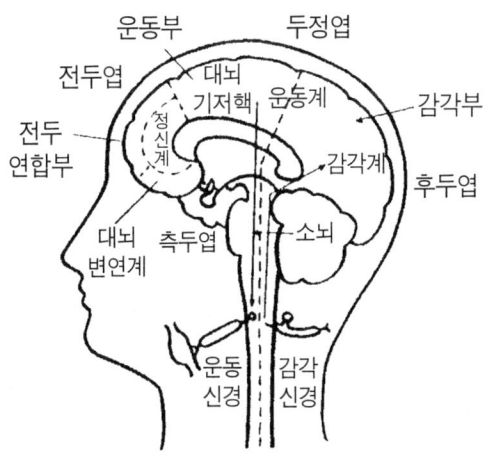

2. 대뇌를 통솔하려면 손을 통해야 한다

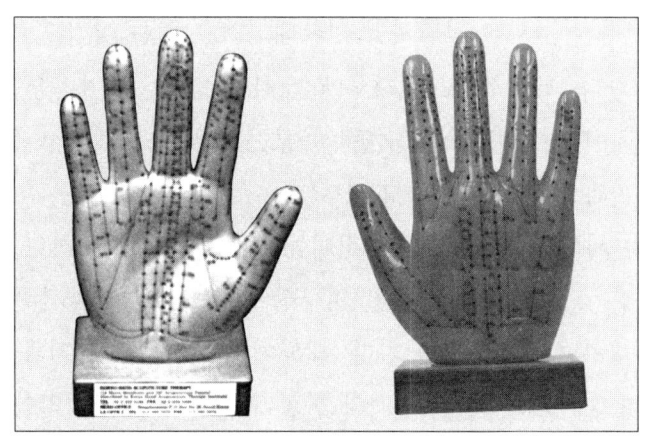

〈수지침 기맥혈 수지모형〉
수지모형(手指模型)에 수지침을 찔러도 효과반응이 나타난다.

예수님께서 "나를 통하지 아니하고는 하늘나라로 갈 수 없다" 하신 것처럼, 대뇌의 기능을 조절하려면 손을 통하지 않으면 안 된다. 손을 통해야만이 대뇌의 기능을 통솔하고, 신체의 모든 기관·조직·장부·기능 등을 조절할 수가 있다.

대뇌에 감각중추와 운동중추가 있어서 모든 정보를 대뇌에서 손으로 전달하여 손을 정교하게 움직이게 하고, 손에서 수많은 정보를 감지하여 대뇌로 전달시킨다. 감각·운동중추에서 손이 차지하는 부분이 제일 크다. 즉, 손의 자극으로 운동·감각중추를 제일 많이 자극하고 있다.

그림에서 보는 것과 같이 학자에 따라 표현이 다르기는 하나, 약 1/3을 손이 차지한다고 되어 있다. 손·입·다리 등 각 기관으로 분리되어 있다. 대뇌란 손과 입을 통제하기 위한 기관이라고도 볼 수 있다.

　손부분이 운동·감각중추에서 제일 많은 부위를 차지하므로 손의 운동과 자극은 손부분만 움직이는 것이 아니라, 다른 부위에까지 모든 자극이 전달되어 기능을 조절할 수가 있다.

　앞에서 설명한 음양맥진법으로 자극에 대한 실험을 할 때, 침·약초·음식으로 손에 자극을 주면 음양맥진상에 즉각적으로 반응(팔뚝 주·완관절 사이와 목부위가 해당)이 나타나고, 다리나 복부·등줄기·머리·얼굴 등에 자극을 주었을 때는 음양맥진상에 변화가 미미하거나 거의 없다. 이것은 손부분에 자극을 주었을 때만 대뇌혈류량(大腦血流量)을 조절시키고, 대뇌혈류량의 조절로 대뇌기능이 조절되어 자율신경과 호르몬을 조절시켜 전체의 기능을 조절시킨다는 것이다.

　그리고 손에는 교감신경이 15,000개로 분리되어 있는데, 이것은 전신에 펼쳐진 교감신경보다 많거나 비슷한 숫자라고 한다. 손은 곧 마음과 대뇌의 주표현기관이면서, 대뇌는 손을 통하여 모든 자극을 받아들인다.

　오관인 눈·코·귀·입·혀의 자극은 일시적이거나 미약하지만, 손을 통한 자극수용은 놀랄 정도로 강력하다. 대뇌의 기능조절은 반드시 손을 통해야만 이루어진다.

　그러므로 대뇌는 손이라는 형상만을 보아도 대뇌가 작용을 하고 손에 대해서는 다른 부위보다 민감하게 자극을 인식한다.

● 대뇌반구(大腦半球)에 위치한 운동중추·감각중추의 구역표시 ●

① 운동영역의 지배구역분포

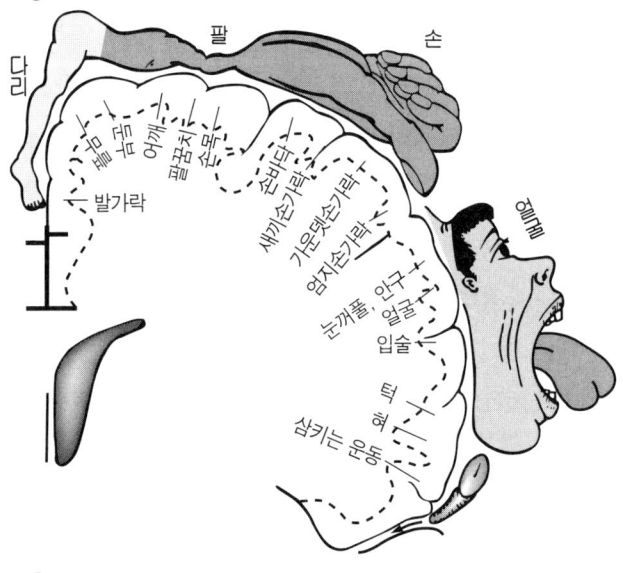

② 감각영역의 지배구역분포

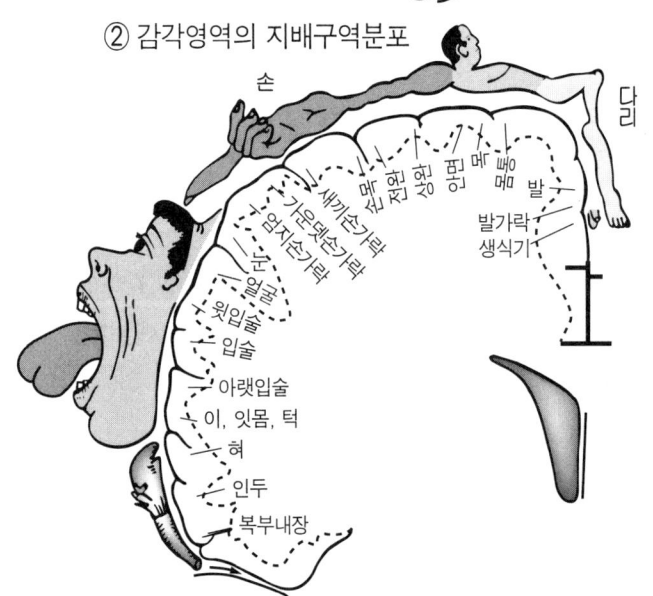

3. 수지침 염파요법이 개발되다

대뇌를 자극하기 위하여 손에 자극을 줄 때, 무작위(無作爲)로 자극을 주면 대뇌가 인식하지 못한다.

다만, 수지음식을 만지거나 수지크림을 바르면 대뇌가 전체적으로 인식하여 자극반응을 일으킨다. 그러나 미세한 부분의 자극, 즉 수지침이나 서암봉, T봉, 뜸으로 아무 곳에나 자극을 줄 때는 대뇌가 작용을 일으키지 않는다.

음양맥진 실험으로 고려수지침과 유사한 전래 침술의 손부위 경락과 경혈, 기혈, 동씨(董氏)의 기혈(奇穴), 고려수지침을 모방한 기타 손침들을 실험하여 보면 자극반응이 나타나지 않는다. 반드시 수지침요법의 이론에 따른 자극이어야 대뇌혈류량에 변화가 일어난다.

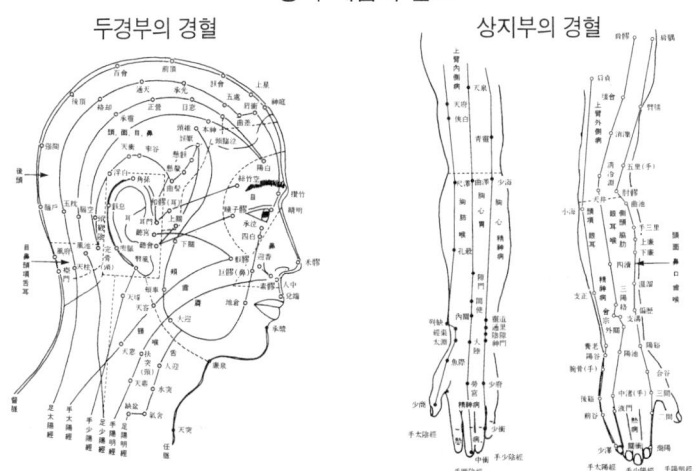

● 중국 체침의 혈도 ●

목부위, 주·완관절 사이의 작용부위를 제외한 부분에서는 경락 반응을 확인하기가 곤란하다. 즉, 대뇌혈류의 반응이 거의 없다.

아래의 침술이론에 따라 약자극(또는 접촉적 자극)을 주면 대뇌의 혈류조절이 극히 미약하거나 확인할 수 없다.

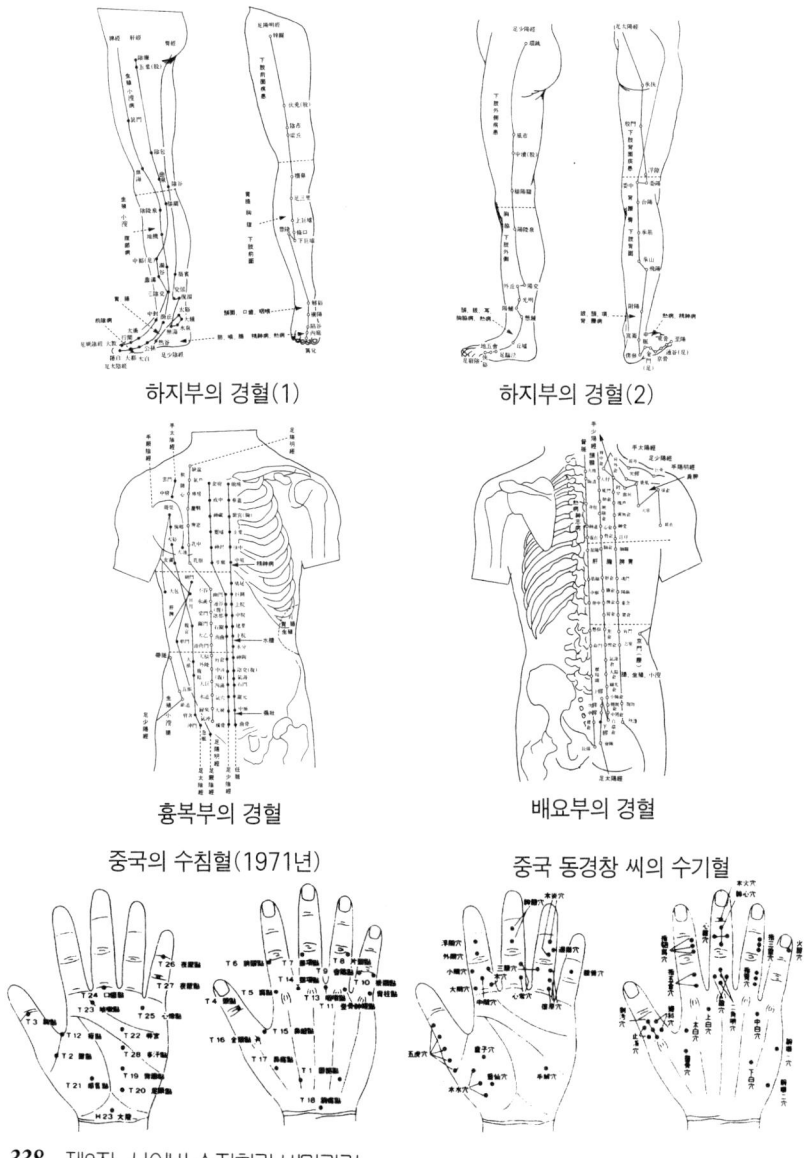

하지부의 경혈(1)　　하지부의 경혈(2)

흉복부의 경혈　　배요부의 경혈

중국의 수침혈(1971년)　　중국 동경창 씨의 수기혈

수지침요법을 모방하거나 유사한 방법론에 따라 약자극을 주어도 대뇌혈류에 분명한 반응이 없다.

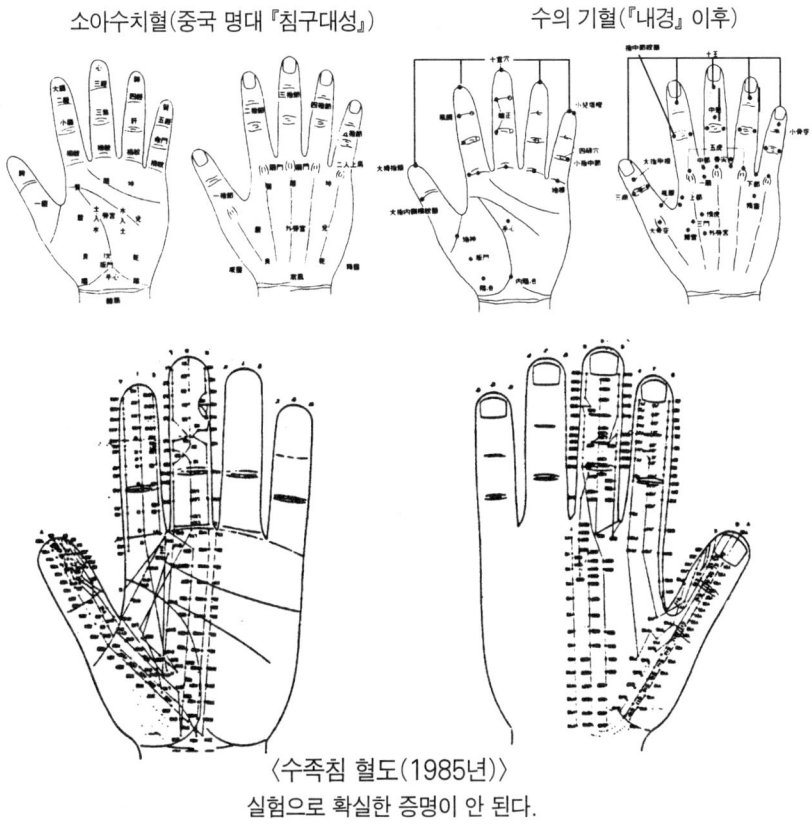

〈수족침 혈도(1985년)〉
실험으로 확실한 증명이 안 된다.

※ 사이버상이나 그림, 모형에 자극을 줄 때에도 반응이 분명치 않다.

수지침 이론에 따라 자극을 주었을 때 반응이 나타나서 많은 질병들을 치료할 수 있다.

반드시 수지침요법의 원리에 따른 자극을 주어야만 효과반응이 나타나, 마침내 염파(念派)요법을 연구하게 되었다.

3. 수지침 염파요법이 개발되다

● 고려수지침의 14기맥 혈도 ●

1971~1975년에 유태우 박사가 발견, 완성한 기맥혈
수지침요법의 이론에 따라서 미세자극을 줄 때 대뇌혈류량에 변화가 일어난다.

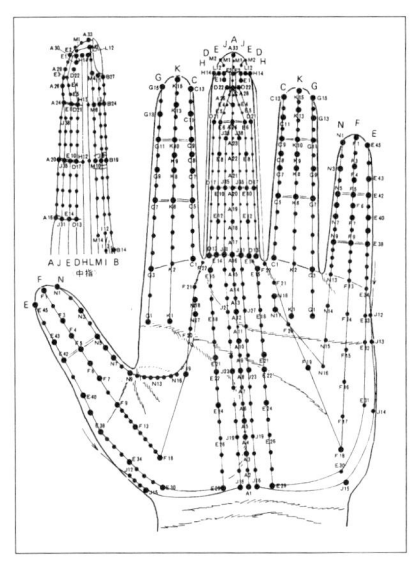

수장혈도(手掌穴圖)   수배혈도(手背穴圖)

● 고려수지침의 상응도 ●

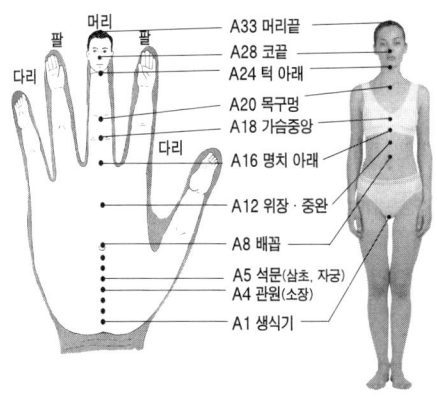
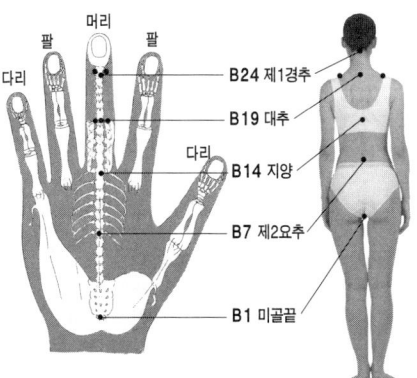

340 제8장 사이버 수지침과 비만관리

4. 진동자 진단 연구하다, 염파요법 발견하다

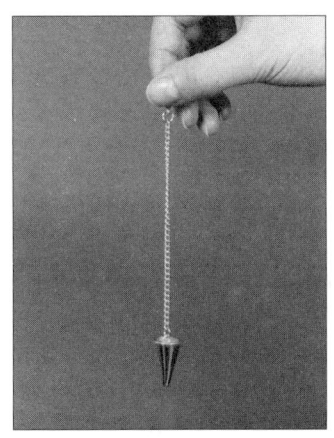

〈진동자〉

프랑스 등지에서 시작된 뻥돌은 국내에서도 많이 알려졌었다. 잃어버린 물건을 찾거나 수맥(수맥질병이론은 맞지 않으나)을 찾는 데까지 이용하였었고, 일부에서는 질병을 진단하는 데에도 이용하고 있었다.

1979년경에 김(金)돌로로사 수녀(修女)님이 진동자(振動子) 방법을 가르쳐 주었다. 그때는 수맥(水脈)을 찾는 방법이라고 했었다.

필자는 수맥보다 질병에 관심이 있어서 즉시 질병을 진단하는 데 이용하여 어느 정도의 자신감을 가지게 되었다. 진동자로 손이나 신체에서 질병을 진단하여 병의 기운을 알아낼 수 있다면, 자극을 다시 역(逆)으로 되돌려 치료하는 기운을 인체에 넣어서 질병을 치료하는 방법은 없을까 하고 연구하였다.

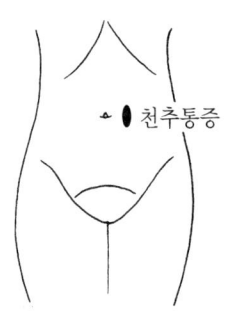
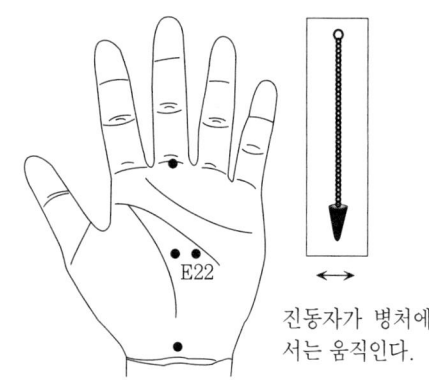

눌러보지 않고서도 진동자로
천추 이상을 진단해 낸다.

E22에서도 천추의 통증을
진단해 낸다.

진동자가 병처에
서는 움직인다.

예를 들어, 진동자로 천추(天樞)의 아픈 것을 찾고, E22에서 대장(大腸)의 이상을 진단하였다면, 가상(假想)의 자극을 주어서 치료할 수 없을까 하고 실험한 것이다.

이때 천추에 약자극(수지침·서암봉)을 주면 효과반응은 없으나, 수지침의 E22에 자극을 주면 천추의 통증이 해소되거나 감소된다.

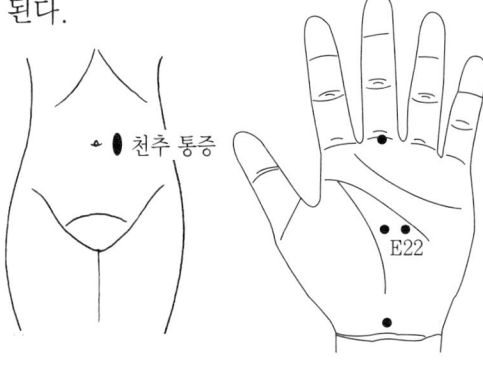
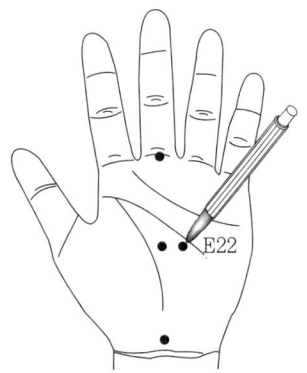

천추 통증일 때 서암봉 등의 약자극은 실제 부위에 주면 통증에 변화가 없다.

E22에 약자극(서암봉 등)을 주면 천추의 압통에 변화가 있다.

손 그림에서 E22를 표시하고 연필이나 볼펜으로 찌르는 자극을 주어도 천추의 통증에 변화가 나타난다.

※ 대뇌는 수지침요법의 이론을 인식한다는 실험이다.

신체부위가 아닌 제3의 부분인 손 그림, 복부 그림을 그려서 연필·볼펜으로 자극을 준 결과, 복부 그림의 천추 자극은 음양맥상과 삼일체질 반응에 영향이 없었으나, 손 그림의 E22에 연필·볼펜으로 자극하면 반응이 나타난다. 이것을 수없이 실험·연구를 반복하고 기맥보사법 등도, 수십 차례 실험을 실시하였다.

한 번은 일본에서 초청받아 특별강의가 끝난 후, 파티장에서 각자의 특기 자랑을 할 때 이러한 실험을 보여 주었다. 그후 미국의 샌디에고(San Diego)에서 개최된 제1회 태평양 침술 심포지엄 때에 특별강사로 초빙되어 강의를 했었다.

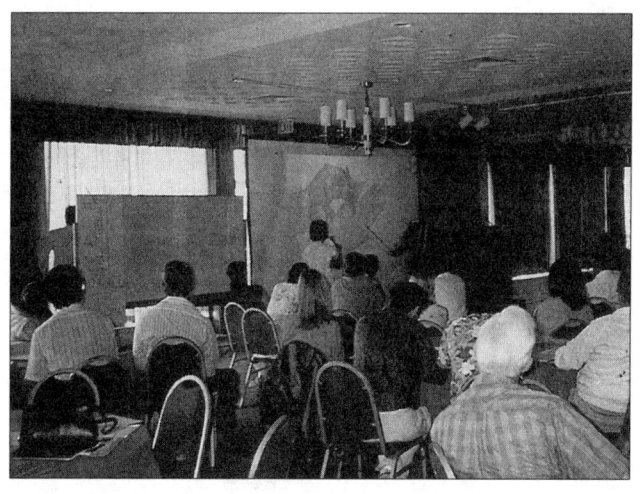

〈미국 샌디에고에서 개최된 침술심포지엄에서 특별발표하는 저자〉
(1989. 8. 9~13)

「醫道의 日本」誌, 韓國人으론 最初 인터뷰 全載

柳泰佑 會長과 對談 … 特報

── "그 조용한 一擧手에도 巨物의 風格이 풍긴다" 極讚

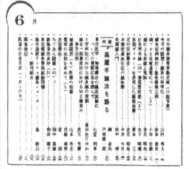

「醫道의 日本」誌 6月號 표지

医道の日本　第478号（昭和59年6月号）1984年

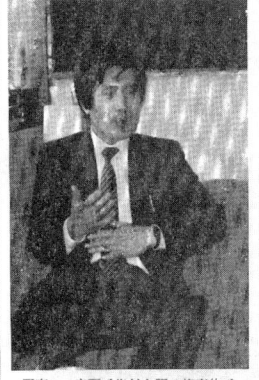

写真1　高麗手指鍼を語る柳泰佑氏

対談
柳泰佑氏 高麗手指鍼を語る

高麗手指鍼学術研究会々長
韓国陰陽脈診学術研究会々長
柳　泰佑

インタビュアー　戸部雄一郎
昭和五十九年四月二十四日
於　小社新宿支店（東京）

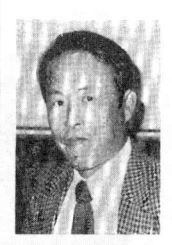

・戸部雄一郎 선생

高麗手指鍼の創始者、韓国の柳泰佑（りゅう・たいゆう）氏が、東方医療振興財団の招きで、来日した。
柳先生は不思議な魅力のある人だが、氏に接していると、その人格や静けさを吸収したくなってしまう。柳氏の周りの大気がにわかに密度が濃くなり、独特の雰囲気がかもし出されるのは気のせいであろうか。端正な顔、もの静かな動作の一挙手にも大物の風格がある。
若干四十才で、二万五千にのぼる韓国手指鍼の会の総帥として君臨している。むべなるかな、氏との対談はいきなり私への診断から始まった。本物の治療家の手がそこにあった。

柳　戸部先生は胃と心臓と腎臓の機能が少し弱いようです。
私は自分で腎機能が一番弱いと思うんですが。
柳　寝て下さるともっとはっきり診察できますのでどうぞ。腎臓がやはり一番弱いようです。他のところはまだいいです。間違いないように。これで簡単に確認できます。お酒も少し控えた方がいいですか。塩からいものが好きなんですよ。
柳　よくないですね。今度は背中を診せて下さい。右側の腎臓が少し弱っています。痛くないですか。左は正常です。確認できました。
柳　これは何ですか。
柳　これは神秘な振動子測定法です。これで簡単に診察ができ

・「醫道의 日本」社 專務인 戶部雄一郎 선생（사진）은 1984년 4월 25일 著者를 만나, 韓國人으로는 最初로 直接 인터뷰를 하여 8페이지의 誌面을 割愛해 特輯報道했다. 日本 最大의 鍼灸專門誌인 「醫道의 日本」은 47년간의 傳統과 全世界에 普及되고 있는 權威있는 月刊誌이고, 戶部 선생과 著者는 9년간의 交分이 있는 사이이다. (위의 日本語 記事가 同對談의 첫 面임)

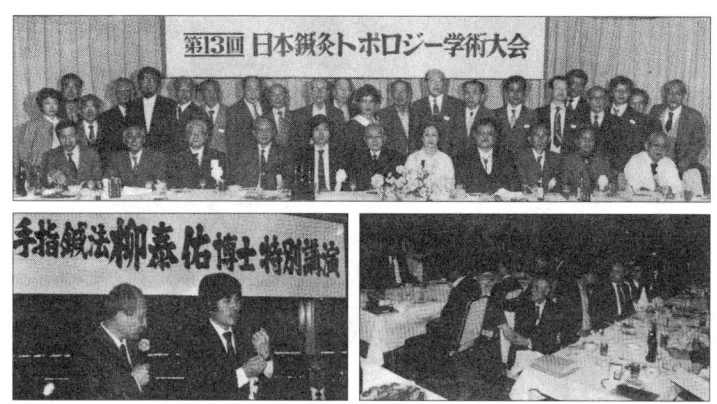

〈일본침구도폴로지학무회(日本鍼灸Topologie學武會)에서 특별강의 중인 필자〉
(1985.11.23)

당시에 오링테스트의 창시자 오무라 요시아키(大村惠昭) 박사도 있었다. 그때도 천추가 아픈 양실증 환자를 나오게 하고 천추를 직접 눌러서 과민통증을 청중(약 200여 명의 미국인 의사·침구사 등)에게 보여 주었다. 그런 다음에 환자의 손에 자극을 주지 아니하고 필자의 손에 있는 E22와 대장기맥에 사법(통증 제거방법의 자극)을 준 다음에 음양맥진을 진단한즉, 즉시 변화가 있었다. 청중에게 환자의 천추에 힘을 주어 더욱 세게 눌러 보여 주었다. 통증이 없어졌다. 다시 통증을 악화시키는 반대의 방법으로 자극을 주니까, 그 즉석에서 통증이 나타나 괴로워했다.

이때 모두들 의아해 하였다. 뒤이어 등단한 오무라 박사는 "내 평생 수많은 방법과 의학과 침술을 연구하였지만, 이러한 방법은 처음이다"라며 신기해 하였다.

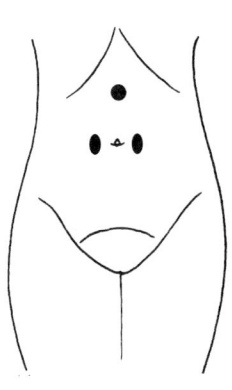
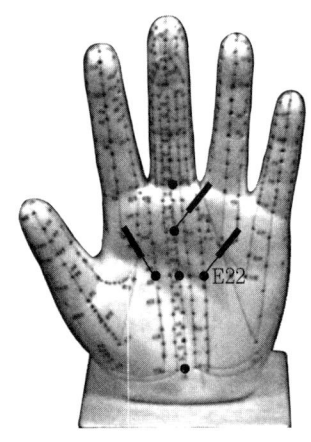

천추의 통증
배꼽에서 4~5cm 정도

〈수지침모형에 수지침·서암침을 찌른 모습〉
수지침모형에 찔러도 천추 통증에 변화가 있다.
그림보다 효과반응이 크다.

 이러한 실험을 수없이 하면서, 종이에 손 그림을 그려서 자극을 주다가 수지침모형(手指鍼模型)에 자극을 줄 때 효과가 더 우수하다. 수지침모형에 직접 침을 찌르는 것이다. 수지침모형에 찔러도 질병이 나아진다. 이것은 "염력(念力)을 통한 치료법"이라 하여 '염파(念派)요법'이라고 이름을 붙였다. 이것을 더욱 발전시켜 TV의 영상에 넣은 것을 '사이버(cyber) 수지침'이라고 한다.
 수지침의 모든 이론과 많은 처방을 내장시키고 화면상에 서암침의 모양을 뜨게 하고 보법·사법으로 작동하고, 침찌르는 형상이 반복되면서 금속소리를 추가하여 자극하는 것이다. 단순한 손자극만이 아니라 시각과 청각, 생각(염파)을 추가하는 것이므로 종이 그림과 모형보다 더욱 강한 자극이 나온다.

5. 사이버 수지침®- 효과성 우수

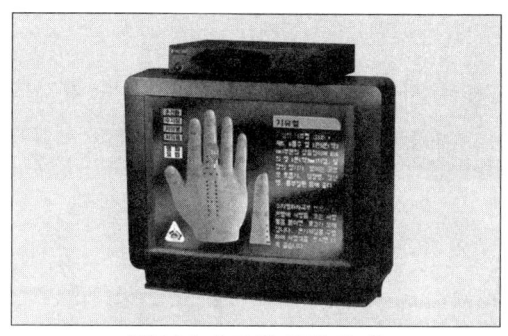

〈사이버 수지침 영상 화면〉
시각(그림) · 청각(금속 소리) · 영상자극(서암침 움직임) ·
염파(뇌파의 자극과 전파) · 대뇌자극으로 효과가 우수하다.

 사이버 수지침의 효과는 손부위에서 뜸을 뜨거나 피를 빼는 것, 운동 자극을 주는 효과를 제외하고는, 단순한 수지침 · 서암봉 · T봉 등의 약한 기계적 자극을 주는 방법과 동일하거나 더욱 강력한 효과가 나타난다.
 만성병으로 수지침의 적응증에 해당되는 질병과, 난치성 질병까지도 사이버 수지침으로 치료하는 데 매우 큰 도움이 된다.
 사이버 수지침은 각종의 수많은 질병을 치료한다. 손에 직접 자극하지 아니하고 TV나 컴퓨터의 영상(映像)에 자극함으로 고통이나 괴로움 · 위험성이 전혀 없으면서 효과는 강력하다.
 사이버 수지침의 상표는 한국 · 미국 등에 상표등록을 하였고, 핵심기술도 한국 · 미국 등지에 특허등록되었다.

6. 사이버 수지침 – 공간에 관계없이 자극이 전달된다

 사이버 수지침은 자신의 질병이나 옆에 있는 환자를 치료할 뿐만 아니라, 서울에서 대구·부산·광주·제주도, 또는 미국이나 전세계에 떨어져 있는 사람들의 질병까지도 치료가 된다. 국민의 정부 시절에 미전향수들이 북한으로 돌아갔다. 당시에 2명이 사이버 수지침을 배워서 돌아갔는데, 두 분 중에서 한 분은 유모 씨인데 북한의 유명한 과학자라고 했다. 그 분은 러시아에서 염력(念力)에 대한 연구를 할 때 공동참여했다고 한다.

 어미토끼를 러시아의 실험실에 놓고, 새끼 몇 마리를 배에 태워 인도양에서 죽이는 실험이다. 전화를 설치하여 새끼토끼를 죽일 때, 어미토끼가 어떤 반응을 보이는가를 관찰하는 것이다. 실험이 시작된 지 얼마 안 되어 어미토끼가 심한 경련을 일으키는데 그 후 수분 만에 무전기로 방금 새끼토끼를 죽였다는 것이다.

 조금 후에 또다시 어미토끼가 경련을 일으키고 무전기로 새끼토끼를 죽였다고 전하였다.

 이 실험을 통해서 어미토끼는 새끼토끼가 죽는 순간을 포착하고 느낌으로써 경련이 일어난 것이다.

 이러한 염력의 세계를 알기 때문에 그분들은 사이버 수지침을 연구하고 많은 효과를 보고 연구해서 간 것이다.

 이와 같이 사이버 수지침의 수지침 자극은 공간을 초월해서 먼 거리에 있는 사람까지 치료할 수 있고, 수많은 치료를 하고 있다.

7. 사이버 수지침 쳐다보되 질병만을 생각하고, 염파를 보내면서 사이버 수지침 자극을 준다

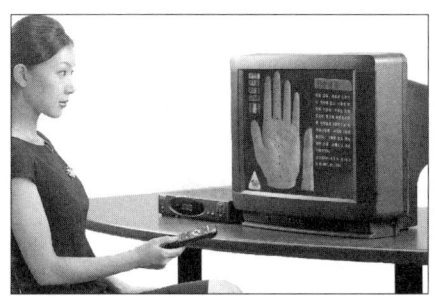

〈사이버 수지침 시술하는 장면〉

　사이버 수지침의 장치를 TV에 연결시키고 수지침 처방이 영상에 떠오르게 한다. 이때 작동법을 자세하게 익힌 다음에 자신의 질병을 치료할 때, 또는 환자의 질병을 치료할 때는 주위를 조용히 하게 한다. 환자를 안정시킨 다음에, 모든 생각을 중지하고 오직 질병만 생각하고, 낫기를 기원하면서 사이버상에 수지침을 자극하는 것이다. 한 위치당 10~30초씩 1차 자극을 주되, 요혈에 따라서 2~3번씩 자극을 주는 것이다.

　이렇게 5~10분 정도 자극을 주면 웬만한 증상·고통·통증들은 효과가 나타난다. 즉시 없어지는 경우, 20~30분 후에 또는 1시간~3시간 후에 없어지는 효과가 나타난다.

　매일 1회 또는 1주일에 2~3회 시술을 하여도 좋다.

　사이버 수지침은 특히 신경성 질병일수록 효과가 좋다.

8. 사이버 수지침 - 휴대전화 속으로 들어가다

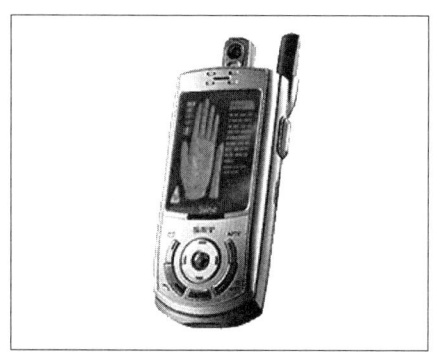

〈휴대전화에 사이버 수지침 화상 구성〉

본 학회에서는 사이버 수지침 장치를 제작해 시술하고, 특별세미나를 실시하고 있다. 『월간 수지침』에서의 '수지염파요법 사례'를 보면, 수많은 사례들이 나타나고 있다.

본 학회에서는 2004년 4월경 SK텔레콤 회사에 휴대전화에 사이버 수지침을 넣자고 제안하여 7월말경에 휴대전화로 사이버 수지침의 서비스를 시작하기로 하였다.

이미 사이버 수지침이라는 컨텐츠가 개발되었으므로 조금만 보완해서 서비스를 하는데, 휴대전화에는 많은 용량을 넣을 수 없어서, 질병단위별로 넣기로 하였다.

우선은 상응요법을 중심으로 응급처치법이나 각종 통증을 치료하는 방법이다. 누구든지 휴대전화를 켜고 사이버 수지침을 찾아서 상응부위가 나오면, 자신이 아픈 위치에 사이버 수지침 자극을

2~3분 이상 자극을 주는 것이다. 그러면 자신이나 상대방의 고통증상이 없어진다.

예를 들어, 컴퓨터를 오래 하다 보면 뒷목이 뻐근할 때 아픈 부위를 정확히 찾는다.

손으로 뒷목을 만지거나 눌러 아픈 부위가 목 중간일 때, 휴대전화상의 사이버 수지침에서 뒷목부위의 상응부위인 B19~24 중간인 B22에 사이버 수지침을 작동시킨다. 이때 환자는 다른 생각을 하지 말고, 뒷목 아픈 것과 치료만 생각하고 "질병아 나아라"는 등의 기도나 주문을 외우면서 사이버 수지침을 작동시킨다.

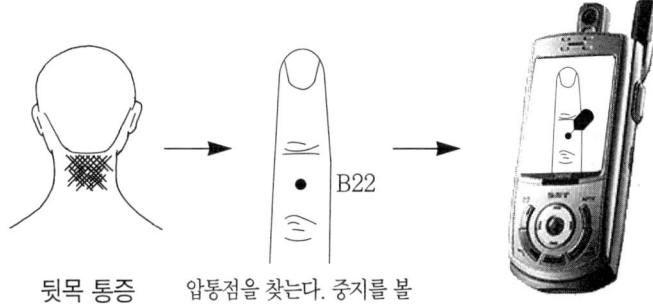

뒷목 통증 / 압통점을 찾는다. 중지를 볼펜자루 등으로 눌러서 제일 아픈 위치(상응점을 모르면 아픈 위치를 정확히 물어 보고 정한다)를 찾는다. / 사이버 수지침에서 중지 상응부, 치료점이 영상에 나타난다. 질병과 환자와 치료하려는 염파를 보내고, 애절한 마음을 갖고 치료하면 더욱 효과가 크다.

사이버 수지침이 '딱딱' 하는 소리가 나면서 찌르는 동영상(動映像)이 나타난다. 한 곳에 1차 자극은 10초 정도로 하고, 2~3회(즉 30초) 정도 자극을 주고 나면 효과반응이 나타나, 잠시 후에 뒷목을 움직여 보면 가벼워진다. 즉시 가벼워지지 않을 때는 시술을 한 차례 더 하거나, 매일 반복하면 나아진다.(좌우를 모두 시술한다)

8. 사이버 수지침 - 휴대전화 속으로 들어가다 **351**

요통이 있을 때에도 실제 허리 아픈 위치를 정확히 찾은 다음, 사이버상에서 손등·허리부분을 찾아서 사이버 수지침을 작동시키고, 위장에 통증이 있으면 위장 상응부를 찾아서 자극을 주는 것이다.

신경성 병일수록 효과가 좋고, 강력한 염원(念願)을 느낄 때일수록 효과가 좋다.(사이버 수지침도 아픈 쪽만 시술해도 효과 있다)

9. 사이버 수지침 - 비만관리에도 효과적이다

이러한 사이버상에서 신체에 있는 침구학의 경락 그림을 넣고 자극을 주면, 신체상에 나타나는 자극은 극히 미미하다. 신체그림을 화면상에 넣고서 자극주는 것은 반응이 크지 않다는 말이다.

대뇌는 손을 통해서 들어오는 자극을 받을 때 강력한 반응이 나타나고, 전신을 통하거나 경락을 통한 자극은 극히 미미한 것 같다.

한때, 사이버 수지침으로 비만증을 치료한 사례가 몇 건 발표되어 큰 관심을 갖게 된 때가 있었다.

본 학회 서울 남부지회의 20대 중반의 여직원의 체중이 약 65kg 정도 되었다. 보기에도 상당한 비만이었다. 사이버 수지침이 비만에 효과가 있다는 말을 듣고서 사이버 수지침에서 비만처방을 배운 후, 하루에 1~2차례씩 사이버 수지침으로 치료하자, 식욕이 적어지고 배고픔이 없어지면서 1~2개월 만에 약 10kg이 빠져서 날씬한 몸매를 만들고, 얼마 지나서 결혼하게 되었다.

비만처방에 따라서 자극을 주어도 되나, 다음과 같은 방법에 따라서 종합적인 시술을 한다.

앞에서 설명한 바와 같이, 비만의 원리는 섭취한 영양, 과식한 영양이 모두 소비되지 않아서 비만이 된 것이다.

그러므로 사이버 수지침이 아무리 효과가 좋아도 음식은 제한해야 한다. 저녁을 적게 먹고 간식하지 말고, 육식을 적게 해야 하고 지방음식은 될수록 피해야 하고, 설탕·소금을 적게 먹는다.

그리고 운동은 반드시 해야 한다. 운동을 하지 않으면 골다공증이 나타나고 제지방(除脂肪)까지 빠지게 된다. 이때 체중감량, 식사조절에서 나타나는 여러 가지 이상증상을 처치하는 방법은 수지침 대신에 사이버 수지침을 실시하는 것이다.

앞에 여러 가지 처방을 제시하였다.

1) 수지침 대신 사이버 수지침 자극 - 배고플 때 A12, F19에 자극

저녁을 안 먹으니까 배고프고, 먹고 싶다 할 때는 A12, F19에 사이버 수지침 자극을 준다. 또는 A28, B24에 자극해도 좋다. 또

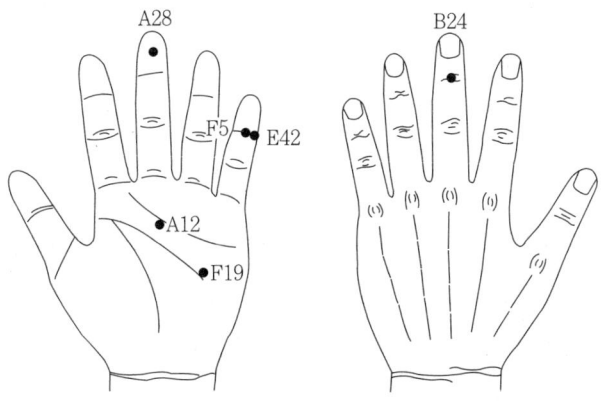

는 E42, F5에 직자(直刺)의 자극만 2~3분 정도 자극 준다.
배고픔이 완전히 없어지지 않으면 2~3번 반복한다.

2) 머리 아플 때(두통 상응부) - 사이버 수지침 자극

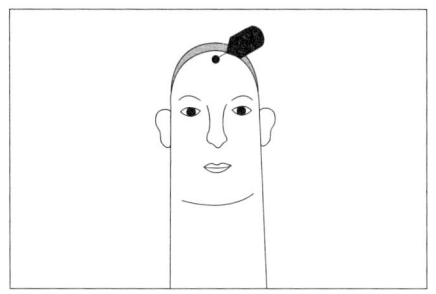

〈두통 상응부 - 사이버 수지침 시술〉

밥을 적게 먹거나 굶으면 머리가 어지럽고 아플 때가 있다.
이때는 실제로 머리가 아픈 지점을 정확히 정한 다음, 휴대전화 화면상에 손의 가운뎃손가락 마디부분에 사이버 수지침을 정하고, 머리 아픈 것, 치료하는 것만 생각하고 사이버 수지침을 움직여 자극을 준다. 2~3분 정도 자극을 주면 두통이 가벼워지거나 없어진다. 재발되면 그때 또다시 시술한다.

3) 배가 아플 때

다이어트를 하거나 음식을 먹고 체했을 때 배가 아플 때가 있다.
역시 실제 배가 아픈 지점을 정확히 찾은 다음, 휴대전화의 사이버 수지침상에서 손가락 상응부를 찾아서, 배 아픈 곳과 일치되는 상응점을 찾아서 자극을 준다.

그러면 웬만한 배 아픈 것은 잘 낫는다. 이때 왼손, 오른손 모두 자극을 주어야 한다.

이와 같이 시술하게 되면 전신의 모든 통증과 고통증상이 해소·완화가 가능하고, 다이어트, 체중감량시에 나타나는 증상들을 해소할 수가 있다.

4) 식욕을 줄이는 처방

비만에서 제일 어려운 것이 식욕을 억제하는 것이다. 먹는 것마다 맛있고, 먹고 싶고, 폭식과 과식하려 한다.

이때 식욕을 줄인다면 폭식(한꺼번에 많이 급히 먹는 것)과 과식을 줄일 수 있다.

이때는 수시로 사이버 수지침을 시술한다.

사이버 수지침을 시술하면 배고픔, 먹고 싶은 생각이 줄어들지만 곧 다시 나타날 때는, 또다시 사이버 수지침 시술을 해야 한다. 그리고 먹는 것만 생각하지 말고 재미있는 독서나 오락, 운동, 취미, 작업을 하면 완전히 없어진다. 처음에는 식욕을 참는 것이 어려우나 습관만 들이면 된다. 그때는 오히려 저녁을 먹는 것이 부담된다.

식욕중추는 위장과 췌장에도 있다. 그러므로 위장 치료점인 A12, F19, A28·30에도 자극준다. 더욱 좋게 하려면 E8, I2나 E44, G14에 자극한다.

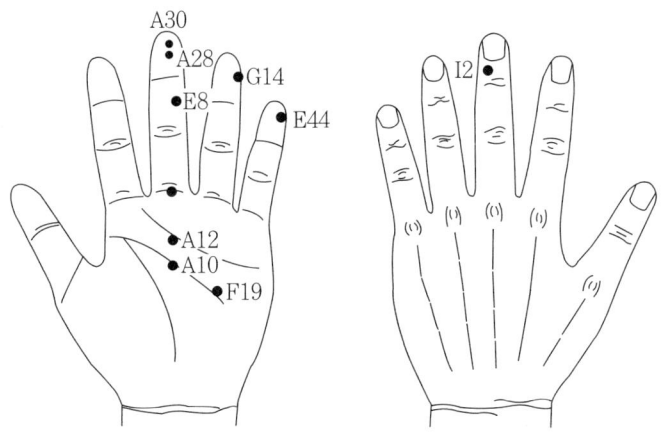

즉, 식욕이 왕성하지 않을 때는 A10·12, F19만 자극하고, 심하면 E8, I2, A28·30에 자극하고, 못 참을 때는 E44, G14를 추가한다.

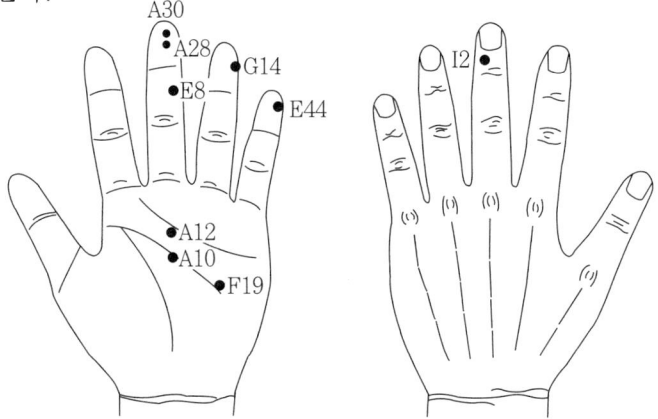

수지침 비만관리의 모든 이론을 그대로 적용하는 수지침 시술은 사이버 수지침으로 자극 한다. 그러면 반드시 체중감량 효과가 나타난다.

10. 환자 시술 – 효과 우수하다

　사이버 수지침은 자신을 시술해도 효과가 우수하다. 환자나 옆에 있는 사람, 먼 곳에 있는 사람의 치료도 잘 된다.
　예를 들어, A라는 친구가 아랫배가 아파서 괴로워한다고 할 때 하복부 중에서도 어느 위치인가를 물어 확인하고, 휴대전화의 사이버상에서 하복부 상응부인 손바닥의 상응부를 찾아서 사이버 수지침 자극을 준다.
　이때 시술자는 환자를 생각하고 환자의 병을 생각하고 사이버 수지침 자극을 주는 것이다.
　이때 환자는 모르고 있어도 좋으나, 가급적이면 안정을 취하고 질병치료를 생각하고 있으면 더욱 좋다.
　이번 휴대전화에서는 각종 통증을 치료하는 상응요법과 다이어트에 사용되는 몇 가지 처방을 소개하고, 지속적으로 여성들의 통증, 운동기 질병들, 소화기 질병, 당뇨병 등을 소개할 계획이다.
　현재 사이버 수지침의 주장치를 집에 있는 TV에 연결시켜서 자극을 주면 모든 질병치료시 사용할 수가 있다.
　좀더 자세한 사례는 『월간 수지침』의 '수지염파요법 사례'를 참고하기 바란다.
　이제 사이버 수지침이 휴대전화 모바일 서비스를 실시하면, 어느 곳에 가든지 휴대전화만 있으면 간단한 이상증상에서 수많은 질병까지 치료할 수 있는 시대가 열린 것이다.
　이러한 사이버 수지침은 세계 최초이며, 앞으로 전세계로 보급되어질 것이고 더욱 연구할 것이다.

11. 사이버 수지침 효과의 증진방법

사이버 수지침의 자극효과는 매우 우수하여, 효과가 신기할 정도이다.

그러나 사이버 수지침의 염파요법은 순간적이고 신체에 직접적인 자극을 주는 것이 아니므로 재발할 수 있고, 효과시간이 오래 지속되기 어려운 점이 있다. 이때는 반드시 수지침건강법이나 수지침 시술, 신서암봉·서암뜸·전자빔·수지음식요법 등을 이용하여야, 보다 완전한 효과와 지속성이 있다.

지속성과 효과성을 높이기 위하여 다음의 방법을 꼭 병행해야 한다.

(1) 운동이 부족할 때(매일 30분 이상 지속적으로 걷지 못할 때)에는 30분 이상 걷거나 고려수지침 발지압판 위에서 30~60분간 걷는 운동을 해야 한다.

(2) 신체가 차가울 때는 온열요법(땀 많이 흘리고, 전자파 있는 것 주의)을 꼭 이용한다. 서암뜸요법을 이용하여 체온의 보호·조절·상승을 시켜야 한다.

(3) 과식과 편식은 질병원인이므로, 골고루 먹고, 소식하며 소화 잘 되는 음식을 먹는다. 부족한 영양을 보충하고, 고지방·고단백 음식은 피하고, 수지음식요법의 기능성 음식을 먹는다.(지회장과 상의하여 선택한다)

※ 주의사항 : 가급적 자석(磁石) 사용을 하지 않는다. 손에는 자석이나 전기침을 직접 자극하면 강자극이 되어 쇼크의 위험이 있다. 일반적으로 널리 사용하기 곤란하며 조심해야 한다.

부 록

1. 수지뜸요법의 설명과 종류들
2. 수지침요법의 설명
3. 수지봉요법의 사용법
4. 수지반지요법의 설명
5. 대체요법의 연구시 주의사항

1. 수지뜸요법(手指灸療法)의 설명과 종류들

반드시 연습을 하고서 뜨고, 오래 뜰수록 장수할 수 있다.

수지뜸요법에서는 너무 뜨겁지 않게, 상처 나지 않게 뜨기 위해 특별한 장치를 한 서암뜸을 많이 이용한다. 한국산 쑥이어야 냄새가 순하고 독하지 않고 효과성이 있고, 만지기만 해도 효과반응이 있다. 중국산 쑥은 냄새가 독하므로 구토·울렁거림·현기증이 있을 수 있고, 만지면 맥상이 악화된다. 그래서 뜸은 반드시 한국산 쑥을 써야 한다. 그리고 한국산 쑥 중에서도 남해안·산악지대 쑥이 가장 좋으며, 서해안의 섬지방 쑥은 냄새·연기가 독한 쑥이 많다.

수지뜸요법에 쓰이는 뜸의 종류로는 서암뜸·특상서암뜸·황토서암뜸·신서암뜸 등이 있다. 각각 특징이 있다.

특상서암뜸은 최고급 뜸쑥으로 연기·냄새가 제일 적고, 열자극이 온화하고, 황토서암뜸은 황토(黃土)가 가열되면 오래가고 원적외선 방사가 크고, 쑥진 냄새가 적다. 신서암뜸은 연기·쑥진을 많이 제거하여 만든 것으로 밀폐된 공간이나 쑥 냄새를 싫어할 때 좋다. 뜸을 뜰 때 연기가 나므로 이때는 에어클리너를 틀어 놓고 뜨면 연기·냄새가 제거된다.

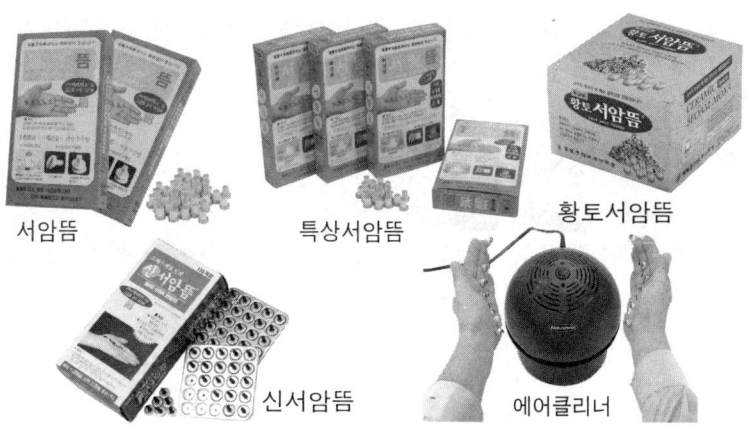

서암뜸 특상서암뜸 황토서암뜸 신서암뜸 에어클리너

1) 수지뜸요법 뜨는 요령

보통 A1 · 3(여자 A4) · 6 · 8 · 12 · 16 · 30에 많이 뜬다.
이것을 수지뜸요법 기본방이라고 한다.(여자는 F6을 추가시킨다)

(1) 처음에는 왼손부터 뜨는데 A1 · 3에 올려 놓고 떠 본다. 처음 뜰 때는 A1 · 3의 피부를 비비고 뜬다. 서암뜸의 밑받침 스티커를 떼고 피부에 올려 놓고 성냥이나 라이터로 불을 붙인다. 3~5초 동안이면 불이 붙는다.

(2) A1 · 3에만 뜨는데 첫장은 뜨거우나 두번째부터는 덜 뜨겁다. 어느 정도 뜨거운가를 측정하고, 너무 뜨겁다 생각되면 구점지(灸點紙)를 1장씩 붙이고 그 위에 서암뜸을 올려 놓는다.(이때 구점지는 여러 번 사용한다.)

(3) 왼손부터 2~3번씩 뜨고 오른손을 뜬다. 나중에 숙달되면 양손을 동시에 뜬다.

(4) 라이터나 성냥보다 촛불이 가장 좋다.

※주의: *지나치게 뜨겁게 하지 말고 데지 않도록 한다. 상처가 있으면 효과는 더욱 좋다. 이때는 화상연고(火傷軟膏)를 바른다.*

2) 수지뜸요법 뜨는 모습

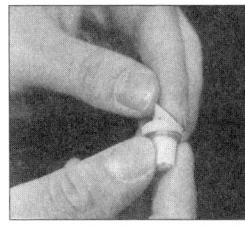 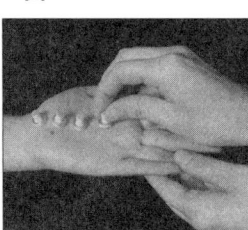 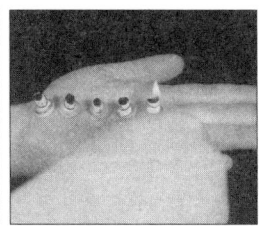

서암뜸 밑의 스티커를 떼는 모습   **뜸뜰 곳에 서암뜸을 붙이는 모습**   **서암뜸에 불을 붙이는 모습**

① 먼저 뜸뜰 곳을 정한 다음 서암뜸 밑의 스티커를 떼어낸다.
② 스티커를 떼어낸 서암뜸을 뜸뜰 곳에 붙인다.
③ 라이터 불이나 촛불로 서암뜸에 불을 붙이고 다 탈 때까지 둔다. 너무 뜨거우면 옮겨 놓는다.

3) 수지뜸요법의 금언(金言)

(1) 매일 3~5장씩 뜨면 면역력이 증진되고 질병의 회복에 큰 도움이 된다.
(2) 매일 뜨면 피부미용에 큰 도움이 된다. 혈색이 좋아지고 잔주름을 없애는 데 도움이 된다.
(3) 수지뜸요법을 하면 원기증진, 피로감, 냉증, 요무력증 등이 해소된다.
(4) 장기간 뜨면 무병장수되는 사례가 나타나고 있다.
(5) 노인성 질환일수록 수지뜸요법은 꼭 필요하다.
(6) 무병장수를 원하면 매일 수지뜸요법을 실시한다.

2. 수지침요법의 설명

수지침요법의 침은 1~2mm 정도 자입(刺入)한다. 여기에는 수지용 호침(毫鍼)이 있고 서암침(瑞岩鍼)이 있다. 수지용 호침은 길이가 7~8mm 되어도 자입하는 것은 1~2mm만 자입한다. 초보자는 가장 안전하고 사용하기 쉬운 서암침을 이용한다.

1) 서암침(일명 날개침)

수지침요법용으로 가늘고 작은 날개가 있다. 쥐고서 살짝 눕혀서 자입한다.

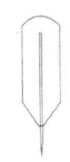
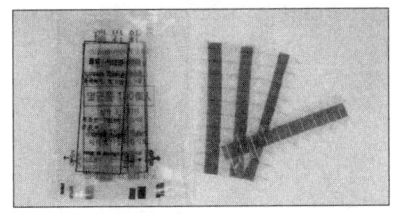

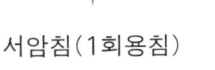

서암침(1회용침)

(1) 먼저 요혈처를 정하고 (2) 충분히 비벼 주고
(3) 알코올면으로 소독하고 (4) 서암침을 잡고서 살짝 옆으로 빗겨 찌른다. 누구든지 쉽게 자입한다. 찌르고 30~40분 있다가 빼고, 충분히 비벼 주고 소독한다.

2) 수지용 침(일명 신수지침)

침은 가늘고(2~3호) 침자루 길이는 약 7mm이나 침체 길이는 3mm이다. 손으로 자입하지 않고 고려수지침관을 이용한다. 수지침관은 신수지침 자동침관, 자동수지침관, 고려수지침 신침관, 보통관이 있다.

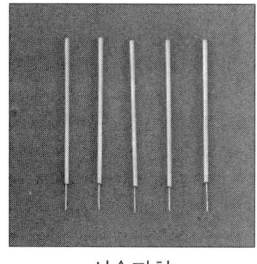

신수지침

(1) 먼저 요혈처(要穴處)를 정한다.
(2) 충분히 비벼 주고
(3) 알코올면으로 피부와 의자(醫者)의 손을 닦는다.
(4) 수지용 침을 침관 속에 넣는다.
(5) 자입하고 약 30~40분간 있는다.
(6) 뺀 다음 비벼 주고 소독한다.

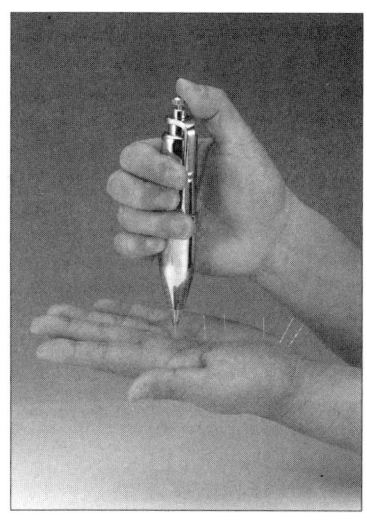

자동침관으로 신수지침을 자입하는 모습

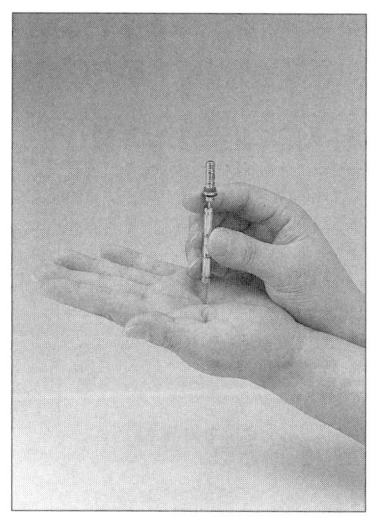

신수지침관으로 수지침을 자입하는 모습

3) 수지침요법의 수지침관(手指鍼管) 사용법

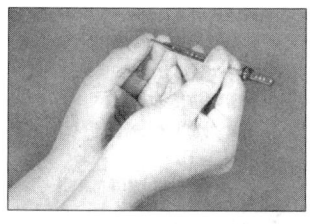
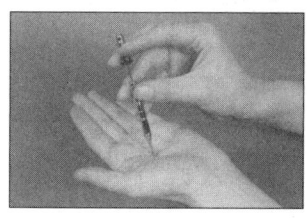

(1) 수지침관의 밀대를 위로 올리고,
(2) 아래 구멍에 수지용 침을 넣고(완전히 넣음),
    (이때 침관은 옆으로 눕힌다)
(3) 피부 위에 똑바로 세우고 위의 밀대를 2번 정도 올렸다가 내려 놓는다. 그러면 수지침이 들어간다.
(4) 수지침관을 위로 빼 올린다.
(5) 수지침을 꽂은 상태에서 30~40분 정도 있는다.
(6) 뺀 다음에 충분히 비벼 주고 소독한다.

※주의사항
(1) 수지침요법은 여러 번 실습하고서 자입한다.
(2) 왼손부터 자입하고 오른손을 자입한다.
(3) 수지침을 자입하기 전에 식사를 했는지 파악한다.
    공복시(한끼 거른 상태)는 수지침 자입을 금지한다.
    배가 고프면 식사 후 30분 후에 수지침을 자입한다.
(4) 정신이 안정된 때에만 놓는다. 추운 곳에서는 수지침 자입을 하지 않는다.
(5) 허약자·노약자는 눕히고서 수지침을 자입한다.
(6) 자입하기 전 손을 충분히 비벼 주고 만져 준 다음에 알코올면으로 피부를 소독하고 자입한다. 수지침을 빼고서도 충분히 비벼주고 소독한다.
(7) 쇼크증상(어지러움, 메슥거림, 뇌빈혈)이 일어나면 속히 편히 눕히고 수지침을 모두 뺀다. 그리고 다시 A8·12·16·30번에 자입하거나 신서암봉을 붙여 준다. 또는 서암뜸을 떠 준다.
(8) 수지침 시술은 가급적 본 학회에서 지도를 받고서 시술한다.
(9) 이상증상(피부 따가움, 출혈)이 있으면 피부를 꼭 눌러 준다.

3. 수지봉요법(手指鋒療法)의 사용법

수지봉요법에 쓰이는 기구는 신서암봉(新瑞岩鋒), 서암봉(瑞岩鋒), T봉(鋒), 금T봉(金T鋒)이 있으며, 모두가 철사돌기나 금속돌기이며, 피부자입용이 아니고 압박용이다. 이 중에서 신서암봉의 자극이 강하고 금T봉도 강하다. 그외에 T봉, 서암봉, 수지압봉(手指壓鋒)이 있다.

신서암봉은 금속과 돌기, 시계방향 문양, 금판이 있고, 소형과 특대형이 있으며, 서암봉은 금색·은색이 있고 1·2·6·12호가 있다. T봉은 1·6호가 있고 6호는 강자극용으로 좋다. 금T봉은 자극반응이 우수하다.

위의 수지봉들은 다음과 같이 사용한다.
(1) 요혈처를 정하고, (2) 피부를 마사지하고, (3) 알코올면으로 소독하고, (4) 위의 봉을 선택하여 붙인다. (5) 붙이는 시간은 40~60분 이상도 가능하다.

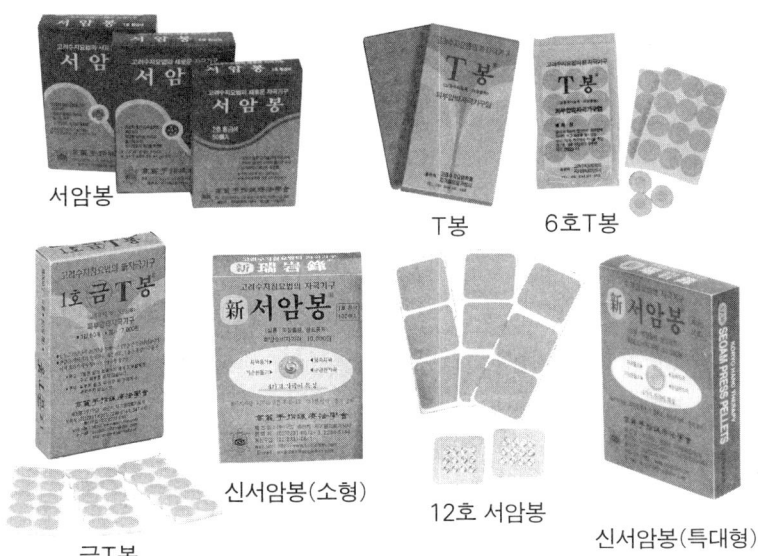

서암봉 T봉 6호T봉
금T봉 신서암봉(소형) 12호 서암봉 신서암봉(특대형)

※주의: 충격을 주지 말고 너무 많이 붙이지 않는다.
상응부위는 6호 서암봉이나·신서암봉 특대형을 붙인다.

4. 수지반지요법의 설명

1) 서암반지(서암이온반지)

서암반지요법은 금속의 이온화 경향(ion化 傾向)을 이용한 것이다. 각 손가락에 무색(은색) 반지나 유색(금색) 반지를 끼워 각 장부의 기능을 조절하는데, 무색 반지는 사(瀉)의 작용을 하고, 유색 반지는 보(補)의 작용을 한다. 질병이 악화된 경우에는 해당되는 손가락에 반지를 여러 개 끼워 주면 더욱 효과적이다.

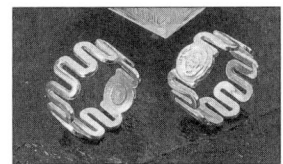
서암이온반지

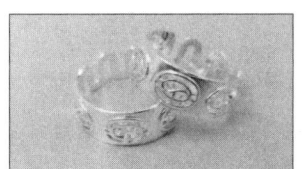
EP반지

2) 신서암반지

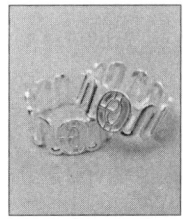

음양맥진 조절이 우수하고 오래가며, 심신의 편안함과 안정감을 주는 반응이 있다.(순금이 부착되어 있다)

3) 구암특제반지

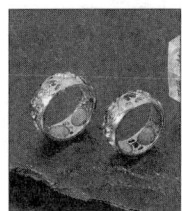

반응이 있는 특수 금속으로 반지를 제작하고 안쪽에는 홈을 내어 음양석(陰陽石)을 여러 개 넣어 손가락에 닿게 하였다. 맥진조절 반응이 크고 우수하며, 모양이 아름답다.

4) 골무반지

서암반지와 같은 이치로 끼워도 좋고, 특히 골무반지는 내측에 다수의 돌기가 있어서 기맥과 요혈, 상응점 자극을 주고 손끝의 체온을 보호한다.

상응부위에 따라서 끼워도 좋고, 손등의 압통과민점을 찾을 때도 꼭 필요하다.

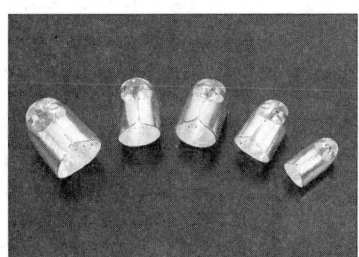
골무반지

5. 대체요법(대체의학)의 연구시 주의사항

양방이나 한방, 모두 만족할 만한 치료를 하지 못하기 때문에 수많은 민간요법이나 대체요법을 선호하고 있다. 처음에는 대체요법들이 매우 좋을 것이라고 생각을 하였었다. 그러나 몇년 동안 연구하고 지켜본 결과, 대체의학도 문제점이 대단히 많다. 효과가 있어도 단편적인 효과이거나 후유증·부작용 등의 문제점이 있다.

그러므로 대체의학(요법)도 반드시 의학의 전문가가 시술하는 것이 좋으며, 일반인들이 무분별하게 하는 것은 위험할 수가 있고, 설사 자신의 건강을 위해서 실시할 때도 신중해야 한다. 타당하지 않은 방법들을 지나치게 보도함으로 국민들이 피해를 받게 된다.

그간의 사례를 중심으로 대체의학의 주의할 점을 소개한다.

(1) 모든 민간요법·대체요법 — 상식 안에서 실시해야 한다

모든 의술이나 치료, 민간요법·대체요법들은 상식 안에서 실시해야 한다. 상식을 넘는 방법은 모두가 위험과 부작용이 나타난다.

발마사지의 경우에, 발의 동맥은 발의 내측에서 발끝으로 흐르고, 정맥은 발등의 발끝에서 발목쪽으로 흐른다. 그런데 발마사지 하는 TV의 내용을 보면 정반대방향으로 밀고, 지압을 한다. 즉, 발등은 발목쪽에서 발끝쪽으로 마구 밀어대는 것은 혈액순환에 큰 방해가 된다. 그러면서 혈액순환을 좋게 한다고 한다.

그러므로 발마사지를 40~60분간 하고 나면, 얼굴·손발이 퉁퉁 붓게 되는데, 이것은 참으로 위험한 방법들이다.

이와 마찬가지로, 인체 해부생리나 일반 상식선을 넘어서는 방법들은 모두가 위험하므로 함부로 해서는 안 된다.

(2) 모든 대체요법·인체 해부생리학의 이치에 맞는 방법을 이용해야 한다

민간에서 사용하는 민간요법들을 보면 인체의 해부생리기능을 도외시하고 무조건 좋으니까 따라서 하라고 하다가 큰 피해를 주는 경우가 많다.

대표적인 예가 단전호흡이다. 단전호흡은 정신집중과 안정, 심신의 안정을 위해서 간혹 하는 것은 좋으나, 매일 몇 시간씩, 매달 수년간 지속하는 것은 건강상 위험하고, 심신의 안정 외에 질병을 예방할 수 없고, 치료할 수도 없다.

단전호흡에서 체조요법이나 운동요법은 문제가 없으나, 숨만 쉬는 방법은 문제가 있다. 심호흡을 해서 최대한 멈추거나 서서히 내보내는 호흡법인데, 간혹 실시하는 것은 내장운동과 심신안정에 도움될 수 있으나, 지속적으로 하는 경우에는 다음과 같은 문제가 있다.

① 내장하수(內臟下垂)가 생긴다.

위하수·대장하수, 항문·방광질환, 간장·신장·췌장에 자극이 되어 질병을 유발시킨다.

② 심장병을 유발시킨다.

지나치게 서서히 쉬게 되므로, 심장에 대단한 무리가 생긴다. 맥박수가 72박에서 50박 이하까지 떨어진다. 이렇게 되면, 부정맥이 생기고 심장병이 생긴다(주로 비대증). 그러므로 지나치고, 강제적인 호흡은 좋지 않다.

③ 기관지 폐색증(氣管支閉塞症)이 생긴다.

가늘게 서서히 쉬게 하려면 기관지를 수축시켜야 한다. 지나치게 한 결과, 기관지 폐색증이 생겨 견통·흉통·늑막염·두통 등이 발생되는데, 매우 심각하다. 이것을 통상 호흡병(呼吸病)이라고 한다. 주로 좌측 코가 막혀서 평생을 두고 고생할 수도 있다.

④ 뇌에 산소·영양부족증이 생긴다.

가스 교환된 공기를 폐 속에 30~60초 이상 밀폐시키므로 대뇌에 산소부족, 영양부족이 생기고, 신체내에 가스중독증이 생길 수 있다.

그래서 단전호흡시에 빈혈·두통, 심하면 정신질환·간질병까지 발생하는 사례가 있다.

⑤ 결가부좌(結跏趺坐)·반결가부좌(半結跏趺坐)를 장시간 실시하는 것은 하지(下肢)에 문제 있다.

단전호흡은 반결가부좌 내지는 결가부좌를 틀고 앉아서 30~60분 이상을 앉아 있는다. 이것은 무릎관절·발목관절·고관절에 무리가 생기고, 가만히 있으므로 퇴행성 질환이 속히 일어나서 발목통증·무릎통증·고관절 통증들이 쉽게 생기고, 심하면 하지 무력증이 생긴다.

⑥ 조용히 있을수록 도피증(逃避症)이 생긴다.

너무 조용히 하는 습관이 길어지면 작은 소리, 시끄러운 소리에 적응을 못하고, 따라서 자꾸만 조용한 곳을 찾다가 나중에는 도피증이 생겨서 산 속으로 들어가 살고 싶고, 자기도취에 만족하면서 산다. 이것은 진정한 인간생활이 아니다.

⑦ 단전(丹田)호흡은 만병통치가 아니다.

일부에서는 단전호흡의 목적을 질병치료에 두고 있다. 약도 병원도 필요 없다는 식의 단전호흡은 크게 잘못되었고, 그래서 낫지 않았을 때 부적(符籍)이나 천도제(薦度祭) 등을 권장하고 실시하는 것은 문제가 있다.

⑧ 단전호흡은 임의(任意) 호흡(억지로 조절하는 것)은 나쁘고, 자연적인 호흡으로 서서히 심호흡하는 방법이 좋다고 생각한다. 이외에도 인체의 해부생리적인 면에서 검토를 해서 하는 것이 가장 현명한 방법이다.

(3) 대체요법 — 과학성·체계성 없는 것을 주의해야 한다

대개의 경우 민간요법들은 지나치게 과학성이 결여되어 있고, 무조건 좋다는 식이다. 설사, 그 방법이 좋아도 과학성 있는 방법이어야 제일 확실하다.

5~6년 전 우리 나라에서 "수맥(水脈)이 건강에 나쁘다"는 바람이 크게 유행했었다. 각종 매스컴·간판·광고물, 각종 세미나 등에서 대단했었다. 수맥 위에 있으면 질병이 발생하고 악화되므로, 질병이 있으면 수맥을 찾아서 피하거나 차단해야 한다 하였다. 차단 제품이 1년에 수천억씩 유통되었다. 특정 교단에서는 성직자가 "수맥이 나쁘다"고 강조하면, 수맥업자가 수십만원에서 수백만원짜리 기구들을 팔았었다. 한때는 국민들이 질병이 발생되면 병원에 가서 치료할 생각을 하지 않고, 수맥찾기에 급급했었다.

수맥이 건강에 해로운가는 필자가 연구한 결과, 오히려 반대개념(反對概念)으로 건강에 큰 도움이 된다.

수맥이론은 오스트리아의 바흘라 여사가 개발한 것으로서 2가지가 있다. 하나는 '방향(方向)수맥'이고, 또 하나는 '물(水)수맥'이다. 방향수맥이란 동북 - 서남, 서북 - 동남 사이를 연결시키면 교차점이 나온다. 이것은 동 - 서, 남 - 북의 교차점과 일치한다. 이러한 교차점을 중심으로 좌우 상하 3~4m 간격으로 교차가 형성된다는 이론인데, 지남침을 놓은 위치가 문제이다. 환자의 침대나 환자의 위치에 놓는다. 그러면 100% 교차점이 형성된다. 그러므로 모든 암환자, 병자, 학습장애자는 100% 수맥 위에 있더라는 설명이다.

그런데 우리 나라에서는 방향수맥을 물수맥으로 바꿔 수맥 위에 있으면 97%가 병이 발생된다는 이론이다. 그리고 통계를 보면, 방향수맥과 물수맥이 일치되어야 질병이 발생한다고 하고, 방향수맥을 빼고 물수맥만 있는 경우는 6~7% 정도의 질병이 발생한다는 이론이다. 체계성·과학성이 없는 이론들이다.

사람은 70% 이상이 물이다. 건조하면 피부병·코질환 등이 발생한다. 옷에 물기가 많거나, 잠자리·실내·대기 중의 습도가 높아도 건강상 문제가 있다.

그러나 수십 미터(m)의 땅속 물이나 물줄기의 교차점은 건강에 영향이 없고, 오히려 습도를 조절시켜 주므로 건강에 도움이 된다. 수맥 교차점의 진동이 건강에 나쁘다고 하나, 자동차·전철·기차소리보다는 못하다.

그리고 수맥찾는 탐지봉을 가지고 이용하는데 어느 정도 신빙성이 있기는 하나 객관성이 없고, 수맥지점(水脈地點)은 오히려 건강에 좋은 지점이다.(음양맥진법으로 확인이 가능하다.)

수맥지점이 건강에 나쁘더라 하는 것은 암시적·기분상일 뿐이며, "옮기거나 좋아졌다" 하는 것은 방향변경에 의한 효과나 심리적인 현상일 뿐이다.

지금도 수맥을 가지고 국민들을 현혹하는 사례가 있다. 매우 경계해야 한다.

어느 경우는 상대방을 보고서 "당신 조상의 산소에 수맥이 지나가니까, 산소를 빨리 옮기라"는 식은 위험한 발상이다. 수맥탐지봉 자리는 오히려 더욱 좋은 명당일 수도 있다.

(4) 전자파 차단한 제품이라는 것들

요즘 시중에 핫백(hot back)이나 침실용 침대·매트나, 이상한 문양이나 기구들을 만들어 팔면서 "전자파(電磁波)를 차단하였다" 또는 "전자파를 차단할 수 있다"라는 말들을 쓰고 있다. "전자파를 차단하였다, 차단할 수 있다"고 하니까 국민들도 현혹될 수밖에 없다.

전기용 핫팩들은 모두 발열전선을 사용하고 있다. 전기가 통하는 데는 모두 전자파(電磁波)가 나온다. 전자파는 자계(磁界)와 전계(電界)가 있는데, 인체에 해로운 것은 자계이다. 현재 전계는 차단이 용이한 편이다. 그러나 자계 차단은 극히 어렵다. 수지뜸질핫백의 경우, 자계차단은 100%를 못하고, 97% 이상될 정도이다.

그리고 각종 전열기구에서 전자파가 나온다. 인체에 해롭다는 미명하에 요상하게 생긴 그림·문양·도자기그림·부적 등을 만들어, 몸에 지니거나 물체에 붙이면 전자파는 차단할 수 있다고 한다. 심지어는 "방이나 묘지에 묻으면 수맥(水脈) 차단에서 전자파 차단까지 한다"고 한다. 어떤 사람들은 목걸이처럼 걸고 다니면서 모든 전자파가 자신에게 들어오지 못하게 차단할 것으로 믿고 있다.

모든 전열기에서 나오는 전자파를 차단할 수 없다. 몸에 아무리 특수코팅을 한다 해도 전자파는 차단할 수는 없는 것이다. 중요한 것은 전열기로부터 멀리하는 것이 가장 좋을 뿐이다.

다만, 특수기구들은 전자파의 피해를 줄이거나 원기증진에 도움이 될 수 있는 정도이지, 전자파 차단은 있을 수 없다.

(5) 모든 운동은 스스로 하는 운동이 가장 좋다
― 가급적 전동기구 사용을 금하는 것이 좋다

운동은 건강관리 증진에 확실히 좋다. 운동이 좋다고 하니까 하루 일과를 운동만으로 생활하는 사람까지 있다. 지나친 운동은 절대 해롭다. 60분 이상 지속적으로 하는 것, 무리한 운동은 모두 해롭다. 각 관절과 근육·심장에 무리가 가고 신체가 더욱 냉해진다. 운동이 좋다고 하니까 최근에는 전동용(電動用) 운동기구들이 생산·보급되고 있다.

예를 들면 손운동용 전동기구, 발운동용 전동기구, 러닝 머신 등이다. 손운동 전동기구를 가지고 손에 쥐고서 단 몇 분만이라도 운동을 하다 보면, 손에 힘이 없고 환각(幻覺)증상이 있고, 물체 잡는 감각에 이상이 생긴다.

발지압이라는 전동용 기구도 마찬가지이다. 10~20여 분 전동운동을 한 다음에 걸어 보면, 하체가 힘이 없고 헛디디는 증상들이 나타난다.

러닝 머신 위에서 계속 뛰면 관절·무릎·고관절에 무리가 가고, 심장과 대뇌에 무리가 가서 대뇌혈류(大腦血流)에 나쁜 영향을 줄 수가 있다. 두뇌 충격에는 절대 나쁘다.

서양사람들이 각 방마다 카페트를 까는 목적은 걸을 때 골반과 대뇌에 충격을 주지 않기 위함이다. 전동용 운동은 가급적 주의해야 한다.

모든 유산소 운동도 매일 60분 이상 지속할 때는 매우 위험하다. 운동은 활력을 주는 데는 도움이 되나, 유산소 운동을 장기간 할 때 심장병·고지혈증·동맥경화·간장·방광질환·신장질환·관절·근육계 질환 등이 발생하고, 여성질환도 크게 악화될 수 있다.

걷는 운동을 60분 이내로만 하되, 수지침요법의 진단을 받고 수지요법 시술을 하면서 운동해야 부작용이 없다.

(6) 원적외선 요법에 너무 현혹되지 말아야 한다

열(熱)이 있는 곳에는 원적외선(遠赤外線)이 있다. 인체 열흡수 파장(波長)과 일치되는 원적외선(서암뜸 같은 열)은 온열(溫熱)·건습(乾濕)·중화(中和)·자성(資性)·숙성(熟成)·공명작용(共鳴作用)을 일으켜서 매우 좋다.

그러나 물체는 열을 받아야 원적외선이 방사된다. 최근에 옥돌이나 맥반석·세라믹이니 하면서 원적외선이 발생되어 인체에 좋다고 하나, 열이 없으면 원적외선 방사가 안 된다. 심지어는 세라믹이나 이상한 돌을 몸에 부착시키면 원적외선이 방사된다고 하나, 열이 없는 물체는 원적외선 방사가 안 된다.

현재 광물 중에서는 티타늄(titanium)이 34℃에서부터 원적외선이 방사된다고 한다. 그래서 티타늄으로 벨트장식을 만들어 저녁에도 차고 자면 하복부가 따뜻해진다.

그러나 보통의 물체는 40℃~43℃ 이상이 되어야 원적외선이 방사된다. 시중에서 원적외선이 나온다 하여 현혹시키고 있으니 주의를 해야 한다.

(7) 생식·선식 — 과신하지 말 것
— 오히려 평범하게 골고루 먹는 것이 가장 좋아

최근에 생식·선식 제품들이 대단히 많이 나오고 있고, 생식은 건강보조식품으로 대단히 좋은 것이라는 가정하에 선전을 하거나 많이 먹고 있는 것 같다.

얼마 전에 필자가 시중에 유통되는 생식들을 모아서 테스트를 하여 본 결과는, 한마디로 '매우 위험한 식품들' 이라는 생각을 한 바가 있다. 음양맥진 테스트를 하여 보면, 좋은 반응이 있는 식품들은 찾아보기 힘들 정도이다.

○○생식들이 유명하다. ○○생식들은 테스트를 했을 때 좋은 반응이 나오는 생식은 찾아보기 힘들었다. 생식이 나쁜 이유는, 우선 각자의 회사에서 건강에 좋을 것이라는 곡식·식품들을 임의로 선정해서 처방한 것이 문제이다. 곡식·식품들도 한약 속성이 있어서 처방을 잘못하면 더욱 나빠질 수가 있다. 그리고 건강에 도움이 안 되는 식품들을 마구 넣었기 때문이다.

그러므로 먹으면 뱃속에서 우글거림·울렁거림·구역질·구토·빈혈·손발냉증·마비·피부발진·증상 악화·두통·졸도까지 나타난다. 먹어서 좋은 반응이 있으면 먹되, 위와 같은 거부반응이 있으면 먹지 않는 것이 좋다. 거부반응을 효과반응·명현(瞑眩)반응이라 하는데, 좋은 반응은 아니다. 권장할 만한 것은 모두 곡식·야채·식품들을 골고루 먹고, 더 좋은 방법은 자신의 장부허실이나 부족한 영향을 보충하는 방법이다.

(8) 사상체질(四象體質)이라는 것

모든 학문이나 의학은 있는 사물·자연·인체를 그대로 보고서 순수하게 인정하는 연구를 해야지, 인위적인 조작은 반드시 완전할 수가 없다. 이제마(李濟馬) 선생의 훌륭한 사상의학을, 체질을 연구한다는 사람들이 사상체질이니 팔상체질(八象體質)이라 하여, 인위적으로 개조하는 것은 좋은 학문이라고 하기가 어렵다. 이제마의 이론은 사상의학으로만 인정하고 연구해야 올바르고, 훌륭한 학문이 될 수가 있지, 체질이나 장부와 연관시킨 학문은 정통(正統)학문이 아니고 학문으로서 가치가 없다.

이제마의 사상의학은 「상한론」에 근거를 둔 것이고, 6경병증(六經病症)

을 4경병증(四經病症)으로 분류하고 추가·발전시킨 것이 사상의학이다. 매우 훌륭한 학문, 한국의 독특한 학문이 될 수가 있다.

체질·장부와 결부시킨 것은 인위적인 것으로서 완전하지 못하다. 인체는 분명히 5장(五臟)이 있고 모두 병이 될 수 있다. 이 중에서 심장(心臟)은 병들지 않는다 하고, 폐장(肺臟)은 병들기가 어렵다 하여 제외시키고, 비(脾: 췌장)·간(肝)·신장(腎臟)을 가지고 이론을 펼치나 불완전하고 진단도 불완전하고, 음식의 선택도 객관성이나 실험적인 것이 아니고, 침 치료 자체도 문제점이 있다.

이러한 사상체질을 가지고 환자를 치료해서 좋은 효과가 나타날 것이 만무하며(물론 일부는 효과가 있을지라도 항상 완전하지 못하다), 이러한 체질론은 국민을 상대로 마구 홍보·광고하여 국민들을 체질론의 혼란 속에 빠뜨려서 '뭘 먹어서는 안 되는가'를 찾게 하는 것은 매우 잘못된 일이다.

오늘날 한의학을 발전시키려면 하루 속히 이제마의 『동의수세보원(東醫壽世保元)』의 사상의학을 발전시켜야 하며, 사상체질이라는 것은 하루 속히 버려야 할 것이다.

더 이상 국민들을 '체질'이라는 이름으로 혼동시켜서는 안 된다.

(9) 단편적인 방법은 완전할 수가 없다

각종 민간요법·건강요법을 보면 녹즙·참숯가루 먹는 것, 포도씨요법·오줌요법·약초요법·비타민·보약 등등을 권장하고 이용하고 있으나, 나름대로 효과성은 있을 수 있으나 한 가지의 방법으로는 완전한 건강관리를 할 수가 없다.(참숯을 먹는 것은 매우 위험할 수 있으니, 조심·주의해야 한다)

반드시 종합적인 건강관리를 실시해야 한다. 그리고 혐오감 있는 것, 과학성·상식선을 넘는 방법들은 주의해야 한다. 기타 현대과학문명이 발달할수록 수많은 건강요법들이 탄생되고 있으나, 반드시 과학성과 부작용성을 검토하여 이용해야 한다.

좋은 건강법을 소개하는 것도 좋으나, 나쁜 건강법을 구별하는 것도 매우 중요하다.

맺음말

『수지침의 비만관리학』을 쓰고 나서

　과거 전인류는 식량이 크게 부족하여 각 국가는 빈곤을 퇴치하려고 많은 노력을 하였다. 오늘날 음식을 배불리 먹고 양질의 음식을 먹기 위해 꾸준히 노력하게 되니, 어느 사이에 비만의 시대가 되었다.
　이제 비만은 한국이나 미국 등, 일부 국가의 문제가 아니라 전세계적인 현상과 문제이다. 과거에는 빈부의 격차에서 체중에 차이가 있었으나, 이제는 인종·국가를 떠나서 거의 모두 과체중과 비만이다.
　일부 극빈국의 경우는 비만에서 제외된다 하더라도 전세계 인류의 약 25%가 비만이라고 하며, 여기에 과체중을 포함하면 인류의 약 50% 이상이 과체중이나 비만이다.
　우리 주위를 둘러보아도 정상체중인 사람을 찾아보기 힘든 정도이다. 과거 인류의 소망이 배불리 먹고, 양질의 맛있는 음식을 먹는 것이었으나, 오늘날 과연 인류에게 얼마나 행복하고 건강한지 다시 한번 생각할 때가 되었다.
　미국의 최근 발표에 의하면 모든 만성병의 46% 정도가 비만 때문이고, 사망의 원인도 59%는 비만 때문이라고 발표하고 있다.
　2006년이 되면 모든 질병원인의 60%가 비만 때문이고, 모든 사망자의 70%가 비만 때문에 사망한다고 한다.

비만은 외형적으로 보기는 좋으나, 비만인 사람들은 100% 질병을 가지고 있다. 비만이면서 건강하다고 생각하는 사람들은 아직 질병의 증상을 느끼지 못하는 질병의 전단계일 뿐이다.

요즘에 거론되고 있는 모든 난치병의 대다수가 비만과 관련되어 있다.

이러한 비만의 가장 큰 원인은 과식과 육식섭취이고, 운동부족과 잘못된 생활습관에 의해 발생되었으며, 그 중에서도 육식의 피해가 가장 큰 것 같다.

특히 쇠고기를 대량 먹으면서부터 인류는 비만이라는 비극을 맞게 되었다. 쇠고기가 단백질을 보충하고, 영양보충에 도움이 된 것은 사실이나, 쇠고기를 많이 먹는 것은 분명히 해악(害惡)이다.

쇠고기를 얻기 위해서 지구의 환경은 파괴·오염되고, 지구 온난화로 인한 지구의 환경변화는 표현할 길이 없을 정도이다. 쇠고기를 얻기 위해 수자원의 고갈과 오염, 대량의 곡물·사료를 소에게 먹임으로써 식량이 크게 부족하여 아프리카 등지의 사람들은 기아에 시달리고 있다.

쇠고기를 많이 먹으면서부터 인류와 지구·가정, 각 개인에게는 불행이 되었다. 이제 세계보건기구까지 발 벗고 나섰고, 미국 같은 선진국에서도 국가적 차원에서 해결하려고 힘쓰고 있다. 수많은 의학자·대체요법 학자들이 연구하여 기발하고 해괴한 아이디어와 수많은 체중감량법을 소개하고 있으나, 그 결과는 위험·부작용·후유증과 재발·실패, 다시 더 비만이 되는 기현상이 벌어지고 있다.

다이어트나 체중감량법은 후유증과 부작용이 없는 것이 없다. 다이어트나 체중감량법은 함부로 해서는 안 된다.

비만감량은 시급히 해결할 문제인데도 이처럼 해결의 방법이 없는 실정이다.

다행히 '수지침요법 비만관리'가 연구·개발됨으로써 비만감량을 부작용 없이 개선할 수 있게 되었다.

비만은 영양의 과잉섭취와, 섭취한 영양을 소비하지 못해서 나타난 것이므로 영양은 조절하되, 체계적이고 과학적인 방법을 실천해야 하고, 영양의 소비방법도 연구해서 실시해야 한다.

설사, 이와 같은 영양조절과 에너지 소비를 실시한다 하여도 후유증과 부작용은 반드시 나타나므로, 비만자의 질병을 치료하지 않는 한 체중감량은 불완전하다.

수지침요법인 수지침·서암뜸·서암봉·수지음식·전자빔·사이버 수지침·부항마사지를 실시해서 부작용과 후유증을 해소할 때, 지속적인 체중감량이 가능하며, 후유증·부작용을 해소할 수 있고, 비만의 원인되는 질병은 치료할 수 있어, 수지침으로 시술하면 체지방을 분해시키는 효과가 탁월하다.

이와 같은 기본원칙에 따라서 비만의 정의와 개론, 그리고 비만의 문제점과 각가지 다이어트의 문제점을 지적하고, 음식조절의 방법, 에너지 소비의 가장 올바른 방법과, 체중감량시에 나타나는 후유증·부작용 등의 증상을 없애는 수지침처방을 제시하였다.

아울러 비만자에게 나타나는 여러 가지 질병의 처치방법도 알아보았다.

과거 신선술(神仙術)·선도술(仙道術) 등이 있고, 각가지 수많은 건강법들이 있었으나, 이제는 비만감량의 방법이 지상 최고의 건강법이 될 것이다.

　그외 필자가 쓴 『수지침 다이어트』에서는 여러 가지 음식·운동·생활습관 조절 등을 좀더 구체적으로 소개를 하였고, 『비만질환의 수지침처방 연구』에서는 비만에서 나타나는 많은 질병치료처방과 방법을 소개하였다.

　좀더 많은 연구가 있기 바란다.

■ 참고문헌

1. 임상비만학(대한비만학회편, 고려의학, 2001)
2. 임상비만관리학 I (홍성균 · 김선애 · 김용남 공저, 대학서림, 2002)
3. 임상비만관리학 II (홍성균 · 이준희 · 주용규 · 정인선 · 우창학 · 정재윤 공저, 대학서림, 2002)
4. 다이어트의 혁명(하루야마 시게오 저, 심정인 역, 사람과 책, 1998)
5. 비만과 건강(심상수, 김창조 저, 중앙대학교 출판부, 2002)
6. 수지침다이어트(유태우 편저, 음양맥진출판사, 2003)
7. 비만질환의 수지침처방(유태우 저, 음양맥진출판사, 2004)
8. 고려수지학강좌(유태우 원저, 음양맥진출판사, 2004)
9. 고려수지요법연구(유태우 저, 음양맥진출판사, 2004)
10. 음양맥진법과 보사(유태우 저, 음양맥진출판사, 2004)
11. 수지염파요법(유태우 저, 음양맥진출판사, 2002)
12. 당뇨병의 수지침처방(유태우 저, 음양맥진출판사, 2003)
13. 월간 수지침(음양맥진출판사, 2004)
14. 동양의학대사전(전통의학연구소 편찬, 성보사, 2000)
15. 건강식사법(야쓰 미쓰오 저, 음양맥진출판사, 2003)
16. 문화일보(2003.10.6, 2004.2.11)
17. 중앙일보(2004.2.14)
18. 한국일보(2004.2.14)
19. 조선일보(2004.3.3)
20. 고려수지침요법 임상경험집(1~106권), 고려수지침요법학회 편
21. 침구경락(유태우 편저, 음양맥진출판사, 2002)
22. 원색 최신의료대백과사전(신태양사, 1991)
23. 전자빔의 사용법(유태우 편저, 음양맥진출판사, 2003)
24. 육식의 종말(제미리프킨 저, 신현승 역, 시공사, 2002)
25. 나는 현대의학을 믿지 않는다(로버트 S.멘델스존 저, 남점순 역, 문예출판사, 2000)

著者

柳泰佑(호：瑞岩)

* 本籍：忠淸南道 牙山市 排芳面 公須里 2區 103-5
* 독자적으로 高麗手指鍼療法의 개발에 착수, 高麗手指鍼의 十四氣脈論을 발표(1971~1975년)
* 名譽醫學博士(가봉국제대 · 1982년)
* 名譽東洋醫學博士(美 골든스테이트大 · 美 사우스베일러大 · 美 유인大)
* 東洋醫學博士(美 유인大 · 2002년)
* 文化教育勳章(브라질文化院 · 1995년)
* 蔣英實 科學文化賞(科學先賢 蔣英實紀念事業會 · 2001년)
* 高麗手指鍼學會 會長
* 韓國觀光大賞 優秀賞(韓國觀光公社 · 2001년)
* 大韓高麗手指鍼療法師會 會長 · 高麗手指療法研究會 會長
* 最優秀團體賞(社團法人 韓國民間資格協會 · 2002년)
* 月刊手指鍼社 · (株)保健新聞社 發行人
* 大統領 表彰(2004년)
* 前 官認 鄕軍漢藥學院 · 東洋漢藥學院 院長
* 大韓實路岩鍼灸學術院 · 東洋鍼灸專門學院 · 慶熙鍼灸學術院 · 陸軍○○部隊 鍼灸學 講師 歷任
* 淸州大學校 名譽 教授, 全州大學校 客員 教授

著書

* 高麗手指療法講座(원제; 高麗手指鍼과 十四氣脈論)
* 高麗手指鍼의 14氣脈論(絶版)
* てのひらツボ療法-高麗手指鍼の 原理と應用
* KORYO HAND ACUPUNCTURE(영어판)
* LA MANUPUNCTURE COR ENNE(프랑스어판)
* DIE KOREANISCHE HANDAKUPUNKTUR(독일어판)
* LA MANOPUNTURA COREANA(스페인어판)
* Lecture on KORYO HAND THERAPY(영어판)
* 러시아어판
* 高麗手指鍼講座(일본어판)
* 포르투갈어판
* 金絲注入鍼法
* 高麗手指鍼 十四氣脈穴位圖
* 痛症의 名鍼要訣(絶版)
* 小兒手指治法(絶版)
* 調氣療法(絶版)
* 標準圖說 鍼灸經路
* 手指鍼 處方集
* 高麗手指鍼과 自律神經系統圖
* 磁氣治療의 研究(絶版)
* 磁氣治療 處方集 1(絶版)
* 韓國의 新鍼灸(1~5권)
* 鍼灸基礎講座
* 慈山子午流注神鍼圖
* 許任鍼灸經(편역)
* 手指鍼의 卽效療法
* 中風의 研究(絶版)
* 陽宅三要訣(편역)
* 運氣體質解說集
* 運氣體質早見集
* 陰陽脈診法과 補瀉
* 高麗手指鍼 臨床圖譜
* 高麗手指療法의 응급처방집
* 慈山子午流注鍼法解說
* 舍岩五行鍼解說
* 鍼灸大成解釋
* 權奇古史(共譯)
* 消化器病의 手指鍼治療
* 高麗手指療法研究
* 明堂入門(共著)
* 高麗手指療法의 手指電子빔의 사용법
* 頭痛의 手指鍼治療
* 肝臟病의 手指鍼治療
* 眼病의 手指鍼治療
* 腰痛의 手指鍼研究
* 肩痛의 手指療法研究
* 瀉血鍼療法(絶版)
* 高麗手指鍼의 相應圖(手掌 · 手背)
* 三一體質 腹部診斷과 處方圖
* 高麗手指鍼術의 健康管理法
* 고려수지요법의 수지봉요법
* 高麗手指鍼術의 家庭醫學
* 고려수지요법의 뜸요법
* 中風의 手指鍼治療
* 코疾患의 高麗手指療法
* 입병의 高麗手指治療
* 高麗手指醫學의 八性穴療法
* 수지침입문
* 運氣體質總論
* 高血壓의 手指鍼療法
* 瀉血療法과 附缸療法
* 感氣의 手指鍼療法
* E.P. 테스트와 수지침의 感知療法
* 糖尿病의 手指鍼療法과 管理
* 수지침해설
* 手指鍼飮食療法
* 手指鍼入門講座
* 手指鍼氣脈穴 解說
* 생활수지침
* 手指鹽波療法
* 구안와사의 수지침요법
* 손증후군의 수지침요법
* 地氣水脈療法
* 심장질환의 수지침요법
* 手指鍼健康法
* 서암봉 · 신서암봉 · T봉 · 金T봉 해설
* 虹彩學과 手指鍼處方
* 糖尿病과 手指鍼處方
* 高麗手指學講座(第10版)
* 수지침다이어트
* 肥滿疾患의 手指鍼處方 研究
* 수지침 비만건강교실
* 手指療法의 肥滿管理學
* 肥滿管理經營
* 사이버수지침 해설 등 다수

高麗手指鍼療法學會의 발자취

1971년: 柳泰佑회장 독자적으로 手指鍼 개발에 착수.
1975년: 세계 최초로 手指鍼療法의 14氣脈穴을 發見·完成하여 『大韓鍼灸士協會報』에 발표.
  * 高麗手指鍼學會 창립(1997년 高麗手指鍼療法學會로 개칭).
1976년: 『高麗手指鍼과 14氣脈論』 발행.
1977년: 宋台錫박사 일본의 침구잡지 『醫道의 日本』에 고려수지침술을 연재 소개(8월호부터).
  * 陰陽脈診出版社 설립.
1978년: 『고려수지침과 14기맥론』 2판 발행.
  * 高麗手指鍼研究會(현 高麗手指鍼法研究會) 발족, 매월 셋째토요일 월례발표회.
  * 柳泰佑회장 일본침구학무회, 간사이침구전문학교에서 첫 해외강연(間中喜雄박사 초청, 5월).
  * 제1회 韓日고려수지침학술대회(한국측 350명, 일본측 13명 참석, 서울 조선호텔, 10월).
  * 日本대학 교수 7명 내한, 고려수지침 연구 / 日本대학 松戸치학부 마취학교실에 고려수지침연구소 설치됨(11월).
1979년: 『고려수지침과 14기맥론』 3판 발행.
  * 柳泰佑회장 日本대학에서 강연(6월).
  * 제2회 韓日고려수지침학술대회(한국측 400명, 谷津三雄박사 등 일본측 20명 참석, 서울 세종문화회관, 7월).
1980년: 『高麗手指鍼講座』로 개정, 4판 발행.
  * 『運氣體質早見集』『運氣體質解說集』 초판 발행.
  * 제3회 韓日고려수지침학술대회(한국측 500명, 일본측 10명 참석, 서울 프라자호텔, 11월).
1981년: 월간 『高麗手指鍼消息』 창간 발행(99년 4월 『月刊수지침』으로 제호변경).
  * 그동안 연구·발표된 사례 등을 모아 『高麗手指鍼法 臨床經驗集』 제1권 발행(99년 현재 제100권 발행).
1982년: 柳泰佑회장 가봉국제대학으로부터 名譽醫學博士 학위 받음.
  * 『陰陽脈診法과 補寫』 초판 발행.
  * 磁氣院醫療器商社 설립.
  * 제4회 韓日고려수지침학술대회(한국측 1,800명, 일본 10명 참석, 서울 앰배서더호텔, 3월21일).
  * 谷津三雄 일본대학교수 蘇聯 보건성 초청으로 모스크바에서 고려수지침술 발표(9월12일), 귀국보고회 개최(서울 앰배서더호텔 11월30일).
1983년: 제5회 韓日고려수지침학술대회(한국 일본 그리스 오스트리아 가봉 등에서 1800여명 참석, 서울 앰배서더호텔, 3월18~19일).
  * 谷津三雄 일본대학교수 中國 위생부 초청으로 北京·西安·上海에 고려수지침술 전파(8월8~15일).
1984년: 미국 골든스테이트대학 柳泰佑회장을 방문교수로 위촉하고, 名譽東洋醫學博士 학위 수여.
  * 제6회 韓日고려수지침학술대회(서울 앰배서더호텔, 3월17, 24일).
  * 柳泰佑회장 일본 東方의료진흥재단 주최 特殊新鍼法연수회에서 고려수지침술 특강(4월21~22일).
  * 柳泰佑회장 재미대한한의사침구협회 주최 제2회 동양의학학술대회에서 고려수지침술 특강(7월14~15일).
  * 柳泰佑회장 도쿄 오사카 교토 등 일본 각지의 침구학교에서 고려수지침술 특강. 제1회 국제PIA요법학회 주최 학술세미나에서 특강(10월20~28일).
1985년: 『고려수지침강좌』 증보판 발행.
  * 제7회 韓日고려수지침학술대회(일본측 50여명, 미국측 13명 등 국내외 총 1800여명이 운집해 국내침구계 사상 최대규모로 60여편의 연구논문이 발표됨, 서울 앰배서더호텔, 8월16~17일).
  * 柳泰佑회장과 谷津三雄교수 日本대학 松戸치학부 실험실에서 「고려수지침술 치료효과의 과학적 실험」을 실시해 뛰어난 효과를 입증(11월27일, 87년2월17일 2차실험).
1986년: 고려수지침의 원리와 응용편으로 구성된 일본어판 『てのひらツボ療法』 발행.
  * 『高麗手指療法研究』 초판 발행.
  * 官認 鄕軍漢藥學院 개강. 柳泰佑원장 취임.
  * 제8회 韓日고려수지침학술대회(주제:체계적 침술연구와 개발, 1200여명 참석, 서울 앰배서더호텔, 8월16일).
1987년: 柳泰佑회장 일본어판 출판기념 고려수지침 강습회에서 특강(일본 아타미, 2월14~15일).

高麗手指鍼療法學會의 발자취

* 柳泰佑회장 국제침술심포지엄에서 특강(미국 샌프란시스코, 3월28~30일). 이어 침구한의과대학 등에서 순회강연.
* 고려수지침학회·음양맥진출판사 창립 10주년 기념행사(8월4일).
* 제9회 韓日고려수지침학술대회(서울 앰배서더호텔, 9월4~5일).
* 柳泰佑회장 미국 보스턴, 샌프란시스코 침구대학에서 고려수지침술 특강(11월15~23일).

1988년 : 영어판 『KORYO HAND ACUPUNCTURE』 발행(1월30일).
* 학회지 『고려수지침소식』 문화공보부로부터 정기간행물 등록인가받음(타블로이드판 8면에서 20면으로 증면, 2월24일).
* 柳泰佑회장 미국 샌프란시스코 침구대학 등에서 고려수지침술 특강(약 1,000명 수강, 3월16~24일).
* 柳泰佑회장 미국 사우스베일러대학으로부터 名譽東洋醫學博士 학위 받음. 연구교수로 임명됨(6월25일).
* 고려수지침연구회 창립 10주년 기념행사(3개 위원회 15개 분과위원회로 확장).
* 제120회 월례임상학술발표회 기념행사.
* 제1회 전국고려수지침학술발표대회(본학회주최, 광주지회 주관, 광주운남회관, 8월27일).
* 제10회 韓日고려수지침학술대회(서울 앰배서더호텔, 11월18~19일).
* 柳泰佑회장 미국 샌프란시스코, 시카고 소재 침구학회와 침구대학에서 미국인을 대상으로 고려수지침술 특강(본학회 미국지회 초청, 12월7~21일).

1989년 : 미국 로열한의과대학 柳泰佑회장을 객원교수로 위촉(2월16일).
* 제2회 전국고려수지침학술발표대회(1,500여 회원 참석, 부산수산대학, 3월4~5일).
* 柳泰佑회장 퍼시픽침술심포지엄에 초청강사로 참석, 고려수지침의 원리와 실기 및 염파요법에 대하여 특강(미국 샌디에이고, 8월9~13일).

1990년 : 『고려수지요법강좌』 대증보 한글판(5판) 발행.
* 제3회 전국고려수지침학술발표대회(부산상공회의소 대강당, 3월10~11일).
* 柳泰佑회장 샌프란시스코 시카고 캔자스시티 로스앤젤레스 포틀랜드 등 미국 5개 도시 순회하며 의사 침구사 침구과 학생을 대상으로 고려수지침술 특강(미국 고려수지침학회 주관, 7월12일~8월2일).
* 제11회 韓日고려수지침학술대회(서울 소피텔 앰배서더호텔, 9월22~23일, 2차대회가 12월2일 사암회관에서 열림).

1991년 : 柳泰佑회장 캐나다 몬트리올(3월23~24일)과 미국 로스앤젤레스 로열한의과대학(3월26~27일)에서 고려수지침 세미나.
* 柳泰佑회장 일본 나고야에서 고려수지침술 특별강습회(홍규식 김창영 박인순 오창학씨 수행, 11월1,3~4일).

1992년 : 제12회 韓日고려수지요법학술대회(7,000여명 참석, 서울 힐튼호텔, 6월20~21일).
* 柳泰佑회장외 학술위원 6명 미국 보스턴과 로스앤젤레스에서 의사 침구사 재미교포 대상으로 고려수지침술 특강(약 1,000명 참석, 10월13~17일).
* 柳泰佑회장외 학술위원 6명 일본 나고야와 오사카에서 의사 침구사 침구전문학교생 대상으로 고려수지침술 특강(400여명 수강, 11월22~24일).

1993년 : 柳泰佑회장외 학술위원 3명 미국 뉴욕 보스턴 로스앤젤레스 샌디에이고에서 의사 침구사 한의사 학생 일반인 대상으로 고려수지요법 특강(미국동양의학회 캘리포니아인문과학회 뉴잉글랜드침구학교 로열한의과대학 초청, 700여명 참석, 5월12~26일).
* 柳泰佑회장외 학술위원 2명 미국 뉴욕 시카고 로스앤젤레스에서 고려수지요법 특강(미국고려수지침연구회 뉴욕 뉴저지지회 로스앤젤레스지회 초청, 300여명 참석, 10월11~21일).
* 캐나다 밴쿠버 남부지회 개설(지회장 강선경, 3월13일).
* 캐나다 밴쿠버 북부지회 개설(지회장 임용관, 8월19일).

1994년 : 『음양맥진법과 보사』 증보 한글판, 『運氣體質總論』 발행.
* 柳泰佑회장외 학술위원 2명 미국 보스턴 뉴욕 산타모니카 로스앤젤레스에서 고려수지요법 특강(미국 고려수지침학회 초청, 600여명 참석, 5월12~25일).
* 제13회 韓日고려수지요법학술대회(모두 1,200여편의 임상연구논문 가운데 28편 발표, 3,000여명 참석, 서울 롯데호텔, 6월16~17일).

高麗手指鍼療法學會의 발자취

- 『고려수지침강좌』 프랑스어·독일어판 발행.
- 제1회 미국남가주고려수지요법학술대회(미국남가주고려수지침연구회 주최, 유태우회장 특별강연과 학술위원 8명의 연구논문 발표, 150여명 참석, 10월15일).
- 전국대학고려수지침연합회 발족(12월16일).
- 영국 지회 개설(지회장 한유근, 8월17일).

1995년: 柳泰佑회장 브라질문화원으로부터 「수지침술의 개발과 인류건강의 증진」 공로로 文化敎育勳章 수훈(3월21일).
- 고려수지침 각 대학의 정규교과목으로 채택됨(원광대 등, 99년말 현재 전국 17개 대학에서 강의중).
- 국민고충처리위원회가 서울강남교육청의 「수지침교습행위 폐지명령」 취소 결정. 서울강남교육청의 이의신청은 기각함(4월17일).
- 柳泰佑회장 일본 나고야의 異業種交流硏究所 개소식에 참석, 고려수지요법 특강.
- 柳泰佑회장 미국 시카고 등 5개 도시 순회특강(학술위원 3명 수행, 6월21일~7월6일).
- 미국 사우스베일러대학 고려수지침연구소 설치.
- 수지침의료자원봉사단 서울 三豊백화점 붕괴사고 현장에서 봉사활동(김태영 학술위원외, 7월1~20일). 서울특별시와 유가족협회로부터 감사장 받음.
- 제14회 韓日고려수지요법학술대회(주제 고혈압과 감기의 예방과 관리, 50여편의 논문 발표, 서울 롯데호텔, 9월23~24일).
- 柳泰佑회장 『EP테스트와 수지침의 感知療法』으로 새 학술 발표.
- 柳泰佑회장 미국 산타모니카 등에서 운기체질과 고려수지요법 순회특강(학술위원 2명 수행, 11월8~17일).
- 『高血壓의 手指鍼療法』『感氣의 手指鍼療法』『中風의 治療經驗事例集』 발행.
- 브라질 사웅파울로 지회 개설(지회장 김병호, 5월18일).
- 스페인 지회 개설(지회장 송달용, 9월26일).

1996년: 고려수지침대학교수협의회 결성(1월11일).
- 柳泰佑회장 일본 나고야에서 음양맥진과정 특강(나고야고려수지침연구회 초청, 2월11~12일).
- 高麗手指鍼同好人協會 창립(手指鍼療法士 制度化등 추진, 명예회장 유태우, 회장 송재량, 본학회 사암회관, 4월20일).
- 柳泰佑회장 미국 시카고 그랜트종합병원과 시애틀 노스웨스트침구학교에서 고려수요법 특강(학술위원 3명 수행, 5월8~25일).
- 柳泰佑회장 제6회 동양의학국제학술대회에서 「음양맥진법과 장부의 병적 위치 구조론」 연구논문 특별발표(미국 라스베이거스, 8월9~11일).
- 柳泰佑회장 미국 양·한의사 대상으로 고려수지요법 특강(미국 서부지역수지침학회 초청, 샌타모니카 게트웨이호텔, 11월 6~20일).
- 柳泰佑회장 제1회 국제고려수지침 심포지엄에서 특강(스페인침구협회 주관, 바르셀로나 센트호텔, 12월6~7일).
- 『고려수지침강좌』 스페인어판 발행.
- 官認 東洋漢藥學院 개강. 柳泰佑원장 취임.
- 파라과이 아순시온 지회 개설(지회장 이병우, 1월12일).
- 오스트레일리아 시드니 북부지회 개설(지회장 박복남, 1월17일).
- 오스트레일리아 시드니 남부지회 개설(지회장 원수경, 5월30일).

1997년: 『瑞岩食療法』 발행. 柳泰佑회장 이를 계기로 서암식 전국 순회특강 시작.
- 柳泰佑회장 미국 각지에서 고려수지요법의 지도요원 양성교육과 서암식 특강(1, 3, 5, 7, 9, 11월).
- 『비만증의 手指鍼療法』 발행.
- 제1회 전국수지침자원봉사 축제(본학회·중앙일보·KBS 공동주최, 12만여명의 수지침 자원 봉사요원 참석, 10월 6~12일). 전국수지침자원봉사축제 시상식 거행(대상 새마음봉사회, 12월).
- 콜롬비아협회 개설(협회장 김기병, 1월).
- 캐나다 토론토 지회 개설(지회장 홍창숙, 2월20일).

高麗手指鍼療法學會의 발자취

* 카자흐스탄협회 개설(협회장 김창남, 6월20일).
* 키르키스스탄협회 개설(협회장 심현호, 7월3일).
* 미국 괌지회 개설(지회장 김두석, 12월4일).
* 스위스 루가노 지회 개설(지회장 서민회, 12월10일).

1998년 : 미국에서 「외국인수지침강사」 15명 배출(의사 침구사 30명에게 「수지침교수요원 양성교육」 2년간 실시후 15명을 위촉, 11월14일).
* 柳泰佑회장 미국과 캐나다 각지에서 고려수지침 교수요원 양성교육과 서암식, 고려수지요법 특강(1, 3, 4, 5, 7, 9월).
* 「手指鍼氣脈穴 模型」 개발 보급.
* 「고려수지침강좌」 러시아어판 발행.
* 手指鍼塔광장에서 「수지침교습행위 인정」 3주년 기념행사(충남 아산, 4월16일).
* 미국 CNN방송 「한국에서 창안된 독창적 의술-수지침」 특별보도(4월18~19일).
* 대학수지침해외봉사단이 연변과학기술대학의 교직원과 학생·조선족을 대상으로 고려수지침 교습과 시술봉사활동(청주대생 등 3명, 중국 연변, 6월29일~8월4일).
* 연변과학기술대학에 수지침동아리 발족(12월, 99년말 현재 국내외 14개대학에서 수지침 동아리활동).
* 柳泰佑회장 국제침구학술대회에서 「수지침요법의 상응요법에 대한 신연구」로 학술발표 및 「수지음식요법」 특강(세계침술연합회 주관, 스페인침구사협회 주최, 학술위원 12명 수행, 바르셀로나, 10월15~21일).
* 제2회 전국수지침자원봉사 축제(16만여 봉사요원 참가, 봉사대상 강원수지침봉사단, 10월19~25일).
* 뉴질랜드 오클랜드 북부지회 개설(지회장 이종진, 8월17일).
* 이탈리아 로마 지회 개설(지회장 김애라, 12월18일).

1999년 : 한국관광공사가 한국의 대표적 의술로 수지침 선정, 외국인 수지침연수프로그램 마련(2월).
* 柳泰佑회장 미국 샌프란시스코에서 「요통과 전립선 질환의 수지침요법」 특강(1월7~15일).
* 柳泰佑회장 미국 유인대학으로부터 名譽東洋醫學博士 학위 받음(1월9일).
* 베를린국제관광엑스포 한국관에 「지식산업-수지침」 전시(3월6~12일).
* 제2차 대학수지침 해외봉사단 파견(청주대 수지침동아리 회원 5명, 중국 연변, 7월4일~8월6일).
* 세계 최초 21세기 지향 「사이버수지침」 발표회(서울 프라자호텔, 7월14일).
* 江原국제관광엑스포 한국관에 수지침 체험·연수프로그램 전시(9~10월).
* 朴圭鉉 부산대 신경과학과교수 국제전통의학 및 대체의학 심포지엄에서 「한국의 독창적 침법-수지침」 논문 발표(포천중문의대 주관, 분당차병원, 10월24일).
* 柳泰佑회장 노스웨스트 지역 침술 및 동양의학 컨퍼런스(캐나다 BC침술협회 주최, 10월22~24일)와 제11회 퍼시픽 심포지엄(미국 샌디에이고, 11월7~9일), 99미국 동양의학회 세미나(미국 뉴멕시코, 11월 12~14일)에서 「고려수지침의 두뇌혈류량 조절을 통한 동통치료법」 연구논문 발표.
* 제3회 전국수지침자원봉사축제(柳泰佑회장 중앙일보사로부터 特別功勞賞 수상·11월 19~21일).
* 브라질 사웅파울로 중부지회 개설(지회장 신창식, 1월).
* 아일랜드 지회 개설(지회장 최정임, 7월6일).
* 대만 지회 개설(지회장 차종규, 7월31일).
* 오스트레일리아 시드니 동부지회 개설(지회장 이도선, 10월18일).

2000년 : 자녀안심하고 학교보내기운동 국민재단(이사장 김수환)과 공동으로 청소년안심이 금연교실 발대식(서강대, 2월23일), 서울시내 중고생을 대상으로 금연교실 운영(2~12월).
* 大法院 "대가성 없는 수지침 시술은 위법 아니다" 라고 확정판결(합의3부·주심 윤재식, 4월25일). "수지침 시술행위는 의료법상 의료행위이긴 하지만, 법질서 전체의 정신이나 그 배후에 놓여 있는 사회윤리 내지 사회통념에 비추어 용인될 수 있는 행위, 즉 사회상규에 위배되지 않는 행위(형법 제20조)로서 위법성이 조각된다"고 검찰의 상고 기각.
* 柳泰佑회장 세계의학침술 세미나에서 「고려수지침의 동통치료법」으로 특강(오스트리아 빈, 5월11~14일), 독일 고려수지침학회 결성식에 참석해 명예회장으로 추대됨(독일 하이델베르크, 5월16일).

高麗手指鍼療法學會의 발자취

* 柳泰佑회장 미국학회에서 「중풍의 예방과 회복법」으로 특강, LA 라디오코리아와 인터뷰(6월15일).
* 고려수지침 전문자원봉사단체 「새마음봉사회」 서울시에 비영리 민간단체로 등록(회장 柳泰佑, 6월28일).
* 柳泰佑회장 충청대학에서 명예교수 위촉장 받음(7월12일).
* 세계태권도문화축제에서 수지침 치료 및 체험관 운영(충북 청주, 7월11~17일).
* 한국관광공사 『Korea Travel News』지 한국관광의 새 상품으로 수지침체험관광을 선정, 영어·일본어·중국어로 특집 소개(8월호).
* 하세가와 가즈마사(長谷川和正) 일본 도쿄수지침연구회장 침구전문 월간지 『이도노닛폰(醫道の日本)』에 「고려수지침 재고」 제목으로 논문 발표(8월호).
* 柳泰佑회장 미국 제2기 고려수지침 강사양성과정 개강식에 참석하고, UC얼바인 의과대학 해부학교실 방문(9월13~19일).
* 柳泰佑회장 세계침구학회연합회 주최 제5회 세계침구학술대회 학술위원장으로 추대받음(서울 롯데월드호텔, 11월13~15일). 박규현·안용모박사는 조직위원회 고문으로, 본 학회 전국 지회장·학술위원 대표 36명은 대회 조직·학술위원회 등 부위원장으로 각각 위촉받음.
* 제4회 전국 수지침 자원봉사 축제 및 시상식 개최(10월30일~11월5일, 12월16일 시상식 : 대상은 가평꽃동네 연합봉사단).
* 총 23개 전국 수지침 자원봉사단·봉사자, 서울시장·경기도지사 등 지방자치단체장으로부터 수지침 자원봉사에 대한 공로로 각종 상장 수상.
* 영국 런던지회 개설(지회장 원윤성, 2월14일).
* 오스트레일리아 브리스번지회 개설(지회장 백상현, 2월14일).
* 브라질 레시페지회 개설(지회장 최공필, 3월14일).
* 지자체 최소단위인 동사무소에 수지침강좌 첫 개설(서울 관악구 봉천10동, 12월26일), 서울시 전역으로 파급.

2001년: 일본 나고야 수지침체험단 본 학회 방문(단장 핫토리 요시타카, 23명, 3월2~4일), 柳泰佑회장 「수지침의 원리와 운기체질」 특강 실시.

* 『고려수지요법강좌』 제8판 제114차 출간(3월15일), 한글화에 더욱 충실, 총 8장에서 9장으로 체제 수정, 수지침과 타침의 비교를 부록 처리한 것이 특징.
* 본학회 산하 한우물봉사단(단장 김맹기·서울시), 부산지회봉사단(단장 김하서) 비영리 민간단체 공식 등록(3월).
* 柳泰佑회장 수지침 창안과 보급 공로로 제3회 장영실과학문화상 의학문화부문 대상 수상(서울 프레스센터, 4월17일).
* 대법원 대가성없는 수지침시술 무죄 확정판결 1주년 기념 제15회 한일고려수지침학술대회 개최(서울 롯데호텔, 4월24~25일), 일본 독일 오스트리아 등에서 총 2,000여명 참석, 모두 60여편의 논문 발표, 수지침요법 원리의 과학성과 과학적 효과 입증.
* 일본어판 『高麗手指鍼講座』 초판 출간(4월25일, 음양맥진출판사·다니구치서점 공동발행).
* 일본어판 『高麗手指鍼講座』 출판기념회 개최(일본 나고야 가든팔레스호텔, 6월10일).
* 제4회 세계태권도 문화축제에서 수지침 의료자원봉사 및 수지침 체험관 운영(충북 청주, 6월28일~7월20일).
* 제5회 전국 수지침 자원봉사축제 개최(본학회와 새마음봉사회·중앙일보·세계자원봉사의 해 한국위원회 공동, 10월15~21일).
* 柳泰佑회장 일본 오사카 간사이(關西)의료학원 전문학교 다케다 히데다카(武田秀孝) 이사장과 기도 히로시(水戶弘) 교우회장의 초청으로 「고려수지침요법의 이론과 실기, 특히 각종 질환의 치료법」 특강(11월11일).
* 柳泰佑회장 미국 고려수지침요법학회 초청으로 LA에서 「관절통과 견통의 수지침요법」 특강(11월15일), 댄 로베쉬 박사의 주관으로 진행중인 '수지침 강사양성과정'에도 참석, 연수중인 의사와 침구사 등 30여 명을 대상으로 「염파요법과 지기요법」 특강(11월17~19일).
* 柳泰佑회장 수지침 체험 프로그램이 한국문화의 우수성을 세계에 널리 알린 공로로 제3회 한국관광대상 우수상 수상(12월12일).
* 2001년부터 중학교 「기술·가정 1」 교과서에 '수지침요법의 생리통·두통의 처방요혈' 수록.

高麗手指鍼療法學會의 발자취

2002년: 제1회 나고야 수지침 기초과정 수료식(1월26일).
- 일본 오사카 수지침 실기연수단 본 학회 방문(단장 기무라 기사부로, 23명, 2월10일).
- 柳泰佑회장 미국 UC얼바인 의과대학에서 「고려수지침으로 대뇌혈류량을 조절시켜 치료하는 동통 진통방법」 특강(2월 27일).
- 柳泰佑회장 미국 샌프란시스코 서울 라디오 초청으로 「관절통의 수지침치료」 특강(3월2일).
- 미국 고려수지침요법학회(KHT: 지회장 댄 로베쉬)에서 KHT 강사 교육 프로그램 제2기 수료식(3월17일).
- 제16회 한일고려수지침학술대회 개최(주제: 건강장수와 미용 및 여성질환의 고려수지침연구, 총 30여편의 논문발표, 서울 롯데호텔, 4월27~28일), 일본·미국·독일·오스트리아·캐나다 등 세계 각국에서 50여명과 전국에서 2,000여명 참석.
- 柳泰佑회장 일본 고려수지침학회 창립 발족식 개최(6월23일), 일본 나고야에 있는 중소기업진흥회관 7층 대강당에서 약 130여명의 침구사와 의사들이 참석.
- 제13차 세계여성건강연맹(ICOWHI) 학술대회에서 수지침 발표(6월27일), 수지침의 역사와 주요원리 그리고 과학적인 실험결과 등을 발표.
- 제1회 고려수지침요법사 민간자격검정시험 실시(8월24일, 전국 지회장과 학술위원 200여명 응시).
- 제2회 고려수지침요법사 민간자격검정시험 실시(11월3일, 수지침을 연구한 회원 2,400여명 응시).

2003년: 제3회 고려수지침요법사 민간자격검정시험 실시(3월23일, 수지침을 연구한 회원 1,900여명 응시).
- 제17회 한일고려수지침학술대회 개최(주제: 당뇨병과 갑상선질환의 수지침처방 연구, 서울 롯데호텔, 4월19~20일), 고려수지침요법사들의 적극적인 호응과 관심 속에서 국내외의 수지침요법 관계자 2,700여명 참석.
- 제4회 고려수지침요법사 민간자격검정시험 실시(8월17일, 수지침을 연구한 회원 1,025명 응시).
- 柳泰佑회장『고려수지학강좌』제10판 발행(10월1일, 제1·2·3권, 총 1,088페이지, 4×6배판, 고급인쇄·양장제본), 13년 만에 대개편·보충, 많은 이론·처방들을 보완, 새로운 이론들을 해설한 고려수지침요법의 기본이론서의 결정판.
- 브라질 상파울로지회『고려수지학강좌』포르투갈어판 출판기념회 개최(10월31일~11월2일, 7번째 포르투갈어로 번역된 '고려수지학강좌' 출판기념 및 유태우 박사 초청 특별강연 성대하게 개최)
- 제5회 고려수지침요법사 민간자격검정시험 실시(12월7일, 수지침을 연구한 회원 850여명 응시).

2004년: 제1회 초급수지요법사 민간자격검정시험 실시(4월25일, 기초과정을 연구한 회원 323명 응시).
- 柳泰佑 회장 '2004 노인복지 의료봉사대상' 수상(5월8일, 주최: 사단법인 한국노인복지봉사회) 고려수지침요법학회를 설립, 운영하면서 소외지역에 있는 노인들에게 고려수지침으로 의료봉사 활동을 해온 공로가 인정되어 의료봉사대상을 수상했다.
- 제6회 고려수지침요법사 민간자격검정시험 실시(6월13일, 수지침을 연구한 회원 900여명 응시).
- 제2회 초급수지요법사 민간자격검정시험 실시(9월19일, 기초과정을 연구한 회원 476명 응시).
- 柳泰佑 회장, 한국전문신문협회(회장 함용헌) 창립 40주년 및 2004년 전문신문의 날 기념행사에서 언론인으로서 전문신문의 위상고양과 수지침을 세계 각국에 보급해 국위선양 및 국민건강증진에 크게 기여한 공로로 대통령표창 수상(10월22일, 오후 6시 한국언론재단 20층 국제회의장에서 개최).
- 제7회 고려수지침요법사 민간자격검정시험 실시(11월28일, 수지침을 연구한 회원 900여명 응시).

2005년: 柳泰佑 회장, 수지침 보급 공로로 브라질에서 '칼로스코메즈' 훈장 수여(1월25일).
- 제1회 비만체형관리사 민간자격검정시험 실시(3월20일, 전국 지회장·학술위원 212명 응시).
- 제3회 초급수지요법사 민간자격검정시험 실시(4월17일, 기초과정을 연구한 회원 620명 응시).
- 제8회 고려수지침요법사 민간자격검정시험 실시(5월22일, 수지침을 연구한 외국인 포함, 회원 560여명 응시).

※ 2005년 현재 高麗手指鍼學會는 국내외 총 170여 지회망을 통해 「새로운 1천년 인류의 건강을 高麗手指鍼 으로 지켜갑니다」라는 슬로우건을 내걸고 지구촌 곳곳으로 뻗어나가고 있습니다.

● 발간서적 안내 ●

大增補〈第10版 第129刊〉
高麗手指學講座 第1·2·3卷
高麗手指鍼療法는 柳泰佑 博士가 한국에서 유일하게 개발한 新鍼術로 전세계적인 호평을 받으며 연구되고 있습니다. 본서를 구입하면 10일간 수지침요법 기초강좌 세미나에 참석하여 자세한 안내와 해설을 받을 수 있습니다.
〈柳泰佑 原著/4X6배판/고급인쇄/정가 각권 55,000원〉

手指鍼入門講座
수지침을 연구하시려는 분은 반드시 이 책을 연구하십시오. 수지침의 기초와 원리, 그리고 처방을 해설한 수지침요법의 입문서로서 이미 연구하신 회원들도 참고할 필요가 있습니다.
〈柳泰佑 原著/4X6배판 411면/고급인쇄/정가 38,000원〉

增解 高麗手指療法硏究
『高麗手指鍼治療學』을 대폭 증보하여 고려수지침요법의 기본이론·처방법 등을 총망라, 새로운 내용을 많이 보충하고, 알기 쉽게 한글판으로 해설한 고려수지침요법연구의 제2단계 과정의 기본교재입니다.
〈柳泰佑 著/4X6배판 658면/정가 80,000원〉

手指鍼 陰陽脈診法과 補瀉
병의 상태를 진단하는 脈法 가운데 특히 음양맥진법은 동양의학의 四診法인 望診, 聞診, 問診, 切診 등을 자세히 해설하였고, 五行鍼法과 새로운 학설을 해설한 것입니다.
〈柳泰佑 著/4X6배판 598면/정가 80,000원〉

高麗手指鍼療法의 수지침입문
수지침의 기초와 원리, 그리고 처방을 해설한 수지요법의 입문서로서 수지침을 연구하시려는 분은 반드시 이 책을 필독하십시오. 〈柳泰佑 原著/신국판 310면/정가 13,000원〉

高麗手指鍼療法의 手指鍼 應急處方集
수지침을 처음 연구하는 초심자와 오랫동안 연구한 분들을 위하여 각종 응급질환의 수지침처치법을 자세히 해설하였습니다. 갑자기 응급질환이 발생하였을 때 당황하지 말고 본서를 참고하면 도움이 될 것입니다.
〈柳泰佑 原著/국판 406면/정가 15,000원〉

中醫 婦人科學
광범위한 부인과질환을 이해하기 쉽게 연구·정리하고, 여성의 해부·생리·병리 및 질병과 치료법을 자세하게 해설하였습니다.
〈보건신문사 출판국 譯/4X6배판 516면/정가 80,000원〉

手指鍼療法의 肥滿管理學
저자가 집중적으로 연구한 『수지침요법의 비만관리학』은 체계적이고 과학적이면서 후유증·부작용없이 체중감량에 성공할 수 있습니다. 『수지침요법의 비만관리학』을 연구하여 정상체중을 회복, 유지하기 바랍니다.
〈柳泰佑 編著/신국판 374면/고급양장제본/정가 35,000원〉

手指鍼 念派療法
인체에 고통을 주지 않으면서 시·공간을 초월, 광범하게 활용할 수 있는 수지침요법의 '염파요법'에 대해 연구·집대성한 책으로, '수지 염파요법'의 위력을 확인해 보시기 바랍니다.
〈柳泰佑 編著/신국판 386면/고급인쇄/정가 15,000원〉

中藥 本草學
본서는 한방의학의 핵심이론인 본초학을 번역한 것으로 한약학원의 교재로 쓰이고 있습니다. 본서를 구입하게 되면 보건신문 1년간 연구독의 혜택을 드립니다.
〈보건신문사 출판국 譯/4×6배판 906면/고급칼라인쇄 양장제본/정가 120,000원〉

中國鍼灸學
『중국침구학』은 영어·일어·독어·프랑스어·스페인어 등으로 번역되어 침구학 교재로 널리 이용되고 있습니다. 이제 한국어로 번역되어 정통의 중국침구학에 대하여 연구할 수 있게 되었습니다. 본서는 현재 미국의 각 침구대학에서 교재로 쓰이고 있으며, 미국의 침구사 시험문제도 본서에서 출제되고 있는 최신 침구학 연구서입니다.
〈主編者 程莘農/4×6배판 758면/정가 80,000원〉

中醫 方劑學
본서는 상·하편으로 나뉘어 상편은 총론으로서 方劑의 법치·분류·구성·제형·용법 등 기본지식을 중점 소개하였고, 하편은 각론으로서 처방·효용에 근거하여 방제를 21과로 나누어 해설하였습니다.
〈主編者 許濟群·副主編者 王綿之/4×6배판 고급인쇄 650면/정가 70,000원〉

中醫 內科學
중국의학의 수많은 경험과 지식·연구를 집대성하여 체계적으로 정리한 내과학의 전문서입니다. 한의사·한약사·한약업자에게는 임상지침서로, 한방연구가에게는 학문의 길잡이가 될 것입니다.
〈보건신문사 출판국 譯/4×6배판 752면/정가 80,000원〉

구안와사의 수지침요법

본서는 구안와사의 원인·증상과 진단법 및 여러 가지 치료법들을 해설하고, 수많은 임상사례를 제시, 구안와사 치료에 큰 도움이 되도록 구성되어 있습니다. 특히 구안와사의 病因을 동양의학·서양의학·수지의학별로 설명하여 이해하기 쉽고, 처방에 간편하게 활용할 수 있습니다.
〈柳泰佑 編著/신국판 200면/정가 12,000원〉

上古文化 檀奇古史

우리는 이제 발해 초대 임금의 동생 盤安郡王인 大野勃이 명에 의하여 10여 년간의 耽査를 마치고 저술한 이 『단기고사』로서 우리의 고대사를 살펴볼 수 있게 되었습니다.
〈유태우·정해백 共譯/국판 299면/정가 20,000원〉

手指飮食療法

건강법·건강식은 많으나 정확한 지식과 직접 실험 확인할 수 있는 건강식법은 없었습니다. 본서에서는 최고의 건강을 위한 각종 식품지식과 한방음식해설, 정확한 음식을 먹기 위한 진단법과 실험확인법, 그리고 새로운 처방에 의한 '수지음식요법'을 소개하였습니다.
〈柳泰佑 編著/신국판 372면/고급인쇄/정가 35,000원〉

질병을 이기자 (제1·2·3·4·5권)

각종 질병의 원인과 증상을 분류하고, 그 예방법과 치료법을 양·한의학적, 수지의학적 측면에서 다루고 있습니다. 1권 관절염~빈혈편, 2권 우울증~치매편, 3권 생리통~주부습진, 4권 언청이~통풍편, 5권에는 탈모증~잇몸질환편으로 분류하였습니다.
〈보건신문사 編著/신국판 각권 160면 내외/정가 각권 10,000원〉

고려수지침요법의 수지봉요법

침을 찔러서 치료하는 것이 아니라 간단하게 '압봉'을 붙임으로써 큰 效果反應을 볼 수 있는 압봉요법의 해설서입니다. 인체의 각 부위별 상응요법과 오장육부의 虛實을 따라서 五治方을 처방·해설한 중요 처방집입니다.
〈柳泰佑 原著/국판 276면/정가 15,000원〉

許程 敎授의 世界傳統醫學 紀行

구소련의 카자흐스탄, 우즈벡공화국으로부터 외몽고, 내몽고, 신강자치구, 청해성, 티벳은 물론, 베트남과 라오스, 그리고 관주성 및 운남성의 여러 소수민족들이 아직도 활용하고 있는 전통의학을 분석하여 저자 특유의 활기 넘치는 문체로 서술하고 있습니다.
〈許程 著/신국판 398면/고급인쇄/정가 30,000원〉

瑞岩뜸療法

'서암뜸요법'은 가장 效果反應이 있는 부위인 '手指鍼穴'에 뜸을 떠서 통증을 해소하는 가장 우수한 뜸법입니다. 본서에서는 서암뜸을 뜨는 방법을 자세하게 해설하였습니다.
〈柳泰佑 原著/국판 240면/정가 15,000원〉

오링테스트와 高麗手指療法

고려수지요법을 다년간 연구한 히다 박사가 오링테스트의 창시자 오무라 박사의 특별지도하에 수지요법의 장점과 신비한 효과반응을 오링테스트로써 확인한 문제의 저작입니다.
〈桐田和彦·吳昌學 譯/신국판 220면/고급인쇄/정가 18,000원〉

手指鍼處方集

수지침을 처음 연구하는 초심자와 오랫동안 연구한 분들을 위하여 각종 응급질환의 수지침치처방을 자세히 해설하였습니다. 갑자기 응급질환을 당하였을 때 당황하지 마시고 이 책을 펼쳐 보시기 바랍니다.
〈柳泰佑 原著/국판 270면/고급인쇄제본/정가 15,000원〉

高麗手指鍼療法 臨床圖譜

수지침요법에서 가장 기본적인 氣脈·要穴·五治處方과 적응증 등이 수록되어 있습니다.
〈柳泰佑 原著/국판변형판 86면/고급인쇄/정가 12,000원〉

糖尿病의 手指鍼療法과 管理

당뇨병은 완치하기 어려운 병으로 효과적인 예방과 관리가 필요합니다. 본서에서는 종래의 각종 식이·약물·주사요법 등에서 한 차원 높여 수지침요법의 예방·관리·회복법을 밝혀 놓았습니다.
〈柳泰佑 編著/4×6배판 564면/정가 80,000원〉

手指鍼 運氣體質解說集

조견집에서 좌우의 虛實을 구별할 수 있었다면 본서에서는 脈狀과 虛實, 體質, 症狀, 手指鍼 방법 등을 자세하게 제시하였습니다.
〈柳泰佑 著/4×6배판 150면/정가 30,000원〉

간질환을 극복하는 사람들

수지침요법에서는 꾸준한 자극요법으로 병원에서 포기한 간질환을 해소한 사례가 많이 있습니다. 직접 간질환을 앓았거나 앓고 있는 이들의 생생한 체험담이 간질환 투병자들에게 많은 도움이 될 것입니다.
〈보건신문사 編著/신국판 224면/정가 10,000원〉

1901~2043년 增補 手指鍼 運氣體質早見集

환자의 생년월일만 알면 좌우의 虛實을 명확히 알 수 있습니다. 본서는 柳泰佑式의 左右病과 명백한 허실을 중심으로 풀이된 조견집입니다.
〈柳泰佑 編著/4×6배판 460면/정가 70,000원〉

東洋醫學의 遺傳因子論
手指鍼 運氣體質總論
동양의학의 가장 큰 특징인 運氣體質을 구체화시켜 완성한 것으로 운기체질 계산법, 처방법, 공식을 간단·명료하게 재정리하여 한약 사용법을 밝히는 의학의 신서입니다.
〈柳泰佑 編著/4×6배판 618면/정가 60,000원〉

感氣의 手指鍼療法
감기바이러스의 종류 및 상기도(上氣道)에만 감기바이러스가 많이 감염되는 원인에 대한 체질적·환경적 요인을 살펴보고, 감기바이러스에 감염된 후의 증상과 치료법을 소개하고 있습니다. 특히 수지침요법적인 병리학 이론체계를 세우고 진단과 처방법 등을 상세하게 해설하였습니다.
〈柳泰佑 編著/4×6배판 682면/정가 80,000원〉

高麗手指療法 臨床指針叢書 ①
코疾患의 高麗手指鍼療法
코의 해부생리에 대한 소개와 아울러 질병별 치료법을 소개하고, 『臨床經驗集』에서 발췌한 임상사례를 추가하여 코疾患 치료에 도움이 되도록 하였습니다.
〈柳泰佑 編著/4×6배판 190면/정가 8,000원〉

高麗手指療法 臨床指針叢書 ②
입병의 高麗手指鍼療法
口脣·口內·혀·치아는 남녀노소를 막론하고 질환이 많은데, 이들 질환에 대한 해부생리학적·수지의학적인 견해와 진단, 병리학적 소견과 고려수지요법의 임상사례를 발췌하여 구치질환을 해소하는 데 큰 도움이 되도록 하였습니다.
〈柳泰佑 編著/신국판 192면/정가 8,000원〉

腰痛의 手指鍼硏究
본서에서는 요통을 일으키는 해부학적인 소견, 골격·신경과의 관계 및 치료법을 소개하고, 특히 수지침을 통한 해소법과 체계적인 처방을 제시함으로써 요통극복의 새로운 전기가 되도록 하였습니다.
〈柳泰佑 編著/4×6배판 366면/정가 40,000원〉

야쓰敎授의 야쓰식(谷津式)
健心健康法
어떤 질병이나 장애 없이 '죽을 때까지 사는' 인생을 영위하자는 목적으로, 다방면에서 일상생활법을 다루고 있습니다. 식생활, 호흡의 중요성, 손과 발의 운동, 목욕법, 전파의 해로부터 대처하는 방법 등을 다루고 있습니다.
〈谷津三雄 著/국판 388면/정가 15,000원〉

새 漢方處方解說
일본 한방계의 대가인 의학박사 야가스도메이 원장이 저술한 『새 한방처방해설』은 누구든지 이해하기 쉽도록 평이한 문장으로 자세한 처방해설, 임상사례를 수록하여 한방임상가에게도 좋은 지침서가 될 것입니다.
〈矢數道明 著/보건신문사 刊/710면/정가 70,000원〉

增補 手指鍼 瀉血療法과 附缸療法
본서는 수지침요법에 입각한 사혈법의 원리와 처방에 대해 자세하게 해설하고 있습니다. 각종 인사불성·경련·졸도 및 갑작스런 타박·어혈·급성통증시의 응급처치로서 사혈법을 익혀 두면 많은 도움이 됩니다.
〈柳泰佑 著/신국판 202면/정가 15,000원〉

肝臟病의 手指鍼治療
본서는 간장병에 대한 고려수지침술의 과학적 점검작업의 소산으로서, 제1편은 간장병의 예방과 치료, 제2편은 고려수지침술의 간장병 치료, 제3편은 수지치료의 임상례로 분류되어 있습니다.
〈柳泰佑 編著/신국판 358면/정가 18,000원〉

中風의 手指鍼治療
중풍의 원인을 현대의학적으로 자세히 분석하고, 예방법과 회복·처치법을 쉽게 설명했으며, 또 동양의학의 중풍론과 수지의학에서의 이론 및 자세한 예방·치료·응급처치법과 『臨床經驗集』에 발표된 중풍 극복사례를 모아 소개했습니다.
〈柳泰佑 編著/신국판 380면/정가 20,000원〉

傳統 鍼灸經絡
경락의 流注와 병증을 설명하고, 경혈 하나하나를 그림으로 정확히 표시하고, 奇經八脈과 치료법을 전체적으로 해설하였습니다.
〈柳泰佑 編著/4×6배판 580면/정가 70,000원〉

E.P. TEST와 手指鍼의 感知療法
이제는 손의 감각을 이용하여 건강관리와 기능을 조절하는 시대입니다. 수지침을 개발한 유태우 박사의 또 하나의 신개발 학설인 '감지요법'은 건강을 지키는 데 필수적입니다.
〈柳泰佑 原著/국판 268면/정가 15,000원〉

頭痛의 手指鍼治療
오늘날 현대인들이 많이 시달리고 있는 두통을 수지침요법으로 극복하기를 바라는 마음으로 간행되었습니다.
〈柳泰佑 編著/신국판 164면/정가 9,000원〉

高血壓의 手指鍼療法

고혈압에 대한 조절방법들이 많으나, 좀더 체계적이고 구체적으로 관리하고 조절할 수 있도록 수지침요법에 입각하여 각종 원인분석과 조절·예방·관리방법을 해설하고, 아울러 사례를 소개하였습니다.
〈柳泰佑 編著/4×6 배판/신국판 350면/정가 40,000원〉

舍岩五行鍼解說

正格, 勝格, 寒格, 熱格과 각종 秘方들은 신의 경지에 들어간 舍岩道人의 결정체를 編註해설하여 그 진가를 알 수 있게 되었습니다.
〈舍岩道人 原著/柳泰佑 編解說/4×6배판 402면/고급인쇄/ 정가 60,000원〉

消化器病의 手指鍼療法

40여 종의 모든 소화기 계통의 질환들에 대하여 각 증상 및 처방을 자세히 해설하였고, 약 120건의 각종 소화기병의 임상경험례를 총정리하여 집대성한 力書입니다.
〈柳泰佑 編著/4×6배판/395면/고급인쇄제본/정가 50,000원〉

眼病의 手指鍼治療

눈의 구조와 기능 그리고 발달과정에서의 병리와 여러가지 눈병의 종류와 증상 및 진단·치료법이 총괄적으로 알기 쉽게 해설되어 있습니다. 특히 동양의학분야의 고전적 학술이론과 수지침처방법을 제시함으로써 눈병 치료의 필수적인 안내서가 되도록 하였습니다.
〈柳泰佑 編著/4×6배판 287면/정가 30,000원〉

鍼灸大成解釋(上卷)

『內徑』이후 명나라 때까지 1,500년간에 수많은 중국의 역대 침구학자가 저술한 훌륭한 침구학을 총정리하여 집대성한 역서입니다.
〈楊繼州 原著/柳泰佑 編譯/4×6배판 고급인쇄/304면/ 정가 60,000원〉

解剖生理學의 要點

수지침을 통해 제대로 성과를 보기 위해서는 각 부위의 해부학적 소견과 생리적 기능을 알아야 합니다. 본서는 어려운 해부·생리학에 쉽게 접근할 수 있도록 편찬하였습니다. 해부·생리학의 영역을 구분하지 않고 한데 통합하여 요점을 알기 쉽게 전반적으로 간추려 놓았습니다.
〈李明馥 編著/국판 380면/정가 15,000원〉

手指鍼慈山子午流注鍼法 解說

어떤 병이든지 神氣의 流注에 따라 開穴되면 침을 놓고, 신기가 지나가면 개혈되어 찌를 수 없는 것입니다. 그 방법을 자세히 해설한 책자입니다.
〈柳泰佑 編著/국판 180면/정가 12,000원〉

肥滿疾患의 手指鍼處方 研究

비만이 질병의 원인이 되어 나타나는 많은 질환을 알아보고, 그 질환들에 대한 수지침 처방을 소개하였습니다.
〈柳泰佑 著/4×6배판 251면/고급인쇄제본/정가 65,000원〉

增補 明堂入門

『증보 명당입문』은 1986년에 발간된 초판을 대폭 개선하여 초심자들이 이해하기 쉽도록 재구성하였습니다. 「陰宅篇」과 「陽宅篇」으로 구분, 일일이 실례를 들어가며 명당에 대한 자세한 해설을 하였습니다.
〈柳泰佑 著/신국판 426면/정가 30,000원〉

肩痛의 手指鍼研究

肩周邊 機構의 기능해부학과 질병이 많이 발생되고 있는 부위를 상세히 설명하였고, 특히 내장질환이 어깨에 미치는 반사점 관계를 살펴 수지침요법으로 해소하는 원리를 자세히 밝혀 놓았습니다.
〈柳泰佑 編著/신국판 300면/정가 10,000원〉

手指鍼 地氣水脈療法

수맥은 건강에 최고로 좋은 지점입니다. 수맥이 좋은 이유와 찾는 방법, 양택이론·온기요법과 수맥대체요법의 수지침도요법, 수맥지점을 실험하는 방법들을 자세하게 수록하였습니다.
〈柳泰佑 著/신국판 376면/정가 15,000원〉

第1~17回 韓日高麗手指鍼學術大會
學術發表論文集〈總17卷〉

국내에서 수천 명씩 참석을 하고 훌륭한 연구논문 및 임상사례 연구논문 등이 출간되었습니다.
〈本學會 編著/4×6배판/정가 各卷 15,000~60,000원〉

高麗手指鍼療法
臨床經驗集〈總106卷〉

수지침을 연구하고 실제 임상에서 경험한 생생한 기록이며, 대단히 중요한 자료입니다.
〈本學會 編著/4×6배판/정가 各卷 6,000~13,000원〉

心臟疾患의 手指鍼療法

심장질환을 수지침요법으로 치료하고 예방하는 방법을 설명·제시하고 있으며, 처방을 자세하게 수록하였습니다.
〈柳泰佑 著/신국판 305면/정가 20,000원〉

100세 이상 살 수 있는
手指鍼健康法

수지침요법으로 건강하고 아름답게 장수하는 비결을 자세하게 해설하고 있습니다. 각종 노인성 질환을 예방·관리·치료하는 데 많은 도움을 줍니다.
〈柳泰佑 著/신국판 고급양장본 441면/정가 30,000원〉

수지침다이어트

각종 다이어트의 이론과 수지침요법으로 부작용·위험·후유증 없이 성공할 수 있는 방법들을 자세하게 설명하였습니다.
〈柳泰佑 編著/4×6배판/고급인쇄제본/정가 65,000원〉

高麗手指鍼學會 手指鍼器具 取扱品目

手指鍼療法에 必要한 器具案內

(1) 鍼筒種類
- ① 플라스틱 침통 ·················· 5,500원
- ② 종합기구통(大) ················ 10,000원
- ③ 신수지침케이스 ·················· 4,200원
- ④ 구암소독기 ······················ 6,500원
- ⑤ 침고르기 ························ 2,000원

(2) 鍼管種類
- ① 구침관 ·························· 3,500원
- ② 구암수지침관 ···················· 2,500원
- ③ 나팔수지침관 ···················· 5,500원
- ④ 신수지침관 ······················ 5,000원
- ⑤ 신수지침자동침관 ··············· 60,000원
  - 신카트리지 ···················· 2,000원
  - 신카트리지 세트 ··············· 20,000원
  - 자동침관 캡 ···················· 3,000원
- ⑥ 수지사혈침관 ···················· 8,000원
- ⑦ 구암출혈침관 ···················· 8,000원
- ⑧ 원암출혈침관 ··················· 10,000원
- ⑨ 신원암출혈침관 ················· 13,000원
- ⑩ 투명구 ·························· 5,000원
- ⑪ 신구암수지침관 ·················· 7,000원
- ⑫ 서암출혈침관 ··················· 15,000원

(3) 手指鍼種類
- ① 서암플러스수지침관 ············· 15,000원
- ② 보급형 수지침 ··················· 2,000원
- ③ 멸균 수지침(1봉지 100개) ········ 2,500원
- ④ 소프트 수지침 ··················· 3,000원
- ⑤ 금수지침(100개) ················· 5,000원
- ⑥ 신수지침(100개) ················· 3,900원
- ⑦ 서암침(100개) ··················· 3,000원
- ⑧ T침(100개) ······················ 5,000원
- ⑨ 니들(구암출혈침관용: 20개) ······ 2,000원
- ⑩ 사혈침 ·························· 3,500원
- ⑪ 보급형 출혈침 ··················· 5,000원
- ⑫ 소프트호침 ······················ 6,000원
- ⑬ 타침 ···························· 6,000원
- ⑭ 수지피타침 ······················ 8,000원
- ⑮ 이온만능침 ····················· 10,000원
- ⑯ 자석금침파스 ··················· 30,000원
- ⑰ 자석침파스 ····················· 25,000원
- ⑱ 자금봉 ························· 25,000원

(4) 瑞岩鋒種類
- ① 서암봉 1호(無色: 100개) ········· 3,500원
  - 서암봉 1호(有色) ··············· 4,000원
  - 서암봉 1호(알갱이 無色) ········· 3,500원
- ② 서암봉 2호(無色) ················ 3,500원
  - 서암봉 2호(有色) ··············· 4,000원
- ③ 서암봉 5호(無色) ················ 5,000원
  - 서암봉 5호(有色) ··············· 6,000원
  - 서암봉 6호(無色) ··············· 3,000원
  - 서암봉 6호(有色) ··············· 3,300원
  - 서암봉 6호(알갱이 無色) ········· 3,500원
  - 서암봉 10호(無色) ·············· 7,000원
  - 서암봉 10호(有色) ·············· 8,000원
  - 서암봉 12호(無色) ·············· 9,000원
  - 서암봉 12호(有色) ············· 10,000원
- ④ 신서암봉 1호 ··················· 10,000원
  - 신서암봉 6호 ·················· 13,000원
- ⑤ T봉(100개) ····················· 4,000원
- ⑥ 6호T봉 ························· 6,000원
- ⑦ 금T봉 (50개) ··················· 7,000원
- ⑧ 구암봉 (小, 銀色) ··············· 10,500원
  - 구암봉 (小, 金色) ·············· 15,000원
- ⑨ 구암지압봉 ······················ 7,000원
- ⑩ 이온지압봉 ······················ 5,000원
- ⑪ 쌍지압봉(大) ···················· 7,000원
  - 쌍지압봉(小) ··················· 4,000원
- ⑫ 금지압봉 ······················· 30,000원
- ⑬ 이온발지압판(B형) ·············· 50,000원
  - 이온발지압판(C형) ············· 50,000원
- ⑭ 황금색발지압판(B형) ············ 60,000원
  - 황금색발지압판(C형) ··········· 60,000원
- ⑮ 수지침헨들커버 ················· 18,000원
- ⑯ 구암테이프 1호 ·················· 2,000원
- ⑰ 구암테이프 6호 ·················· 2,000원

(5) 뜸(灸)種類
- ① 서암뜸(200개) ··················· 6,800원
- ② 서암뜸(중덕용) ················· 34,000원
- ③ 서암뜸(덕용: 2,000개) ·········· 68,000원
- ④ 특상 서암뜸(200개) ············· 10,800원
- ⑤ 특상 서암뜸(중덕용) ············ 54,000원
- ⑥ 신서암뜸(150개) ················· 7,500원
- ⑦ 황토서암뜸(200개) ··············· 6,400원
- ⑧ 특상황토서암뜸(200개) ··········· 9,000원
  - 특상황토서암뜸(1,000개) ······· 45,000원
- ⑨ 황토서암뜸(1,000개) ············ 32,000원
- ⑩ 자루뜸 ·························· 2,000원
- ⑪ 구암뜸쑥 ························ 4,000원
- ⑫ 구암봉구뜸 ······················ 7,000원
- ⑬ 구점지(1갑) ····················· 2,000원

(6) 電子治療器具
- ① 수지전자빔(해설집 포함) ······· 250,000원
- ② 수지전자빔 줄세트 ············· 20,000원
- ③ 사이버수지침 ·················· 550,000원
- ④ 생활수지침비디오 ············· 180,000원

(7) 磁氣治療器具
- ① 자석침(50개) ···················· 4,000원
- ② 10호 자석(20개) ················· 4,000원
- ③ 패철(上) ······················· 85,000원
  - 패철(中) ····················· 60,000원
  - 패철(下) ····················· 50,000원
  - 패철(下) ····················· 50,000원
  - 패철(보급형) ·················· 18,000원
- ④ 신서암반지 ····················· 17,000원
- ⑤ 신EP반지 ······················ 17,000원
- ⑥ 오색반지 ······················ 25,000원
- ⑦ 구암특제반지 ·················· 65,000원
- ⑧ 이온반지 ······················ 28,000원
- ⑨ 골무반지(大) ··················· 28,000원
  - 골무반지(小) ·················· 22,000원
- ⑩ 수지뜸질핫백(特大) ············ 200,000원
  - 수지뜸질핫백(中) ············· 150,000원

수지뜸질핫백(小)······················100,000원
⑪ 서암찜질백·······················15,000원
⑫ EP세트··························53,000원
⑬ 크리스탈지압봉(남)··················75,000원
　크리스탈지압봉(여)··················50,000원
⑭ 크리스탈육각지압봉··················30,000원
⑮ 크리스탈베개·····················65,000원
⑯ 구암베개(금)······················70,000원
　구암베개(은)······················65,000원
⑰ 기마ст··························10,000원
(8) 診察器具
　① 진동자························12,000원
　② 압진기························6,000원
　③ 압진봉(大)······················45,000원
　　압진봉(中)······················40,000원
　　압진봉(小)······················30,000원
　④ 수지력테스트기···················8,000원
　⑤ 지기봉(大)······················60,000원
　　지기봉(小)······················30,000원
(9) 附缸器具
　① 신장생부항기(1대)·················80,000원
　② 수지부항기·····················25,000원
(10) 瑞岩食類
　① 서암식(1.2kg)····················58,000원
　② 서암식Ⅱ·······················55,000원
　③ 군왕식Ⅰ·······················50,000원
　　군왕식Ⅱ·······················60,000원
　④ 군왕식Ⅰ(大) 세트················150,000원
　　군왕식Ⅱ(大) 세트················180,000원
　⑤ 군왕식Ⅰ(中) 세트················100,000원
　　군왕식Ⅱ(中) 세트················120,000원
(11) 陶磁器솥類
　① 도자기솥(5~6인용)················55,000원
　② 도자기솥(4~5인용)················50,000원
　③ 도자기솥(3~4인용)················44,000원
(12) 팔찌類
　① 도꼬마리팔찌···················140,000원
　② 신황금(팔각)수지침팔찌(남)·········160,000원
　　신황금(팔각)수지침팔찌(여)·········140,000원
　③ 신백금(팔각)수지침팔찌(남)·········195,000원
　　신백금(팔각)수지침팔찌(여)·········175,000원
　④ 보급형황금수지침팔찌(남)··········95,000원
　　보급형황금수지침팔찌(여)··········89,000원

⑤ 티타늄보급형수지침팔찌(남)·······95,000원
　티타늄보급형수지침팔찌(여)·······89,000원
⑥ 황금(원형)수지침팔찌············125,000원
⑦ 백금(원형)수지침팔찌············165,000원
⑧ 원암오색팔찌(남)···············230,000원
　원암오색팔찌(여)···············200,000원
⑨ 원암돌팔찌····················80,000원
⑩ 돌팔찌(팔각)··················100,000원
　돌팔찌(특제)··················100,000원
⑪ 서금팔찌····················170,000원
⑫ 신형돌팔찌(大)················150,000원
　신형돌팔찌(中)················120,000원
　신형돌팔찌(小)················100,000원
(13) 기타 器具
　① 혈당측정기··················130,000원
　② 측정스트립···················23,000원
　③ 수지침에어클리너··············250,000원
　④ 수지침타이스링················10,000원
　⑤ 수지침넥타이핀················30,000원
　⑥ 수지침배지····················4,000원
　⑦ 수지침벨트(남)················60,000원
　　수지벨트(여)··················55,000원
　⑧ 수지침목걸이(황금)·············170,000원
　　수지침목걸이(백금)·············200,000원
　⑨ 원암돌목걸이(장)··············140,000원
　　원암돌목걸이(단)··············100,000원
　⑩ 원암돌쌍알···················50,000원
　⑪ 원암돌지압봉·················80,000원
　⑫ 원암돌지압구·················80,000원
　⑬ 원암뜸질벨트·················75,000원
　⑭ 신형돌목걸이(大)·············150,000원
　　신형돌목걸이(中)·············120,000원
　　신형돌목걸이(小)·············100,000원
　⑮ 서암크림····················23,000원
　⑯ 혈당측정기Ⅱ················160,000원
　⑰ 측정스트립··················31,500원
　⑱ 서암크림(大)·················65,000원
　⑲ 서암에센스(남)···············58,000원
　　서암에센스(여)···············60,000원

※ 위의 가격은 2005년 10월 현재의 시세로 약간의 변동이 있을 수 있습니다.

物 品 購 入 案 內

1. 本社로 직접 오십시오
   ※ 매월 「月刊 수지침」이 발행되고 있사오니 오시면 드립니다.
2. 地方에서 구입하는 방법
   • 각 지방의 가까운 지회를 이용하시기 바랍니다. 그리고 가급적 본 학회의 물품을 많이 이용해야 수지침학술이 발전할 수 있고 회원에게 많은 학술을 제공할 수 있으며, 본 학회 제품이 아닌 것을 이용하면 아무런 도움이 안됩니다.
3. 통신판매 안내
   • 구입방법 ① 구입할 품목을 먼저 선택한 다음
   　　　　　② 특별 통신판매부로 전화 연락 후
   　　　　　③ 지정된 은행에 대금을 입금하면
   ④ 본사에서 입금을 확인한 후 물품을 발송
   ※ 국민 · 외환 · BC카드로 구입하실 수 있습니다.

· http://soojichim.com
  e-mail: soojichim@empal.com

· 통신연락처
  TEL:(02)2233-0841~2, 2233-2811~2　FAX:(02)2233-6758

· 통신판매부 은행계좌
  농　　협 : 046-02-067096　　　　유 태 우
  국민은행 : 729-21-0068-457　　　　유 태 우

版權所有
複寫不許

複寫·複製를 허락하지 않습니다. 만약 복사나 복제를 하면 法에 저촉되며, 복사·복제하는 것을 本社로 申告하여 주시면 所定의 謝禮를 하겠습니다. 그리고 本 內容을 소개하거나 인용할 경우에는 著者의 許諾을 받도록 하십시오. 모든 版權은 本社에 있습니다.

수지침의 비만관리학   정가 35,000원

西紀 2004年 7月 10日 初 版
西紀 2005年 4月 25日 第2版 第2刊
西紀 2005年 10月 10日 第2版 第3刊

編　著：柳　泰　佑
發 行 人：柳　泰　佑
發 行 處：高麗手指鍼學會
住　　所：서울特別市 鍾路區 崇仁洞 1433 BYC빌딩 2·3층
　　　　　TEL: 2231-8012~3, FAX: 2234-5444
　　　　　http://soojichim.com
　　　　　ISBN 89-955556-0-2 02510
登錄年月日：1977年 8月 4日(第1-310號)
書信連絡處：서울 東大門郵遞局 私書函 第26號

※ 불법복사 신고전화：출협 733-8401, 본학회 2253-1250
※ 파본은 즉시 교환하여 드립니다.